U0928947

·专科护理与管理系列丛书·

血管外科专科护理服务能力与管理指引

主 编 杨 瑛 刘雪莲 李 瑞

辽宁科学技术出版社
LIAONING SCIENCE AND TECHNOLOGY PUBLISHING HOUSE

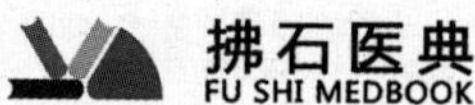

图书在版编目（CIP）数据

血管外科专科护理服务能力与管理指引／杨瑛，刘雪莲，李瑞主编．—沈阳：辽宁科学技术出版社，2020．6

ISBN 978－7－5591－1599－7

Ⅰ．①血…　Ⅱ．①杨…②刘…③李…　Ⅲ．①血管外科学－护理学　Ⅳ．①R473．6

中国版本图书馆 CIP 数据核字（2020）第 082704 号

出版发行：辽宁科学技术出版社
　　　　　北京拂石医典图书有限公司
地　　址：北京海淀区车公庄西路华通大厦 B 座 15 层
联系电话：010-57262361/024-23284376
E - mail：fushimedbook@163．com
印 刷 者：三河市双峰印刷装订有限公司
经 销 者：各地新华书店

幅面尺寸：140mm×203mm
字　　数：303 千字　　印　　张：11．75
出版时间：2020 年 6 月第 1 版　　印刷时间：2020 年 6 月第 1 次印刷

责任编辑：李俊卿　　责任校对：梁晓洁
封面设计：潇　潇　　封面制作：潇　潇
版式设计：天地鹏博　　责任印制：丁　艾

如有质量问题，请速与印务部联系　联系电话：010-57262361

定　　价：48．00 元

编委会名单

《专科护理与管理系列丛书》

前言

随着我国医疗卫生事业的蓬勃发展，护士在健康管理、疾病预防、急危重症救护、患者照护、慢病管理、老年护理等各个领域将迎来新的机遇和挑战，在这样的新形势下，临床专科护理服务能力已成为体现护理专业内涵、确保患者安全的重要保证之一。

为适应医学学科的发展和患者的需求，昆明市延安医院护理部组织各临床专科护理管理人员，在查阅大量相关资料的基础上，结合临床工作实际共同编写了《专科护理与管理系列丛书》，本丛书有三大特点：

一是具有严谨的科学性和先进性。丛书以护理程序为框架、以优质护理为方向，落实责任制整体护理，结合临床专科建设与管理指南，重点研究专科护理工作的要求，找准专科护理的要点，对护理工作进行全面、全程的管理，以提高临床护理能力，不断提升护理管理水平，建立护理服务的长效机制。

二是具有较强的实用性和可操作性。丛书密切结合临床，详细介绍了各专科常见疾病的护理要点和护理技术、专科危急重症抢救与护理、护理质量控制与管理，对规范护理人员的职业行为、提高专业技术能力将起到很好的指导作用。

三是体现专业化、精细化。本丛书内容丰富翔实，阐述流畅严谨，编排层次清晰，切合现代护理管理及临床专科护理的实际，可供各级各类医院护理管理、临床护理、护理教学人员参考阅读。

医学发展日新月异，护理专业迅猛发展，希望通过这样一套兼顾实用性与针对性的丛书，切实帮助各级各类医院进一步完善护理服务体系，提高护理技术水平，提升专科服务能力，改善护理服务质量。期待各位护理人员立足当下，创新发展，促进护理服务精准对接人民群众的健康需求，在“健康中国”建设的宏伟蓝图中画上浓墨重彩的一笔。

2019 年 8 月

目录

≪第一章

血管外科的设置与管理

医院环境是指健康照顾的环境或患者住院的环境，医院环境的好坏直接影响患者的治疗效果。整洁、安静、安全、舒适的医院环境能改善患者的心态，对促进患者的健康和康复具有积极意义。

第一节　血管外科病室的设置与管理

血管外科的患者病情大多危、急、重，其行动不便，生活自理能力下降或丧失。从关注患者的利益出发，血管外科病室除应具备其他专科病室的一般条件外，还必须注意兼顾患者的生理安全、治疗方便等问题。下面介绍血管外科病室布局和设施配置。

一、病室布局

病区一般设置床位 36 张左右，相对分为病房、工作区和公共区。其中病房可设单人间、两人间和三人间。病房取向以朝阳为宜，尽量不设门槛，宽度以病床能出入为标准；工作区即工作人员办公、操作准备、物品存放的地方；公共区则视条件而设。总之，病室建筑布局应将清洁区和污染区分开，以防发生院内感染；同时还应方便患者，有利于各种诊疗和护理工作的开展。

二、设施配备

（一）病房的基本配备与特殊要求

1. 病房

（1）每床占用面积6～7m²，两床距离为1～1.5m。

（2）床头、床脚可以摇高低，并能拆装，床整体可以调节高低。

（3）病床配有轮脚及制动装置，配有可装卸的护栏。

（4）带有多功能天轨输液架及可自由移动的输液架。

2. 盥洗室、厕所　有蹲式和坐式装置且装有扶手，为行动不便的患者提供方便或借力，并有紧急呼叫装置。

3. 走廊　宽敞明亮，地面防滑，两旁安置扶手；墙壁上有疾病宣教内容等。

（二）护理设备

1. 运送患者工具　有多功能担架推车、轮椅、搬运患者过渡板等。

2. 预防压疮的设备　海绵垫、减压贴、软枕。

3. 观察仪器　多功能床旁监护仪、血糖仪。

4. 抢救设备　除颤仪、简易呼吸器、吸痰装置、输液泵、注射泵。

5. 治疗设备　微波治疗机、空气波压力治疗仪、拐杖等。

第二节　血管外科护理人员的配置与结构

一、人员编制

护理人员的配备，应考虑到职称、职位结构与比例；同时由于分级护理及所需时数不同，血管外科病室护理人员编制应考虑到一级护理患者、危重患者多，患者病情重而复杂，所需护理工作时数大的特点，结合患者接受护理的程度及分类护理的方法，合理制订护理人员编制方案。

1. *加强护理病房*　主要是安置病情严重的危重抢救患者和复杂手术后的患者，如失血性休克、主动脉夹层、腹主动脉瘤、急性肺栓塞、急性下肢动脉栓塞等，护士需要密切观察病情变化，对患者进行严密监测、抢救和护理，并熟练操作和维护各种抢救仪器设备。因此，需配备从事专科护理工作3年以上，技术熟练、富有经验的护士担任这项重要的护理工作。一般护士和患者的比例为（2~2.5）:1。

2. *普通病房*　主要接收病情基本稳定、但随时可能发生病情变化的患者，生活不能自理的患者，以及待手术患者或无加强护理病房需求的所有血管外科患者。护士需要注意观察患者的病情变化，协助患者日常生活，进行相关疾病的健康指导等。因此，普通病房的护理工作量较大，护理人员与患者之比至少为0.4:1。

二、人员素质

现代血管外科护士必须具备的核心素质是指知识素质、技能素质和情感素质，即护士不仅须具备丰富的业务理论知识和娴熟的操作技术，还必须具备丰富的人文、社会科学知识以及适宜的情感和优良的态度，才能满足患者身心健康需求。血管外科是外科领域中的一门新兴学科，新业务、新技术层出不穷，护士必须继续学习“四新”知识，具备多种能力，以优良的态度为患者提供高质量的护理。

（一）知识素质

在当今知识经济型社会，护士不仅是医嘱的执行者，还必须具备较广泛的知识素养，如护理专科知识、心理学知识、人文社

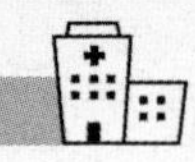

会科学知识、循证护理知识、安全法律知识、外语、计算机知识等，才能更好地适应患者快速变化的健康需要。

1. 护理专科知识　临床护理专家（clinic nursing specialist，CNS）是指在护理的某一专科或专病领域内，具有较高水平的理论知识和实践技能及丰富临床经验的高级护理人才。国外大量研究证实，CNS 的出现对提高专科护理水平，促进护理学科发展作出了较大的贡献。专科化病房的建立对孕育临床护理专家起着积极的推动作用。作为专科病房的护士，加强对护士的知识和技能的培训，必须通晓有关专科疾病护理的一切知识和技能。护士只有不断加强专科业务知识的培训与学习，成为像专家一样的护理人才，才能满足患者日益增长的健康需要。

2. 心理学知识　护士应该读一些普通心理学方面的书籍，它研究的是正常成年人的一般心理活动规律。掌握了成年人的一般心理活动规律，护士对于儿童、青年、老年人的心理活动的特殊规律就容易理解。作为医务人员，护士还可进一步学习医学心理学、护理心理学、社会心理学等方面的知识。

3. 人文社会科学知识　护理学兼有自然科学和社会科学的双重性质，这对护理人员的素质提出了更高的要求，他们不仅需要具备医学、护理专业的知识和技能，而且需要掌握人文社会科学方面的知识和能力，体现人文关怀，才能满足患者生理、心理、社会、精神、文化等多层次的护理需求。因此，护士必须关注服务对象的社会性、整体性，分析、研究引发各种疾病的社会心理因素，采取相应的护理手段，提高整体护理水平。

4. 循证护理知识　循证护理定义为：“慎重、准确、明智地应用当前所获得的最好的研究依据，并根据护理人员的个人技能和临床经验，考虑患者的价值、愿望和实际情况，三者结合制订出完整的护理方案。”它使传统的经验主义护理模式向以依据科学研究成果为基础的新型护理模式转变，是近年来护理领域发展的新趋势。通过循证护理制定的护理措施，充分体现了患者的愿望，贴近患者，使患者从内心主动适从，以积极的态度，自觉进行术后康复过程；同时，循证护理为护士的学习、工作提出了新标准、高要求，指明了现代护理人才培养的方向。

5. 安全法律知识　随着法制的健全和患者维权意识的增强，以患者安全为中心的模式是当今医疗机构的重点。护理人员应熟知国家相关法律条文，如《民法》《刑法》《医疗事故处理条例》《护士条例》等，明白在自己实际工作中存在潜在性的法律问题，以便自觉地遵纪守法，保护患者及自己双方面的一切合法权益，做一个知法、懂法与守法的护理工作者。

6. 外语和计算机知识　外语是护士查询外文文献与进行国际交往的必备语言，计算机是当今社会获取最新知识的重要工具。护士必须与时俱进，至少掌握一门外语，熟练使用电脑，据此掌握本学科的前沿知识和最新发展。

（二）技能素质

护士的核心技能素质主要包括业务操作能力、健康教育能力、交流与沟通能力、组织管理能力、危机应变能力、教学科研能力和学习能力。

1. 业务操作能力　操作技能包括基础护理操作技能和专科护理操作技能。它是指在不同的条件下，以恰当的速度熟练地、平稳地、持续地进行某种操作的能力，也称为“动手能力”。

2. 健康教育能力　健康教育是研究传播保健知识和技术、影响个体和群体行为、消除危险因素、预防疾病、促进健康的一门科学。通过有计划、有组织、有目标、有系统、有评价的社会教育活动，帮助人们树立正确的健康意识，认识危害健康的因素，养成良好的行为和生活方式，降低或消除影响健康的危险因素，从而提高人们的健康素质和科学文化水平。

3. 交流与沟通能力　护患沟通分为言语沟通和非言语沟通。

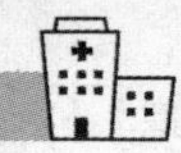

言语沟通包括书面交流和口头交流。有效的言语交流必须做到：简明扼要，用词恰当，速度适当。非言语交流是不使用语言或文字而达到传递信息的作用，也称为身体语言，如面部表情、手势等。人与人的交流至少有2/3属于非言语交流。临床上存在着的交流与沟通问题，既有护士的态度问题，也有交流与沟通能力缺乏方面的问题。护士需要加强培训与练习，熟练掌握护患人际交流与沟通技巧，提高患者满意度。

4. *组织管理能力*　是指为了有效地实现目标，灵活地运用各种方法，把各种力量合理地组织和有效地协调起来的能力。在临床实践中，护士每天面对大量的工作任务并要在一定的时间内完成，如何排列这些任务的优先顺序并井井有条地完成，需要一定的组织管理能力。从某种角度讲，在病房的每一位护士都是组织管理者，承担着一定的组织管理任务。

5. *危机应变能力*　在护理工作中，护理危机的发生时时处处都在，有些可以预料，有些却在意料之外。在危机发生时，护士要有很好的应对措施。护士应保持头脑清醒，处变不惊，在及时全面掌握护理危机事件的第一手资料情况下，找出主要矛盾和矛盾的主要方面，并迅速启动应急预案，争取在最短时间内控制局面。另外，在危机处理时还要和患者家属、患者等进行及时有效的沟通，对危机处理过程做好评估记录，危机发生后做好总结、整改等工作。

6. *教学科研能力*　护理科研工作起步较晚，发展较慢，与医学科学的发展相比，还存在着很大的差距，原因之一是与长期以来护理科研工作开展得不够深入有很大关系。为了发展我国的护理事业，提高护理工作的社会地位，完善护理学科自身的理论体系，需要大力开展护理科研工作。与其他学科一样，护理学科中也存在着许多需要解决的问题，并且随着护士职责的拓宽，护理研究的领域亦愈来愈宽。

7. 学习能力 医院的发展与高质量的医疗护理水平关键在于人才，未来组织的竞争是人才的竞争，是知识的竞争，但归根到底是学习的竞争。哈佛大学校长鲁登斯坦说：从来没有一个时代，像今天这样需要不断地、随时随地、快速高效地学习。因此，护士不能只是成为学习的奴隶，而应该把所学到的知识作为自己去创造、去发现的工具，这才是学习的真谛。

（三）态度素质

护士必须对患者尊重、热情、诚挚、关心，以取得他们的高度信任，因为建立相互信任的关系是实施有效护理的关键。态度素质主要包括以下五个态度。

1. 共情 共情就是体验患者的内心世界的能力。在工作中，护士应设身处地地理解患者，更准确地把握患者的真实病情和心境，使患者感到被理解、悦纳，从而产生愉快、满足的情绪，这对护患关系有积极的促进作用。

2. 积极关注 是指从心理学角度对患者的言语和行为的积极方面予以关注，从而使患者拥有正向的价值观。

3. 尊重 把患者作为有思想感情、内心体验、生活追求和独特性与自主性活生生的人去对待。

4. 热情 热情体现在患者治疗的全过程。从患者入院到出院，护士都应热情、周到，让患者感到自己受到了友好的接待。热情友好能够有效地消除或减弱患者的不安心理，使其感到被接纳、受欢迎。同情、体贴患者，尽量满足患者的需要，给患者以安慰及温暖，从精神上使患者解除负担，树立战胜疾病的信心和勇气。

5. 真诚可信 真诚在护理活动中具有重要的意义，它体现了护士发自内心的对患者的态度和体贴。如果工作中发生了缺陷或差错，要尊重事实，不弄虚作假，不推诿责任，表现出一个值得患者信赖与尊敬的白衣天使形象。

第三节　血管外科人力资源管理

一、血管外科人力资源调配管理方案

为了保障病区患者安全、紧急情况下迅速调配护理人员到位、确保护理工作高效和有序地开展，凡遇到特殊情况，如在岗人员不能坚持上班或有重大抢救、病事假需要安排人员紧急调配（夜班、双休日、节假日），特制订紧急情况下护理人力资源调配方案。

（一）调配方案

1. 建立以科主任、护士长为领导，以护理组长及各护士为成员的紧急护理人力资源调配小组。

2. 护士长根据科室危重患者比例、手术数、床位使用率实行弹性排班。

3. 护士长合理安排科室的人力资源，排备班人员。

（二）报告程序

科室发生特殊危重患者的抢救护理、病房人员紧急缺编等事件，影响科室正常开展工作时，护士长进行协调解决。科内有困难不能协调解决的，由护士长向上汇报护理部给予支援。

（三）备班要求

1. 排备班人员，要求通讯设备保持 24 小时通畅，并做到接到通知后 30 分钟内到岗，投入急救工作。

2. 病区遇到人员调配困难时，要逐级向总护士长、护理部汇报，由上级部门协调。

3. 病事假原则上应先请假或持有相关部门的有效证明作为凭证，如遇到临时特殊情况需要请假，应书面报告并及时向护士长报告，等待替换人员到岗后方可离开。

4. 在岗人员有特殊情况不能工作时，应及时通知护士长安排人员到岗。

由白班休息人员作为备班人员。报告程序：①护士→护士长→总护士长→护理部主任；②特别紧急情况下，可根据具体情况，越级上报或直接通知相关人员，或向系统内其他病区人员请求紧急援助。

5. 节假日及非正常上班时间护士长不在班时，在班护士应立即通知护士长到岗，安排好科室的工作，以保证住院患者的各项护理工作正常运行。

6. 护士长应按预案，安排各班人员并保持通讯工具联络通畅。

7. 护理人员资源调配，第一梯队为在岗护士，第二梯队为非在岗应急队员及机动护士。

8. 当出现岗位人员不适应工作需要时，首先通知护士长调配人员。如果科室调配人员有困难，报告护理部调配人员。

9. 科室根据护理工作量、患者数量、危重患者数量实施分层次弹性排班。设立护理组长，增加夜班及节假日护士人数，加强基础护理和专科护理工作，提高护理质量。

二、紧急情况下护理人力资源调配方案

护理人力弹性调配要以临床护理服务需求为导向。随着近年来医疗事业的发展，新技术、新方法应用于临床，就医需求增加，床位使用率持续增高，同时因临床护士婚假、生育假所致暂时性人员不足，均使岗位调配人员数量加大，对护理安全也构成一定风险。应科学分配护理人力，使人员与护理服务活动合理匹配。为保证患者安全，维护护士权益，特制订血管外科紧急情况下护理人力资源调配方案。

1. 凡遇到突发公共卫生事件、突发重大伤亡事故及其他严

重威胁人群健康的紧急医疗抢救、特殊急危重患者护理病房紧急缺编等突发事件，各科应及时向总护士长及护理部主任报告。

2. 调配原则：护士长必须合理安排好本单元内的人力资源，并确定在特殊情况下的备班人员，如节假日，各护理单元必须安排备班，备班者电话要保持畅通，做到随叫随到。护士长根据危重患者的比例、手术数、床位使用率实行弹性排班。应根据护理人员的专业知识技术水平和工作能力的情况，做到强弱结合，并注意老、中、青互相搭配，以保证患者的安全和护理质量。

第四节　护理人员分层管理办法

为充分发挥护理人力资源管理效能，实现护理人员能级对应，提高护理人员综合素质，调动工作积极性，结合医院实际情况，制定本办法。

一、组织管理

护理部成立“护士分层管理工作组”，工作职责如下：

1. 建立并管理《护理人员分层管理档案》。
2. 完成各层级护士的资格审核与考核工作。

二、分层依据

根据护理人员的工作能力、专业技术水平、工作年限、职称和学历等要素，对护理人员进行全面的评价，将护理人员分为“N0、N1、N2、N3、N4”五级。

三、任职资格及能力要求

（一）N0级护士任职资格及能力要求

1. 任职资格　新入职2年内护士。

2. 能力要求

（1）在上一级护士指导下能胜任本岗位的工作。

（2）熟悉相关卫生法律法规、行业标准和规章制度。

（3）基本掌握基础护理、技能及常见病护理常规。

（4）具备一定的人际交往沟通和协调能力。

（二）N1 级护士任职资格及能力要求

1. 任职资格　N0 级护士满 2 年，完成至少 3 个科室规范化培训，取得护士执业证。

2. 能力要求

（1）通过 N0→N1 级护士进阶考核。

（2）掌握相关卫生法律法规、行业标准和规章制度。

（3）基本掌握基础护理技能及常见病护理常规，能独立评估和护理患者。

（4）具备良好的人际交往沟通和协调能力。

（三）N2 级护士任职资格及能力要求

1. 任职资格

（1）初始学历为中专，在院从事护理工作满 10 年。

（2）初始学历为大专，在院从事护理工作满 8 年。

（3）初始学历为本科，在院从事护理工作满 5 年。

（4）研究生结业或毕业后，在院从事护理工作满 3 年。

2. 能力要求

（1）通过 N1→N2 级护士进阶考核。

（2）掌握相关卫生法律法规、行业标准和规章制度。

（3）熟练掌握基础护理、专科护理及常用急救技术，独立分管病情较重患者，能准确评估、判断和处理本专业护理问题。

（4）具备良好的人际交往沟通和协调能力。

（5）具备临床教学、护理质量管理的能力。

（四）N3级护士任职资格及能力要求

1. 任职资格

（1）主管护师及以上职称。

（2）初始学历为中专，在院从事护理工作满20年。

（3）初始学历为大专，在院从事护理工作满15年。

（4）初始学历为本科，在院从事护理工作满8年。

（5）研究生结业或毕业后，在院从事护理工作满8年。

2. 能力要求

（1）通过N2→N3级护士进阶考核，具备独立分管急危重患者的能力。

（2）熟练掌握相关卫生法律法规、行业标准和规章制度。

（3）熟练掌握本专科危重患者的病情观察、抢救及护理技能，基础与专科护理技术熟练，独立分管急危重患者。

（4）具备通过护理查房、会诊、专科护理门诊等形式拓展工作范畴的能力。

（5）具备良好的人际交往沟通和协调能力。

（6）具备临床教学、科研和专科指导的能力。

（7）具备护理质量管理能力，能熟练运用护理质量管理工具解决护理问题。

（五）N4级护士任职资格及能力要求

1. 任职资格

（1）副主任护师及以上职称。

（2）取得本科毕业证，在院从事护理工作满15年。

（3）研究生结业或毕业后，在院从事护理工作满10年。

2. 能力要求

（1）通过N3→N4级护士进阶考核。

（2）熟练掌握相关卫生法律法规、行业标准和规章制度。

（3）临床专科护理业务知识扎实，能胜任专科护理会诊。

（4）具备通过护理查房、会诊、专科护理门诊等形式拓展工作范畴的能力。

（5）具备良好的人际交往沟通和协调能力。

（6）具备开展护理新技术、护理科研的能力。

（7）具备良好的护理质量管理能力，能组织和参与制定本专科护理常规、工作流程、护理质量标准。

四、工作职责

（一）N0 级护士工作职责

1. 在上级护士的指导下完成基础护理和基本护理技术操作。
2. 在上级护士的带教下参与夜班工作。
3. 完成医院授权的其他工作。

（二）N1 级护士工作职责

1. 在上级护士的指导下负责一定数量的患者，为所负责的患者提供包括生活护理、病情观察、用药、治疗、康复和健康指导在内的全面、全程的护理服务。
2. 及时、准确完成护理文书，护理文书科学、简明，突出专科特点及重点内容。
3. 协助带教护士做好实习护生的带教。
4. 参加夜班值班。
5. 完成医院授权的其他工作。

（三）N2 级护士工作职责

1. 负责一定数量的患者，为所负责的患者提供包括生活护理、病情观察、用药、治疗、康复和健康指导在内的全面、全程的护理服务。
2. 落实重症患者的各项护理措施。
3. 指导并帮助下级护士完成护理工作。
4. 担任带教老师，严格按照《护理实践教学管理方案》履行带教老师工作职责。

5. 参加夜班值班。

6. 及时、准确完成护理文书，护理文书符合规范、简明，突出专科特点及重点内容。

7. 积极参与护理科研。

8. 完成医院授权的其他工作。

（四）N3 级护士工作职责

1. 负责或协助专科护士进行护理会诊。

2. 负责危重患者的管理和抢救，落实重症患者的各项护理措施。

3. 完成高风险、高难度护理操作。

4. 承担专科护理理论知识授课及护理技术培训、考核。

5. 主动学习并掌握新业务、新技术，协助开展新的护理项目。

6. 指导下级护士完成护理工作并监督护理质量。

7. 参加夜班值班。

8. 积极开展护理科研。

9. 完成医院授权的其他工作。

（五）N4 级护士工作职责

1. 负责本专科护理查房、病例讨论和护理会诊。

2. 负责对本专科（含跨病区专科患者）提供直接护理和健康教育，指导下级护士完成护理工作。

4. 协调医疗、护理团队为患者提供整体护理。

5. 制定专科护理工作标准、护理质量评价标准，负责专科护理质量的评价与督导。

6. 加强对专科患者的巡视与病情观察，审核专科患者护理计划、护理措施并指导有效落实。

7. 负责专科护理培训及临床教学工作。

8. 积极开展并指导专科护理科研。

9. 完成医院授权的其他工作。

五、进阶考核

（一）进阶考核内容及权重

护士进阶考核由“年度考核、临床实务、护理学科建设、人才培养和学术技术业绩”5个部分组成。各部分考核权重见表1－4－1。

表1－4－1　护士进阶考核权重表

项目	N0→N1	N1→N2	N2→N3	N3→N4/N4 再考核
年度考核	50	50	50	50
临床实务	50	20	15	10
护理学科建设		10	15	15
人才培养		20	10	10
学术技术业绩			10	15
合计	100	100	100	100

（二）各层级护士考核分值

护士分层管理年度考核由护理部、系统、科室完成，考核内容包括“分层培训落实情况、岗位职责、护理安全管理、护理科研、护理教学、临床实践能力、护理风险应急、综合素质”，另设加分项目。各部分考核方式及权重见表1－4－2。

表 1-4-2　护士分层管理年度考核表

项目			N0	N1	N2	N3	N4
扣分制	分层培训	院级以上	0	5	10	10	10
		院级	20	15	10	10	5
		科级	20	15	10	5	5
	岗位职责		10	10	10	10	10
	护理安全管理		10	10	10	10	10
	护理科研		5	5	5	10	15
得分制	护理教学		0	5	10	10	10
权重值	临床实践能力		15	15	15	15	15
	护理风险应急		10	10	10	10	10
	综合素质		10	10	10	10	10
加分			10	10	10	10	10
合计			110	110	110	110	110

注：护理科研包括读书笔记、护理论文、护理科研项目等内容

（三）考核评价

1. 考核评价

优秀：>85 分，给予进阶。

合格：70～85 分，维持原岗位层级。

不合格：<70 分，降级处理，直至下一年考核合格。

2. 病假、事假、旷工的考核

（1）病假：考核年度内病假累计超过 60 天不足 120 天的，不得确定为优秀等次；病假累计超过 120 天不足 180 天的，不得确定为合格及以上档次；病假累计超过 180 天的，不能参加年度考核。工伤除外。

（2）事假：考核年度内事假累计超过 10 天不足 20 天的，

不得确定为优秀等次；事假累计超过 20 天不足 30 天的，不得确定为合格及以上档次；事假累计超过 30 天的，不能参加年度考核。

(3) 旷工（未请假又不上班视为旷工）：考核年度内有旷工行为的，不能参加年度考核。

(四) 考核程序

1. 年度考核　每年 12 月下旬完成。

护士每年填写《护士分层培训工作手册》，认真完成年度考核。

2. 进阶申请　次年 1 月上旬完成。

达到进阶条件的护士填写《护士进阶申请表》，对照《护士进阶考核评价表》备齐相关考核材料，交护士长审核。

3. 护士长审核　次年 1 月中旬完成。

护上长对本科室申报人员提交的考核材料进行审核，签字确认并存档。必要时，请科护士长、副主任审核。

4. 进阶考核　次年 1 月下旬完成。

(1) N1、N2 级护士进阶考核：护士长对照《护士进阶考核量表》完成科室拟进阶 N1、N2 级护士的岗位考核。科护士长抽查科室 N1、N2 级护士进阶考核实际情况，对于不符合要求者，返回科室重新考核。

(2) N3、N4 级护士进阶考核：护士长统计进阶人数，上报工作组，由副主任、科护士长组织完成拟进阶 N3、N4 级护士的岗位考核。

第五节　护理人员分层培训方案

为贯彻落实《中国护理事业发展规划纲要（2016—2020 年）》《医药卫生中长期人才发展规划（2011—2020 年）》《新入

职护士培训大纲（试行）》《卫生部关于实施医院护士岗位管理的指导意见》等文件精神，培养具有良好的职业道德，扎实的医学理论、专业知识和临床护理技能的临床专业化护理骨干，实现护理人员能级对应，现针对我院各层级护理人员任职资格及能力要求，特制订本方案。

一、培训目标

1. 建立与国际接轨的临床护士规范化培训制度，建成有规模的护理人员培训基地。

2. 全面提高护士整体素质，培养一支具有良好的职业素质、思想素质及严谨的工作作风，全心全意为患者服务的高素质护理队伍。

3. 护士经过分层培训，需达到以下要求（表1－5－1）。

表1－5－1　护士分层培训要求

岗位层级	专业能力训练重点	能力要求	工作职责
N0	按照新入职护士规范化培训方案执行，重点培训公共（基本）理论知识、临床专业理论、常见临床护理操作技术、临床实践能力	1. 在上级护士指导下能胜任所在岗位工作 2. 熟悉相关卫生法律法规、行业标准和规章制度 3. 基本掌握基础护理、技能及常见病护理常规 4. 具备一定的人际交往沟通和协调能力	1. 在上级护士的指导下完成基础护理和基本护理技术操作 2. 在上级护士的带教下参与夜班工作 3. 完成医院授权的其他工作

续表

岗位层级	专业能力训练重点	能力要求	工作职责
N1	1. 医疗纠纷防范：护理安全（不良）事件讨论分析 2. 临床实务：护理评估、基础护理技术操作	1. 掌握相关卫生法律法规、行业标准和规章制度 2. 掌握基础护理技能及常见病护理常规，能独立评估和护理患者 3. 具备良好的人际交往沟通和协调能力	1. 在上级护士的指导下负责一定数量的患者，为所负责的患者提供包括生活护理、病情观察、用药、治疗、康复和健康指导在内的全面、全程的护理服务 2. 及时、准确完成护理文书，护理文书科学、简明，突出专科特点及重点内容 3. 协助带教护士做好实习护生的带教 4. 参加夜班值班 5. 完成医院授权的其他工作

续表

岗位层级	专业能力训练重点	能力要求	工作职责
N2	1. 医疗纠纷防范：护理安全（不良）事件讨论分析 2. 临床实务：专科重症患者的护理评估、专科护理技术操作 3. 护理教学：护理小讲课 4. 护理质量管理：应用护理管理工作对护理安全（不良）事件进行分析	1. 掌握相关卫生法律法规、行业标准和规章制度 2. 熟练掌握基础护理、专科护理及常用急救技术，独立分管病情较重患者，能准确评估、判断和处理本专业护理问题 3. 具备良好的人际交往沟通和协调能力 4. 具备临床教学、护理质量管理的能力	1. 负责一定数量的患者，为所负责的患者提供包括生活护理、病情观察、用药、治疗、康复和健康指导在内的全面、全程的护理服务；落实危重症患者的各项护理措施 2. 及时、准确完成护理文书，护理文书符合规范、简明，突出专科特点及重点内容 3. 担任带教老师，指导并帮助下级护士、进修护士、护理专业实习生完成护理工作 4. 参加夜班值班 5. 积极参与护理科研 6. 完成医院授权的其他工作

续表

岗位层级	专业能力训练重点	能力要求	工作职责
N3	1. 医疗纠纷防范：护理安全（不良）事件讨论分析 2. 临床实务：专科急危重症患者护理评估与再评估、抢救及护理技能 3. 护理教学：护理查房、护理疑难病历讨论 4. 护理质量管理：应用护理管理工作对护理安全（不良）事件进行分析 5. 护理科研：护理科研申请与执行	1. 熟练掌握相关卫生法律法规、行业标准和规章制度 2. 熟练掌握本专科危重症患者的病情观察、抢救及护理技能，基础与专科护理技术熟练，独立分管急危重症患者 3. 具备通过护理查房、会诊、专科护理门诊等形式拓展工作范畴的能力 4. 具备良好的人际交往沟通和协调能力 5. 具备临床教学、科研和专科指导的能力 6. 具备护理质量管理能力，能熟练运用护理质量管理工具解决护理问题	1. 完成高风险、高难度护理技术操作；负责危重症患者的管理和抢救，落实重症患者的各项护理措施 2. 担任带教老师，指导并帮助下级护士、进修护士、护理专业实习生完成护理工作；承担专科护理理论知识授课及护理技术培训、考核 3. 负责专科护理查房、病例讨论和护理会诊 4. 承担科室质量控制小组相关工作，参与或主持护理质量改进及不良事件讨论 5. 负责或协助专科护士进行护理会诊 6. 参加夜班值班 7. 主动学习并掌握新业务、新技术，协助开展新的护理项目 8. 完成医院授权的其他工作

续表

岗位层级	专业能力训练重点	能力要求	工作职责
N4	1. 医疗纠纷防范：护理安全（不良）事件讨论分析 2. 护理教学：护理查房、护理疑难病历讨论 3. 护理质量管理：制定专科护理常规、工作流程、护理质量标准 4. 护理科研：护理科研申请与执行，护理新技术申请与执行	1. 熟练掌握相关卫生法律法规、行业标准和规章制度 2. 临床专科护理业务知识扎实，能胜任专科护理会诊 3. 具备通过护理查房、会诊、专科护理门诊等形式拓展工作范畴的能力 4. 具备良好的人际交往沟通和协调能力 5. 具备开展护理新技术、护理科研的能力 6. 具备良好的护理质量管理能力，能组织和参与制定本专科护理常规、工作流程、护理质量标准	1. 承担本专科复杂疑难危重症患者的专科护理和个案管理，分析并及时解决患者的护理问题 2. 负责专科护理查房、病例讨论和护理会诊 3. 负责专科护理培训及临床教学工作 4. 组织和参与制定、完善本专科护理常规、工作流程、专科护理工作标准、护理质量评价标准，实施专科护理质量的评价与督导 5. 积极开展并指导专科护理科研 6. 完成医院授权的其他工作

二、培训依据

1. 护理人员规范化培训管理办法。

2. “三基、专科技能”培训，考核计划。

3.《护理质量管理与持续改进记录本（二）》护理人员应会内容。

4. 护士长参考《新入职护士与护士规范化培训考核手册》，制订科室护理人员应知《新入职护士培训计划》《在职护士规范化培训计划》，并严格按照“计划”落实各项培训工作。

三、管理办法

护理人员每月认真填写《护士规范化培训考核手册》，通过自评、科室护理考核小组考核、护理部审核等程序完成对各层级护士的考核。

四、建立培训档案

根据各层级护理人员岗位职责及培训计划建立个人的培训档案，专人负责登记、保管，作为护理人员晋级、晋职奖惩的参考。

（一）档案内容

1. 护士基本情况一览表：记录护士的姓名、出生时间、籍贯、政治面貌、身份证号码、个人电话、家庭情况、毕业院校、入科情况、分层管理情况、职务、职称、任职时间、获取资格时间、学历等情况。

2. 护士规范化培训理论考核成绩一览表：记录护士在进院后规范化培训理论科目考试成绩，如职业考试成绩、年度理论考核成绩、规章制度考核、岗前培训考核成绩等。

3. 护士规范化培训操作考核成绩一览表：记录护士在进院

后完成规范化培训操作科目的考核成绩。

4. 护士专科理论考核成绩一览表：记录各层级护士根据培训计划，参加专科理论考核的成绩。

5. 护士专科操作考核成绩一览表：记录各层级护士根据培训计划，参加专科操作考核的成绩。

6. 出院或出科患者满意度登记表：根据出院或出科患者的满意度反馈调查，汇总科室每月、每季度的个人表扬与不满意情况。

7. 护理教学情况一览表：记录护士个人承担的教学任务，授课时间、内容、学时、教学对象等。

8. 护士外出培训一览表：记录护士外出参加会议、进修、培训的时间、地点及内容等情况。

9. 护士论文发表情况：记录护士个人每年度撰写论文的文摘名称、时间、发表情况及开展科研的情况。

10. 护士奖惩情况一览表：包括立功、嘉奖、优秀教师、优秀护士等奖励，以及发生护理差错情况。

11. 护士考勤一览表：按年度记录各月份值班情况，休假、病假、产假天数，显示护士出勤情况。

（二）档案管理办法

护士长根据护士个人档案内容完成病区护理人员培训档案相关记录。由各科室护士长负责管理，并输入计算机，动态记录护理人员分层培训情况，储存原始数据。数据输入应准确，有变化及时调整。

五、护士分层培训方案表

见表1－5－2。

表1－5－2　护士分层培训方案表

层级	培训方法	培训内容	考核标准
N0级护士	1. 科室有培训计划，每周1次小讲课，每月1次业务学习和业务查房，每季度1次读书报告会 2. 科室根据N0级护士特点，以现场、床旁示范教学为主，配合小讲课、书面的操作规程与指引等形式进行培训 3. 以循序渐进、由浅入深地运用图片、分解步骤、现场视角、操作练习等直观的方式进行培训 4. 鼓励自学或参加大专及本科的深造	1. 护理职业道德、护理工作的组织、规章制度、科室感染控制、护理法律伦理、护士素质要求等 2. 临床查对制度、分级护理制度等核心制度的落实 3. 本专业基础理论知识 4. 科室常见仪器设备的使用流程及保养 5. 患者基础护理内容及标准 6. 科室常见基础护理技术操作流程 7. 本专科患者常见病情变化的观察方法及技巧	1. 每年完成护理部组织的“三基理论知识”考核≥2次，“三基操作”考核≥2次，成绩合格 2. 每年完成科室专科护理理论考试≥2次，操作考试每月≥1次，成绩合格 3. 医院及科室岗前培训合格 4. 参加医院或护理部组织的护理专题培训及学习≥7次/年 5. 参加科室组织的护理专题培训及学习≥15次/年 6. 能独立完成本科室治疗工作及患者基础护理，并主动协助其他班次工作 7. 能基本掌握本科室常见基础护理技术操作及仪器设备的使用 8. 无护理不良事件 9. 完成读书笔记≥6篇

续表

层级	培训方法	培训内容	考核标准
N1级护士	1. 科室有培训计划，每周1次小讲课，每月1次业务学习和业务查房，每季度1次读书报告会 2. 理论与临床实践相结合的方式进行 3. 以病例为导向进行讲解分析，培养护士的临床思维能力 4. 以实地操作演练的方式培养护士护理风险应急能力 5. 外出轮转或学习 6. 鼓励自学或参加大专及本科的深造	1. 本专业普通疾病护理常规及基础理论知识 2. 本科室交接患者等护理流程及患者的健康指导 3. 科室主要仪器设备及护理技术操作使用流程 4. 临床查对制度、分级护理制度等核心制度在临床工作中的应用 5. 本专科患者的评估，常见病情变化的观察方法及处理 6. 本专科常见护理技术操作并发症等风险应急的处理 7. 专科护理文书的书写	1. 每年完成护理部组织的“三基理论知识”考核≥2次，“三基操作”考核≥1次，成绩合格 2. 每年完成科室专科护理理论考试≥2次，操作考试每月≥1次，成绩合格 3. 参加医院或护理部组织的护理专题培训及学习≥7次/年 4. 参加科室组织的护理专题培训及学习≥15次/年 5. 能运用护理理论、技术和护理程序对本科室普通患者实施整体护理 6. 能熟练掌握本科室常见基础护理技术操作及仪器设备的使用 7. 熟悉普通患者的病情变化观察方法及处理，能处理常见护理风险应急 8. 能按要求独立完成护理文书的书写 9. 无护理不良事件 10. 完成读书笔记≥6篇 11. 参加国家级、省级或市级继续教育项目≥1次/年

续表

层级	培训方法	培训内容	考核标准
N2级护士	1. 科室有培训计划，每周1次小讲课，每月1次业务学习和业务查房，每季度1次读书报告会 2. 通过护理查房、病例讨论的形式培养护士分析、解决问题的能力及综合临床思维模式的建立 3. 以实地操作演练的方式培养护士护理风险应急能力 4. 外出进修学习 5. 鼓励自学或参加本科及研究生的深造	1. 本专科疾病病理生理、手术方法、围术期护理要点等专科护理知识 2. 本专业的新知识和新技术 3. 危重症患者的观察方法，应急处理、急救技能，抢救配合等知识 4. 综合护理能力和专科护理技能 5. 理论讲课及临床带教的方法和技巧 6. 护理论文的撰写 7. 护理管理知识和护理质量控制	1. 每年完成护理部组织的“三基理论知识”考核≥1次，“三基操作”考核≥1次，成绩合格 2. 每年完成科室专科护理理论考试≥2次，操作考试每月≥1次，成绩合格 3. 参加医院或护理部组织的护理专题培训及学习≥5次/年；科室组织的护理专题培训及学习≥5次/年 4. 能独立完成危重症患者的护理及抢救配合工作；熟练掌握特殊抢救仪器及生命支持设备的使用 5. 具有较好的护理风险应急能力 6. 承担/主持科室业务学习或小讲课≥3次/年 7. 无护理不良事件 8. 完成读书笔记≥5篇，完成护理论文≥1篇/年 9. 承担护理组长或质控组成员工作 10. 担任带教老师 11. 参加国家级、省级或市级继续教育项目≥1次/年

续表

层级	培训方法	培训内容	考核标准
N3级护士	1. 科室有培训计划，每周1次小讲课，每月1次业务学习和业务查房，每季度1次读书报告会 2. 通过护理查房、病例讨论的形式培养护士分析、解决问题的能力及综合临床思维模式的建立 3. 组织模拟训练应急演练，培养其组织管理能力 4. 外出进修学习、培训 5. 参与科室管理 6. 鼓励学习研究生课程	1. 本专科危重、疑难患者的护理管理 2. 危重、疑难患者的评估、处理 3. 复杂、高难度、高风险护理技术操作 4. 本专业的新知识和新技术 5. 理论授课及临床带教的方法和技巧 6. 护理论文的撰写及科研课题的设计 7. 病区护理管理知识和护理质量控制 8. 沟通协调能力的培养	1. 每年完成护理部组织的“三基理论知识”考核≥1次，“三基操作”考核≥1次，成绩合格 2 每年完成科室专科护理理论考试≥2次，专科操作考试≥5次，成绩合格 3. 参加医院或护理部组织的护理专题培训及学习≥4次/年；科室组织的护理专题培训及学习≥5次/年 4. 能独立组织危重症患者的抢救配合工作 5. 精通本专科专业知识并能灵活运用于临床实践中 6. 具有处理本专业复杂问题的能力 7. 承担/主持护理部组织的学习、培训≥1次/年，科室业务学习或查房≥3次/年 8. 承担护理组长或质控组成员工作 9. 担任带教老师 10. 完成护理论文≥2篇/年，参与科研课题≥1项/年 11. 参加国家级、省级或市级继续教育项目≥1次/年

续表

层级	培训方法	培训内容	考核标准
N4级护士	1. 科室有培训计划，每月1次业务学习和业务查房，每季度1次读书报告会 2. 通过护理查房、病例讨论的形式培养护士分析、解决问题的能力及综合临床思维模式的建立 3. 外出参观学习 4. 参与科室管理 5. 鼓励学习研究生课程	1. 病房教学和管理工作 2. 本专科护理质量控制标准 3. 科研课题的申报及相关知识的学习 4. 新业务、新技术的开展	1. 每年完成护理部组织的“三基理论知识”考核≥1次，“三基操作”考核≥1次，成绩合格 2. 每年完成科室专科护理理论考试≥2次，专科操作考试≥5次，成绩合格 3. 参加医院或护理部组织的护理专题培训及学习≥4次/年；科室组织的护理专题培训及学习≥5次/年 4. 掌握本专业临床新进展、新业务并能在临床实践中应用 5. 承担/主持护理部组织的学习、培训≥2次/年，科室病例讨论或业务/教学查房≥4次/年 6. 承担护士长或护理组长或质控组成员工作，并有护理质量持续改进措施 7. 担任带教老师，制订本科室培训计划 8. 完成护理论文≥2篇/年，独立申报科研课题≥1项/年 9. 参加国家级、省级或市级继续教育项目≥1次/年

≪第二章

血管外科医院感染的预防与管理

第一节　血管外科医院感染管理工作标准

医院病房感染的预防与管理已成为医院管理的首要问题，有关感染相关知识的培训，病房空气、护理用品、非医疗器械的消毒，治疗室、换药室、注射室、处置室的管理，拖把、抹布的规范使用及监测制度的落实等，对预防医院病房感染、降低医院感染率、减少患者交叉感染具有重要意义。

一、治疗室、处置室的感染控制与管理

1. 室内清洁区、污染区划分明确；有无菌物品放置专柜，有洗手池、非手式水龙头、肥皂液和手消毒剂。

2. 医务人员进入室内衣帽整洁，戴口罩，治疗前后洗手，严格无菌操作；不定时对医务人员及清洁工人、陪护人员进行手卫生检测，做好记录，不合格者重新进行培训，杜绝交叉感染。

3. 室内每日紫外线照射，每次 30 分钟至 1 小时；每周乙醇擦拭紫外线灯管，不合格紫外线灯管或紫外线灯管有损坏，应立即更换，做好相关记录。

4. 用有效氯消毒液浸泡拖把后每日清洁地面，所有台面及门把手每日常规清洁；有分泌物、血液及体液等污染过的区域，用 500mg/L 有效氯消毒液擦拭物体表面；如床栏、床边桌、台

面、呼叫按铃、监护仪、门把手、门帘、微量泵等医务人员所有接触区域进行有效氯消毒毛巾擦拭。消毒液现配现用。

5. 每月进行一次空气细菌学检测（空气中细菌菌落总数≤500cfu/m³）；每1～3个月进行一次物品表面及医务人员的细菌学检测，细菌菌落总数≤10cfu/cm²。

6. 注射、输液、换药应一人一针一巾一带一碗，每操作一人均应洗手或快速手消毒。抽出的药液必须注明开启时间，不得超过2小时；开启的安尔碘、乙醇、无菌棉签注明开启日期；消毒容器每周更换2次，有标识。

7. 室内医疗物品处置应有醒日标示，分类放置，进行处理，医疗垃圾分为感染性废物、损伤性废物、病理性废物、药物性废物和化学性废物，避免混乱处置造成医院交叉感染。

二、病房的感染控制与管理

1. 病房注意开窗通风，每日2次，每次0.5小时；物体表面、计算机、桌椅、门窗、墙壁及地面用0.5%有效氯消毒液擦拭，每周1～2次；减少或控制陪护人员，相关负责人员严格监控记录。

2. 被服、床单、枕套更换每周1次，有污染时随时更换；湿式清扫，一床一巾；忌在病房及走道清点被服。

3. 普通患者与具有传染性的患者及多重耐药患者，各类物品、用品，排泄物，分泌物分开处置，专人专用，普通病房与具有传染性疾病及多重耐药患者病房进行隔离，隔离标识醒目，避免交叉感染；患者痊愈后或检查结果三次正常，才能解除隔离标识，患者出院后进行终末消毒。

三、血管外科换药室感染控制管理制度

1. 保持环境清洁、整齐，专人负责，每日进行整理、消毒，

每周彻底清扫消毒，按规定定期进行空气消毒。

2. 严格执行消毒隔离制度、查对制度和交接班制度。

3. 严格执行无菌技术操作和护理操作规程，操作前后洗手，操作时戴口罩。

4. 无菌物品与非无菌物品分开放置，无菌物品在有效期内使用。

5. 备齐各类常用器械、物品、药品，并处于应急备用状态；各种物品应整理归类，固定放置，标签清楚，用后物归原处。

6. 换药时，先处理清洁伤口，后处理感染伤口；一般感染和特异性感染伤口换药应严格区分，不得同时在换药室处理。

7. 严格区分清洁区和污染区，严格执行《医疗废物管理条例》。

四、护理物品消毒

血压计、听诊器、体温表在每位患者使用后用乙醇擦拭；多重耐药患者，或其他具有传染性疾病的患者，每人专用。体温表用1000mg/L有效氯消毒液浸泡30分钟，听诊器及血压计用1000mg/L有效氯消毒液毛巾浸泡后擦拭，清洁后备用。

五、医疗废物的管理

1. 处理废物与排泄物时医务人员应做好自我防护，防止体液接触暴露和锐器伤。

2. 生活废物丢弃于黑色垃圾袋内，医疗废物丢弃于黄色垃圾袋内，按照《医疗废物分类目录》要求分类收集、密闭运送至医疗机构医疗废物暂存地。

3. 医疗废物分类收集，利器入盒，标识清楚，交接记录完整。

第二节　血管外科感染的防控措施

一、病房感染管理小组工作制度

1. 成立科室院感染管理小组，由组长负责。

2. 院感病房管理小组职责

（1）负责本科室有关院感知识的学习、检查，并对存在的问题积极查找原因，提出整改意见，做好相应记录备查，具体由护士长负责，以便及时发现漏报病例作出纠正。

（2）医院感染监测网成员负责本科室医院感染方面（包括空气、手、物表、无菌物品、消毒液等）的监测，对不合格的应查找原因后重做，要求每月一次，保存监测单以备查。

（3）科室以卫生部文件及院规章制度为依据，结合科室实际制定出相应的预防院内感染的切实可行的规章制度和操作规程。

（4）院感病例报告制度，由经治医生组讨论确诊的院感病例，填报告单，发病24小时内报告院感科。

（5）每月第1～2日由经治医生负责检查本组院感病例报告及各项表填写情况。

二、病房感染控制规范

1. 病房感染管理监控小组应负责本科室各项制度、措施的落实及人员培训。

2. 根据《医院感染管理办法》开展预防医院感染的各项监测，按照《医院感染诊断标准》诊断、报告本病区医院感染的发病情况，对医院感染的危险及时采取有效控制措施。

3. 特殊感染或多重耐药患者或疑似传染病患者，应根据疾病的传播途径采取相应的隔离措施；传染病患者应按传染病的有关规定实行隔离或转院。

4. 传染病流行季节应加强病房的管理和消毒，严格探视及陪护制度。

5. 配备合格的洗手设施和速干手消毒剂，医护人员诊疗、护理患者前后，接触污染物品后，应认真执行洗手或手消毒。

6. 病室应保持整洁，开窗通风，保持空气流通、清新无异味；地面湿式清扫，每日2次，遇污染时随时消毒和清扫。遇特殊污染情况时加强清洁和消毒频率。

7. 病床湿式清扫，每天1次，一床一套（巾）；床头柜等物体表面每天擦拭1次，一桌一抹布，用后消毒，遇有污染时随时消毒。

8. 患者的被服每周更换1次，如遇有污染时随时更换；被褥、枕芯、床垫等定期清洗消毒，遇污染时立即更换。

9. 禁止在病房、走廊清点脏被服；更换下来的脏被服直接装入被服袋内，由专人负责密闭收取。

10. 标本运送应使用密闭运送箱，避免污染环境和病原体播散；患者出院、转科或死亡后，应对病室及床单位进行终末消毒。

11. 严格按照《医疗废物管理条例》分类收集医疗废物，密闭转运，日产日清，认真交接及记录。

12. 清洁工具（抹布、拖把等）定点放置，分室使用，标识明显，用后消毒清洗，晾干备用。

13. 具有传染性的血液、体液、分泌物、排泄物应先用含氯消毒剂消毒后排放。

三、导管相关性血行感染制度及预防控制措施

（一）导管相关性血行感染制度

1. 严格执行留置血管内导管的适应证，只有在必须时才能使用，并尽早拔除。

2. 有留置血管内导管（尤其是中心静脉导管和周围动脉导管）的操作指南、护理规范及相关的控制方法，并对相关人员进行培训。

3. 应在半透明、半浸湿的聚亚氨酯敷料上覆盖纱布，覆膜变湿、弄脏时能及时更换。

4. 三通管保持清洁，发现污垢和残留血迹时能及时更换。

5. 定期进行重点部位病原体检查，在符合“血管内导管所致血行感染”诊断标准时，应在 4 小时内获得抗菌药物治疗，72 小时无效重复病原学检查。

6. 有完整的操作与观察处置记录。

7. 有导管相关血行感染（发病率、病原菌及其耐药性）的监测、分析与反馈。

（二）导管相关性血行感染预防控制措施

留置血管内导管是救治危重症患者、实施特殊用药和治疗的医疗操作技术，但置管后的患者存在发生感染的危险。为有效预防导管相关性血行感染，特制定以下预防控制措施。

1. 置管时的预防措施

（1）严格执行无菌技术操作规程，置管时应遵守最大限度的无菌屏障要求。置管部位应铺大无菌单（巾）；置管人员应戴帽子、口罩、无菌手套，穿无菌手术衣。

（2）严格按照《医务人员手卫生规范》，认真洗手并戴无菌手套，尽量避免接触穿刺点皮肤。置管过程中手套污染或破损应立即更换。

（3）置管使用的医疗器械、器具等医疗用品和各种敷料必须达到灭菌水平。

（4）选择合适的静脉置管穿刺点。成年人中心静脉置管时，应当首选锁骨下静脉，尽量避免使用颈静脉和股静脉。

（5）采用卫生行政部门批准的皮肤消毒剂消毒穿刺部位皮肤，自穿刺点由内向外以同心圆方式消毒，消毒范围应符合置管要求。消毒后皮肤穿刺点应避免再次接触，皮肤消毒待干后，再进行置管操作。

（6）患疖肿、湿疹等皮肤病或患感冒、流感等呼吸道疾病，以及携带或感染多重耐药菌的医务人员，在未治愈前不应进行置管操作。

2. 置管后的预防措施

（1）尽量使用无菌透明、透气性好的敷料覆盖穿刺点，对于高热、出汗及穿刺点出血、渗出的患者应使用无菌纱布覆盖。

（2）定期更换置管穿刺点覆盖的敷料。更换间隔时间为：无菌纱布为每 2 天 1 次，无菌透明敷料为每周 1～2 次，如果纱布或敷料出现潮湿、松动、可见污染时应立即更换。

（3）医务人员接触置管穿刺点或更换敷料时，应严格执行《医务人员手卫生规范》。

（4）保持导管连接端口的清洁，注射药物前，应用 75% 乙醇或含碘消毒剂进行消毒，待干后方可注射药物。如有血迹等污染时，应立即更换。

（5）告知置管患者在沐浴或擦身时，应注意保护导管，不要把导管淋湿或浸入水中。

（6）在输血、血制品、脂肪乳剂后的 24 小时内或停止输液后，应及时更换输液管路。外周及中心静脉置管后，应用生理盐水或肝素盐水进行常规冲管，预防导管内血栓形成。

（7）严格保证输注液体的无菌。

（8）紧急状态下的置管，若不能保证有效的无菌原则，应在48小时内尽快拔除导管，更换穿刺部位后重新进行置管，并作相关处理。

（9）怀疑患者发生导管相关感染，或者患者出现静脉炎、导管故障时，应及时拔除导管。必要时应进行导管尖端的微生物培养。

（10）医务人员应每天对保留导管的必要性进行评估，不需要时应尽早拔除。

（11）导管不应常规更换，特别是不应为预防感染而定期更换中心静脉导管和动脉导管。

四、导尿管相关性尿路感染制度及预防控制措施

（一）导尿管相关性尿路感染制度

1. 严格执行留置导尿管的适应证，只有在必须时才能使用，并尽早拔除。

2. 有留置导尿管的操作常规、护理规范及相关感染的控制方法，并对相关人员进行培训，使其能够熟知和严格遵守。

3. 插管时应注意无菌操作、动作轻柔，避免损伤，正确固定导尿管，并采用连续密闭的尿液引流系统。

4. 导尿管与集尿袋的接口不要轻易脱开，应保持尿液不受阻断的引流。

5. 不使用抗菌药物做连续膀胱冲洗预防感染；集尿袋低于膀胱水平，不接触地面。

6. 保持会阴部清洁干燥，尤其是尿道口。

7. 定期进行重点部位病原学检查；采集尿标本做培养时应在导尿管远端接口处用无菌空针抽取尿液；在符合“留置导尿管所致尿路感染”诊断标准时，应及时获得治疗，72小时无效重复病原学检查。

8. 有完整的操作、观察与处置记录。

9. 有留置导尿管所致尿路感染（发病率、病原菌及其耐药性）的监测、分析与反馈。

（二）导尿管相关性尿路感染预防控制措施

尿路感染是常见的医院感染类型，75%～80%与留置导尿管相关。为有效预防导尿管相关尿路感染，特制定以下预防控制措施。

1. 插管前准备与插管时的预防措施

（1）严格掌握导尿指征，尽量避免不必要的留置导尿。

（2）导尿前彻底清洁外阴。

（3）仔细检查无菌导尿包，如过期、外包装破损、潮湿不得使用。

（4）根据年龄、性别、尿道情况选择合适的导尿管口径、类型。

（5）严格执行手卫生和戴无菌手套的程序。

（6）插管过程严格执行无菌操作，动作轻柔，选用无菌润滑剂，避免尿道黏膜损伤。

（7）对留置导尿患者，应采用密闭式引流系统，保持其密闭性。

2. 插管后的预防措施

（1）每天评价留置导管的必要性，尽早拔除导管。

（2）保持尿液引流系统通畅和完整，不要轻易打开导尿管与集尿袋的接口。

（3）如要留取常规尿标本，对集尿袋出口处进行消毒后采集，但此标本不得用于普通细菌和真菌学检查。

（4）需做尿病原学检查，采取无菌方法从耻骨联合上穿刺或尿管处抽取。

（5）导尿管不慎脱落或导尿管密闭系统被破坏，需要更换导尿管。

(6) 疑似导尿管阻塞应更换导管，不得冲洗。

(7) 保持会阴部及尿道口清洁，日常用肥皂和水保持清洁即可，但大便失禁的患者清洁以后还需消毒。

(8) 患者洗澡或擦身时要注意对导管的保护，不要把导管浸入水中。

(9) 不主张使用含消毒剂、抗菌药物的生理盐水进行膀胱冲洗或灌注来预防泌尿道感染。

(10) 对于导尿术的患者应用抗菌药物预防泌尿道感染。

(11) 悬垂集尿袋不可高于膀胱水平，并及时清空袋中尿液。

(12) 长期置导管者，定期更换导尿管（每 2 ~4 周 1 次）和集尿袋（每周 1 ~2 次）。

(13) 严密观察保留导尿患者是否有泌尿系感染的症状和体征，及时留取标本，尽早采取控制措施，并做好相关记录。

第三节 标准预防

一、标准预防的定义

标准预防是将普遍预防和体内物质隔离的许多特点进行综合，认定患者血液，体液、分泌物、排泄物均具有传染性，须进行隔离，不论是否有明显的血迹污染或是否接触非完整的皮肤与黏膜，接触上述物质者必须采取防护措施。根据传播途径采取空气、飞沫、接触隔离，是预防医院感染成功而有效的措施。

标准预防基本特点：

1. 强调双向预防：防止疾病从患者传至医务人员；防止疾病从医务人员传至患者。

2. 防止血源性疾病传播。

3. 防止非血源性疾病传播。

4. 根据疾病的主要传播途径，采取隔离措施：接触隔离、空气隔离、飞沫隔离。其重点是：手卫生。

二、标准预防的原则

1. 标准预防针对所有为患者实施操作的全过程。

2. 不论患者是否确诊或可疑感染传染病均须采取，包括洗手、戴手套、穿隔离衣、戴防护眼镜和面罩等基本措施。

3. 进行可能接触患者体液、血液的操作时须戴手套。

4. 操作完毕脱去手套后应洗手，必要时手消毒。

5. 有可能发生血液、体液飞溅到医务人员面部，要戴具有防渗透性的口罩、防护眼镜。

6. 有可能发生血液、体液大面积飞溅污染身体，要穿戴具有防渗透性的隔离衣或围裙。

7. 手部皮肤破损有可能接触患者血液、体液要戴双层手套。

8. 戴手套操作过程中，应避免用已经污染的手套触摸清洁区域或物品。

9. 进行侵袭性诊疗、护理操作过程中，保证充足的光线，注意防止被针头、缝合针、刀片等锐器刺伤/划伤。

10. 使用后的锐器防刺伤，直接放入耐刺、防渗漏的锐器盒；使用具有安全性能的注射器、输液器。

11. 立即清洁污染的环境。

12. 禁止将使用后的一次性针头重新套上针头套；禁止用手直接接触使用后的针头、刀片锐器。

13. 保证废弃物的正确处理，运输废弃物的人必须戴厚质乳胶清洁手套；处理体液废弃物必须戴防护眼镜。

三、标准预防的措施

1. 接触患者及其物品后应立即洗手；接触血液、体液、分泌物、排泄物、黏膜和污染物品时应戴手套。

2. 血液、体液、分泌物有可能喷溅到脸部时，应戴有防水作用的口罩，必要时戴护目镜或防护面罩；有可能喷溅到工作服时穿隔离衣，必要时穿防水围裙。

3. 使用及处理所有尖锐物品时应特别小心，防止被刺伤。

4. 及时处理患者各种分泌物、排泄物，以及被血液、体液污染的物品。对患者使用后的器械及物品，应采取正确的消毒措施。

5. 正确处理医疗废物：医务人员在接触患者的血液、体液、分泌物、排泄物及其污染物品时，不论其是否戴手套，都必须洗手。遇有下述情况必须立即洗手：摘除手套后；接触两患者之间；可能污染环境或传染其他患者时。

6. 医务人员接触患者的上述物质及其污染物品时，接触患者黏膜和非完整皮肤前均应戴手套；同一患者须既接触清洁部位又接触污染部位时应更换手套。

7. 被污染的医疗用品和仪器设备应及时处理，以防止其暴露及污染其他患者、医务人员、探视者及物品，防止病原微生物在其他患者、医务人员、探视者与环境间的传播。重复使用的医疗仪器设备在用于下一患者前应进行清洁和适当的消毒。

8. 医务人员在进行各项医疗操作、清洁及环境表面（包括患者床及床旁仪器）的消毒时，应严格遵守各项操作规程。

9. 及时处理污染的床单，防止接触患者的皮肤与黏膜，污染衣服及微生物的传播。

10. 锐利仪器和针头应小心处置，以防刺伤。一次性应用的注射器、针头、刀片和其他锐利物品应置于适当的防穿刺的容器内，该仪器尽可能地备置在工作处；需要重复使用的尖锐器械也应置于耐穿刺的容器内，以便运输至再处理部门。

11. 污染环境或不能保持环境卫生的患者应隔离。

四、标准预防的隔离措施

1. 接触隔离　预防通过直接或间接接触而传播的疾病，如多重耐药菌、志贺痢疾杆菌、甲型肝炎病毒或轮状病毒感染，以及副流感病毒、婴儿的肠道病毒感染等。

2. 空气隔离　该项隔离有两个基本要求。

（1）患者所处的环境应通风和作适当处理，如消毒等。

（2）医务人员和进入该环境的人应用呼吸道保护装置。

3. 微粒隔离　又称为飞沫隔离，是指预防经微粒而传播的疾病。

五、一级、二级、三级个人防护制度

（一）一般防护

适用于普通门、急诊，普通病房的医务人员。

1. 严格遵守标准预防的原则。

2. 工作时应穿工作服、戴外科口罩。

3. 认真执行手卫生。

（二）一级防护

适用于发热门、急诊的医务人员。

1. 严格遵守标准预防的原则。

2. 严格遵守消毒、隔离的各项规章制度。

3. 工作时应穿工作服、隔离衣，戴工作帽和外科口罩，必要时戴乳胶手套。

4. 严格执行手卫生。

5. 下班时进行个人卫生处置并注意呼吸道与黏膜的防护。

（三）二级防护

适用于进入疑似和确诊患者留观室、隔离病区（房）的医务人员；接触患者血液、体液、分泌物、排泄物以及患者使用过的物品等的医务人员；转运患者的医务人员和司机。

1. 严格遵守标准预防的原则。

2. 严格遵守消毒、隔离的各项规章制度。

3. 进入隔离病房、隔离病区的医务人员必须戴医用防护口罩，穿工作服、隔离衣或防护服、鞋套，戴手套、工作帽。严格按照清洁区、潜在污染区和污染区的划分，正确穿戴和脱摘防护用品，并注意呼吸道、口腔、鼻腔黏膜和眼睛的卫生与保护。

（四）三级防护

适用于为实施可引发气溶胶操作的医务人员。可引发气溶胶的操作包括气管内插管、雾化治疗、诱发痰液的检查、支气管镜、呼吸道痰液抽吸、气管切口的护理、胸腔物理治疗、鼻咽部抽吸、面罩正压通气、高频震荡通气、复苏操作、死后肺组织活检等。除二级防护外，应加戴面罩或全面型呼吸防护器。

第四节　职业暴露

一、职业暴露的定义

职业暴露是指由于职业关系而暴露在危险因素中，从而有可能损害健康或危及生命的一种情况，称之为职业暴露。医务人员职业暴露，是指医务人员在从事诊疗、护理活动过程中接触有毒、有害物质，或传染病病原体，从而损害健康或危及生命的一类职业暴露。

二、职业暴露（医务人员）的分类

1. 感染性职业暴露。
2. 放射性职业暴露。
3. 化学性（如消毒剂、某些化学药品）职业暴露。
4. 其他职业暴露。

三、医务人员职业暴露的预防

1. 加强医务人员职业暴露防护知识的教育，强化自我防护意识，增强职业暴露防护的自律性。

2. 严格执行各种操作规程及标准，贯彻标准预防原则，加强自我防护。

3. 医院加强职业暴露预防资金的投入，提供有力的职业安全保障，为医务人员提供安全的工作环境。

四、发生职业暴露的因素

1. 没有制定内部安全防护管理制度。
2. 没有遵守安全操作规程。
3. 缺乏自我防护知识与技能。
4. 医疗设施问题。
5. 锐器处理不当。

五、发生职业暴露后的处理

1. 紧急局部处理：首先应立即进行局部紧急处理，包括轻挤出血、清洗、局部消毒等。

（1）用洗手液和流动水清洗污染的皮肤，用生理盐水冲洗黏膜。

（2）如有伤口，应在伤口旁端轻轻挤压，尽可能挤出损伤处的血液，再用洗手液和流动水冲洗；禁止进行伤口的局部挤压。

（3）受伤部位的伤口冲洗后，应用消毒液，如75%乙醇或0.5%碘伏进行消毒，并包扎伤口；被暴露的黏膜，应反复用生理盐水冲洗干净。

（4）登记、上报护士长及科主任、医院预防保健科、医院感染管理科，建立随访制度。

2. 发生职业暴露后应向医院感染管理科报告，医院组织相关专家对暴露发生的危险程度进行评估，报告预防科并对暴露者及患者进行相关的血清学检查及随访、监控。

3. 根据暴露病毒的种类及病毒载量，对暴露人员实行预防用药方案。

4. 不同病原暴露后的处置

（1）暴露于HIV（血源性疾病）的处置，有以下三点。

① 预防最好在4小时内实施，最迟不超过24小时，并建议使用抗逆转录病毒药物。

②暴露后尽早获得血液标本进行HIV检查，定期检查血清转化，并及时向医院的有关部门报告，包括其他疾病。

③医院应立即采集感染源患者的血清进行检查。

（2）暴露于HBV（血源性疾病）的处置，有以下三点。

①对于既往已有免疫，其抗体HBs抗体 > 10mIU/ml时，不需要进一步治疗。

②对于没有免疫力的人，应尽早使用预防性肌内注射乙肝免疫球蛋白（最好48小时内，最迟 <1周）。同时进行乙肝疫苗全程接种，即开始时肌内注射10μg，1个月时10μg，6个月时10μg。

（3）暴露于HCV（血源性疾病）的处置：丙型肝炎病毒感染途径同乙型肝炎。目前虽然没有丙型肝炎暴露后的治疗方法，但也必须检查血清转化。对于乙型肝炎病毒感染的感染源患者，也必须检查 HCV 感染。对暴露者应定期随访监控，追踪 6～9 个月。

第五节　多重耐药菌接触传播的预防措施

一、加强医务人员手卫生

1. 配备充足的洗手设施和速干手消毒剂，提高医务人员手卫生依从性。

2. 严格执行《医务人员手卫生规范》，医务人员在直接接触患者前后、进行无菌技术操作和侵入性操作前，接触患者使用的物品或处理其分泌物、排泄物后，必须洗手或使用速干手消毒剂进行手消毒。

二、严格实施隔离措施

1. 必须实施隔离措施，在床牌和病历卡上贴接触隔离标识。

2. 首选单间隔离（如万古霉素耐药肠球菌感染，VRE），也可同种病原同室隔离，不可与气管插管、深静脉留置导管、有开放性伤口或免疫功能抑制患者安置在同一房间。隔离病房确实不足时考虑床旁隔离；当感染较多时，应保护性隔离未感染者。

3. 与患者直接接触的相关医疗器械、器具及物品如血压计、听诊器、体温表、输液架等要专人专用，并及时消毒处理。其他不能专用的物品如轮椅、担架、床旁心电图机等，在每次使用后必须经过擦拭消毒处理（1000mg/L 含氯消毒剂）。

4. 医务人员对患者实施诊疗护理操作时，应将高度疑似或确诊多重耐药菌感染患者或定植患者安排在最后进行。接触多重耐药菌感染患者或定植患者的伤口、溃烂面、黏膜、血液和体液引流液、分泌物、痰液、粪便时，应戴手套，可能污染工作服时穿隔离衣，当可能产生气溶胶的操作（如吸痰或雾化治疗等）时，应戴标准外科口罩和防护镜。完成诊疗护理操作后离开房间前，要及时脱去手套和隔离衣至黄色垃圾袋中，并进行手卫生。

5. 尽量限制减少人员出入，如 VRE 应严格限制。医护人员相对固定，专人诊疗护理，所有诊疗尽可能由他们完成，包括标本的采集。

6. 离开隔离室进行诊疗时，应先通知该诊疗科室，以便及时做好感染控制措施。转科时必须由工作人员陪同，向接收方说明对该患者使用接触传播预防措施。

7. 临床症状好转或治愈，连续 2 次培养阴性（每次间隔 > 24 小时）方可解除隔离。

三、遵守无菌技术操作规程

医务人员应当严格遵守无菌技术操作规程，特别是在实施各项无菌技术操作规程中侵入性操作时，应严格执行无菌技术操作和标准操作规程，避免污染，有效预防多重耐药菌感染。

四、加强清洁和消毒工作

1. 要使用专用的抹布等物品进行清洁和消毒。对医务人员和患者频繁接触的物体表面（如心电监护仪、微量泵、呼吸机等医疗器械的面板或旋转表面、听诊器、计算器键盘和鼠标、电话机、患者床栏杆和床头桌、门把手、水龙头开关等），采用适宜的消毒剂进行擦拭、消毒。

2. 出现多重耐药菌感染暴发或疑似暴发时，应增加清洁、消毒频次。

3. 医疗废物管理：锐器置入锐器盒，其余医疗废物均放置在黄色垃圾袋中，置入转运箱中，集中收集后统一送往医疗废物处置中心无害化处理。

≪第三章

血管外科专科常见疾病护理指引

第一节　主动脉夹层患者的护理

主动脉夹层（aortic dissection，AD）是指主动脉腔内血液，从主动脉内膜撕裂口进入主动脉中膜，形成的壁内血肿沿着主动脉长轴扩展，使中膜分离，造成主动脉真、假两腔分离的一种病理改变。根据主动脉夹层的部位，分为 Stanford A 型和 B 型。

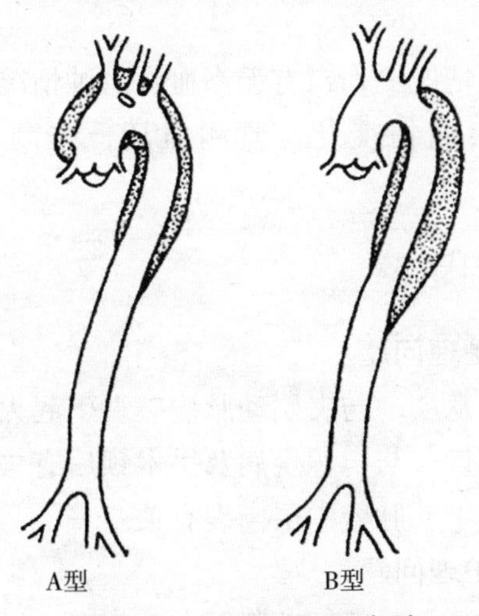

图 3－1－1　Stanford 分型

A 型：其内膜破口起始于升主动脉处。

B 型：其夹层病变局限于腹主动脉或髂动脉。

一、护理评估

（一）术前护理评估

1. 健康史　询问既往有无高血压及其他心血管疾病病史、遗传性疾病史。

2. 身体状况

（1）局部：疼痛的部位、持续时间和性质。

（2）全身：评估患者的生命体征，意识，面色，皮肤温度、弹性及色泽，尿量变化，有无大出血休克征象。

（3）辅助检查：双源 CT 或 64 排螺旋 CT 检查可发现破口部位。

（二）术后护理评估

1. 患肢血运：患肢远端皮肤的温度、色泽、感觉和足背动脉搏动的变化。

2. 局部伤口情况：伤口有无渗血、血肿情况。

3. 严密观察病情变化，监测血压，控制在 120/70mmHg 左右。

二、护理问题

（一）术前护理问题

1. 大出血的危险　与夹层动脉瘤破裂引起大出血有关。

2. 焦虑、恐惧　与担忧疾病及手术预后有关。

3. 疼痛　与主动脉壁中层撕裂有关。

（二）术后护理问题

1. 舒适的改变　与医源性限制有关。

2. 潜在并发症　与出血、神经系统疾患、感染、血栓、栓塞有关。

三、护理措施

（一）术前护理措施

1. 心理疏导 做好心理护理，使之积极配合治疗和手术。

2. 防止动脉瘤破裂

（1）严密观察病情变化，监测血压，控制在120/70mmHg左右。

（2）卧床休息，避免剧烈运动、过度深呼吸、剧烈咳嗽等。

（3）进食低脂易消化的食物，保持大便通畅。

（4）观察下肢皮肤颜色、温度，观察足背动脉搏动情况，以便与术后做对比。

（二）术后护理措施

1. 体位与活动 术后平卧24小时，伤口盐袋压迫6小时，双下肢制动24小时。

2. 病情观察 持续氧气吸入，心电监护，观察血压波动。观察有无发热、腹痛、尿量及下肢血运情况，防止术后并发症发生。

3. 饮食 进食清淡、营养丰富、易消化饮食。

4. 并发症的观察及护理

（1）支架植入术后综合征：术后短期内患者会出现一过性C－反应蛋白升高、发热，体检时无感染证据，因原因不明故暂且称之为支架植入术后综合征。其可能的原因为：移植物的异物反应、瘤腔内血栓形成后的吸收、移植物对血细胞的机械破坏、造影剂以及X线辐射的影响。向患者介绍发生的原因，减轻患者的担忧和焦虑心理。

（2）内漏：指植入内支架后仍有血液流入夹层假腔内，为最常见的并发症。限制患者术后过早剧烈活动。若出现疼痛突然加剧，面色苍白，血压下降，则提示有夹层破裂的可能，立即报告医生，积极组织抢救。

（3）血栓形成与狭窄：可发生于内支架或髂动脉、远端肢体等部位。经使用抗凝药一般可以避免，如发生血栓应根据病情进行溶栓治疗。

(4）支撑架移位：多由操作时定位不准确、主动脉严重迂曲所致。支撑架若移位，覆盖肾动脉或肠系膜上动脉，可引起急性肾功能衰竭、高血压、低血压和急性肠坏死。术后严密观察血压、尿量、尿色，记录出入量，如患者出现少尿、无尿、血尿、剧烈腹痛等应立即通知医生处理。

(5）截瘫：是主动脉腔内隔绝术罕见的严重并发症，主要原因与脊髓根大动脉的变异有关。术后应注意观察患者的肢体活动情况。

(6）血栓脱落：术后每2小时观察1次双侧足背动脉搏动，采用手触摸，记录双下肢皮温、感觉、色泽的变化。若肢体温度降低，皮肤苍白，末梢循环不良，并与术前结果进行对比，及时处理下肢急性动脉栓塞，防止肢体坏死。发现异常报告医生，明确诊断后给予抗凝、祛聚、扩血管及手术取栓治疗。

(7）股动脉穿刺点处血肿：观察伤口渗血情况。如大量渗血，常规加压包扎，无效者行外科手术治疗。

四、健康指导

（一）术前健康指导

1. 卧床休息，避免剧烈运动、过度深呼吸、剧烈咳嗽等引起主动脉夹层破裂。

2. 避免久站或久坐，戒烟。

3. 进低脂、清淡饮食，保持大便通畅。

4. 遵医嘱口服抗凝药物和治疗心血管疾病的药物。

（二）术后健康指导

1. 肢体功能训练：指导患者进行功能锻炼。

2. 根据病情指导患者适量活动，合理膳食。

3. 告知患者严格按医嘱用药，如有疑问及时与医生取得联系。

4. 复查指导：出院后3～6个月至医院复查。

五、护理评价

1. 患者情绪稳定。
2. 患者体液平衡，生命体征平稳。
3. 患者疼痛减轻或消失。
4. 患者未发生并发症。

第二节 腹主动脉瘤患者的护理

腹主动脉瘤（abdominal aortic aneurysm，AAA）是由于各种原因造成的腹主动脉局部或多处向外扩张或膨出，动脉管直径的扩张或膨出大于正常动脉管径的50%以上为腹主动脉瘤，是一种较为凶险的疾病。近年来，随着介入放射学的飞速发展，“腹主动脉瘤腔内隔绝术”因创伤小、术后恢复快等优点应用于临床。

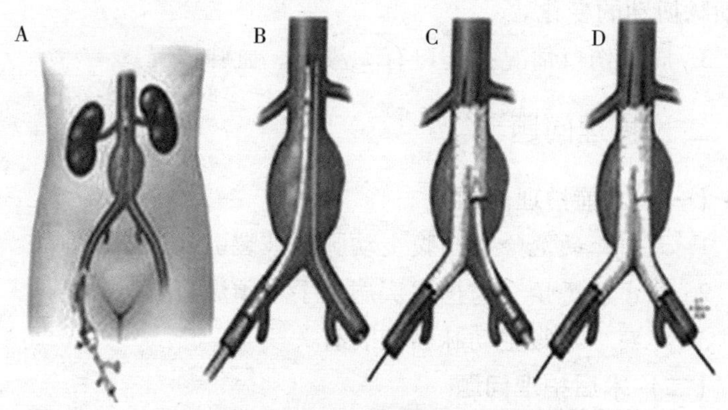

图3－2－1 腹主动脉瘤腔内隔绝术

一、护理评估

（一）术前护理评估

1. 健康史　询问既往有无外伤史、高血压、其他心血管疾病史及家族疾病史。

2. 身体状况

（1）局部：腹部有无搏动性肿块及范围，腹部或腰背部有无压痛。

（2）全身：有无口渴、手足湿冷、皮肤苍白、心悸、头晕等低血容量性休克表现，甚至意识丧失、心跳骤停等表现。

（3）辅助检查：实验室检查及心电图结果是否正常，影像学检查是否有阳性发现。

3. 心理和社会支持情况　注意了解患者及家属对疾病和手术的心理反应。

（二）术后护理评估

1. 严密观察病情变化，监测血压，控制在120/70mmHg左右。

2. 下肢血运状况：下肢远端皮肤的温度、色泽、感觉和足背动脉搏动的变化。

3. 局部伤口情况：伤口有无渗血、血肿情况。

二、护理问题

（一）术前护理问题

1. 大出血的危险　与腹主动脉瘤破裂引起大出血有关。

2. 焦虑与恐惧　与担忧疾病及手术预后有关。

3. 疼痛　与腹主动脉瘤破裂有关。

（二）术后护理问题

1. 舒适的改变　与医源性限制有关。

2. 潜在并发症 与出血、神经系统疾患、感染、血栓、栓塞有关。

三、护理措施

（一）术前护理措施

1. 心理护理 由于腹部疼痛，患者容易产生恐惧心理，护士应及时关心和安慰患者，稳定患者的情绪，使之积极配合治疗和手术。

2. 防止动脉瘤破裂

（1）严密观察病情变化，监测血压，控制在 120/70mmHg 左右。严密观察腹痛情况，有无腰背突然剧痛、面色苍白、大汗淋漓等腹主动脉瘤破裂先兆症状。

（2）体位与活动：卧床休息，限制活动，禁止按摩、挤压、热敷腹部，以免引起动脉瘤破裂，告知患者绝对禁烟。

（3）观察皮肤下肢颜色、温度，观察足背动脉搏动情况，以便与术后相比较。

（二）术后护理措施

1. 体位与活动 术后平卧 24 小时，伤口盐袋压迫 6 ~ 8 小时，双下肢制动 24 小时。

2. 病情观察 持续氧气吸入，心电监护，注意观察血压波动。观察有无发热、腹痛、尿量及下肢血运情况，防止术后并发症的发生。术后每 2 小时观察 1 次双侧足背动脉搏动，采用手触摸，记录双下肢皮温、感觉、色泽的变化。

3. 饮食 进食低脂、清淡易消化的饮食。

4. 功能锻炼 根据患者病情及手术方式，指导患者进行功能训练。

四、健康指导

（一）术前健康指导

1. 卧床休息，避免剧烈运动，劳逸结合，防止腹部受外力撞击；保持乐观态度，劝患者戒烟忌酒。

2. 进低脂、清淡、易消化的饮食；保持大便通畅。

3. 遵医嘱口服降压、抗凝药物和治疗心血管疾病的药物。

（二）术后健康指导

1. 肢体功能训练：指导患者进行功能锻炼。

2. 根据病情指导患者适量活动，合理膳食。

3. 用药指导：遵循医嘱服用降压、抗凝药物和治疗心血管疾病的药物，如果有疑问及时与医生取得联系。

4. 复查指导：出院后 3 ~6 个月返回医院复查。

五、护理评价

1. 患者情绪稳定。

2. 患者体液平衡，生命体征平稳。

3. 患者疼痛减轻或消失。

4. 患者未发生并发症。

第三节　急性动脉栓塞患者的护理

急性动脉栓塞（acute arterial embolism）是指栓子自心脏或近心端大动脉壁脱落，被血流冲向远端，停留在直径小于栓子的动脉内，导致肢体或内脏器官的急性缺血甚至坏死的一种病理过程。

一、护理评估

（一）术前护理评估

1. 健康史　询问既往有无心血管系统疾病史、手术史、外伤史、长期在湿冷环境下工作史。

2. 身体状况

（1）局部：评估肢体疼痛的程度、性质、时间；患肢皮温、颜色、感觉、足背动脉搏动情况；患肢（趾、指）有无坏疽、溃疡、感染。

（2）全身：评估患者的生命体征、意识、精神状态等。

（3）辅助检查：彩色多普勒超声、动脉造影。

3. 心理和社会支持情况　患者的心理承受力，家庭成员能否给予患者足够的支持。

（二）术后护理评估

1. 患肢血液循环　患肢远端皮肤温度、颜色、感觉和足背动脉搏动的情况。

2. 局部伤口情况　有无体温升高，局部伤口渗血、渗液情况。

二、护理问题

（一）术前护理问题

1. 疼痛　与患肢缺血、组织坏死有关。

2. 焦虑与恐惧　与患肢突发剧烈疼痛、急诊手术或患肢坏死、肢体丧失的威胁有关。

3. 知识缺乏　缺乏疾病的相关知识。

（二）术后护理问题

1. 周围组织灌注异常　与取栓不彻底、术后再栓塞、继发血栓形成或动脉缺血后再灌注综合征有关。

2. 舒适的改变　与患肢缺血、组织坏死致肢体疼痛有关。

3. 潜在并发症　与出血或血肿、血管损伤再灌注损伤有关。

三、护理措施

（一）术前护理措施

1. 心理护理　医护人员应同情、关心、体贴患者，耐心做好患者的思想工作，讲解疾病有关知识使其配合治疗和护理。

2. 疼痛护理　根据疼痛程度，遵医嘱给予镇痛处理。

3. 患肢护理　患肢保暖，禁用热水袋直接加温，以免加重患肢的缺血。

（二）术后护理措施

1. 体位　患肢平置或低于心脏水平15°左右；卧床时避免被子对患肢末梢的压迫，可用支被架；注意保暖，并防止局部烫伤。

2. 病情观察　密切观察病情变化，监测生命体征变化及血氧饱和度，观察尿量、神志变化。

3. 观察患肢的血运恢复情况　包括温度、颜色、足背动脉搏动、疼痛、感觉较术前有无缓解。

4. 药物护理　遵医嘱使用抗凝、溶栓药物，密切观察患者意识、鼻黏膜、牙龈、排便等情况，以判断有无颅内出血及消化道出血。按时服用抗凝及治疗心脏疾病的药物，以减少再栓塞的可能。

5. 切口护理　观察穿刺部位是否肿胀，有无皮下淤血；伤口敷料的渗血、渗液情况。

6. 疼痛护理　必要时遵医嘱使用镇痛药缓解疼痛。

四、健康指导

（一）术前健康指导

1. 患肢禁止冷、热敷。

2. 避免久坐或久站，戒烟，穿宽松的衣裤和鞋袜。

3. 遵医嘱口服抗凝药物和治疗心脏疾病的药物。

（二）术后健康指导

1. 术后平置患肢或低于心脏水平15°左右，注意保暖，并防止局部烫伤。

2. 进低脂、低胆固醇、清淡饮食，避免辛辣刺激食物。

3. 告知患者严格按医嘱服用药物，如有疑问及时与医生联系。

4. 复查指导：出院后3～6个月复查，不适随访。

五、护理评价

1. 患者患肢疼痛减轻。

2. 患者情绪稳定，配合治疗。

3. 患者术后周围组织灌注良好。

4. 患者术后无并发症发生。

第四节 颈动脉体瘤患者的护理

颈动脉体瘤（carotid body tumor）是一种较为少见的化学感受器肿瘤，为副神经节瘤的一种，发生于颈总动脉分叉部位的颈动脉体（图3－4－1）。

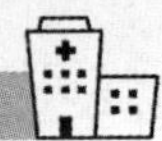

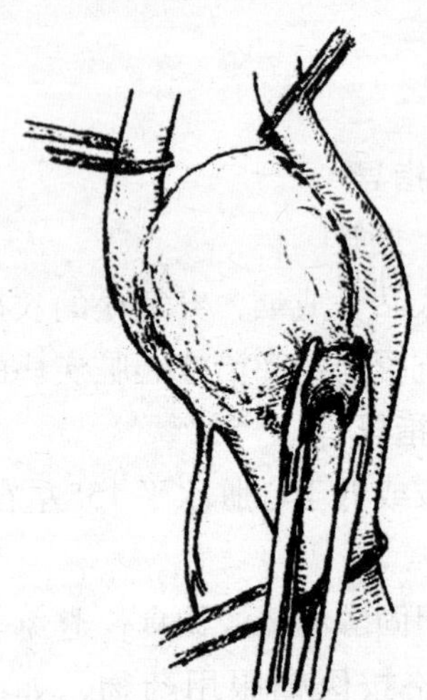

图3－4－1　颈动脉体瘤

一、护理评估

（一）术前护理评估

1. 健康史　患者的年龄、性别，有无长期大量吸烟史，有无长期在高原地区生活史等。

2. 身体状况

（1）局部：颈部搏动性包块，压迫颈动脉近端瘤体无缩小。

（2）全身：头晕、头痛、耳鸣、视物模糊甚至晕厥等脑缺血症状，声音嘶哑、吞咽困难及呼吸困难等。

（3）辅助检查：颈动脉 CTA。

3. 心理和社会支持状况　疾病是否影响患者的生活和工作；患者有无焦虑的产生。

（二）术后护理评估

1. 手术情况　手术和麻醉方式。

2. 康复状况　生命体征变化，患者神志、血压及肢体活动情况，脑缺血症状改善情况。

3. *局部伤口情况* 局部切口有无感染。

二、护理问题

（一）术前护理问题

1. *有受伤的危险* 与肿瘤压迫血管和神经等导致视力障碍等有关。

2. *焦虑* 与担心手术及预后有关。

3. *知识缺乏* 与缺乏本病的相关知识有关。

（二）术后护理问题

潜在并发症：神经损伤、脑细胞损伤、脑动脉血栓形成或栓塞。

三、护理措施

（一）术前护理措施

1. *心理护理* 观察了解患者及家属对手术的心理反应，有无烦躁不安、焦虑的心理。给予患者心理支持，消除紧张情绪，增加患者的安全感和战胜疾病的信心。

2. *病情观察* 了解患者发现肿块的时间、部位、开始时的大小及生长速度，局部有无疼痛，有无吞咽困难、声音嘶哑，有无晕厥、耳鸣、视物模糊等脑供血不足症状。

（二）术后护理措施

1. 执行麻醉术后护理常规。

2. 持续心电监护，持续吸氧，严密观察患者生命体征变化。观察意识及肢体活动情况，观察呼吸发音及吞咽情况。床旁备气管切开包。

3. 引流管护理：保持引流管通畅，严密观察并准确记录引流液的颜色、性质和量。

4. 并发症的观察及护理

(1) 神经损伤：手术易损伤喉返神经、舌下神经及迷走神经，术后密切监测生命体征，尤其注意呼吸及血氧饱和度，重点观察患者发音及吞咽情况，观察伤口敷料情况。

(2) 脑细胞损伤：术后密切观察生命体征变化，尤其是意识变化。

(3) 脑动脉血栓形成及栓塞：术后严密监测生命体征，密切观察患者意识、肢体运动情况。

四、健康指导

(一) 术前健康指导

1. 床上排泄　根据病情，指导患者练习在床上使用便器排便。

2. 饮食指导　根据病情，指导患者饮食。

(二) 术后健康指导

1. 行为指导　指导患者戒烟戒酒。适量运动，避免劳累和精神高度紧张，养成良好的工作、休息和饮食规律。

2. 复查指导　一般出院后 1 年到医院复查。教会患者自我检查颈部的方法，如颈部发现搏动性包块应及时就诊。如有血管移植，患者出院后 3 ~6 个月到医院复查，以便早期发现移植血管是否发生狭窄或血栓。

五、护理评价

1. 患者有无意外伤害发生。

2. 患者焦虑是否减轻。

3. 患者能否了解疾病的相关知识。

4. 患者是否发生并发症。

第五节　颈动脉狭窄患者的护理

颈动脉狭窄（carotid artery stenosis）是指异常的脂质沉积到血管壁，沉积物越来越多导致内膜增生，甚至内膜下出血，由于颈动脉内膜产生粥样硬化性斑块从而导致管腔狭小，引起脑供血不足。

一、护理评估

1. 健康史：询问既往有无动脉粥样硬化病史、高血压病、外伤、放射性损伤及其他心脑血管疾病史。

2. 身体状况

（1）患者有无脑部缺血症状，如头晕，记忆力、定向力减退，意识障碍，黑矇，肢体麻木或无力，伸舌偏向，言语不利等。

（2）辅助检查：磁共振血管造影（MRA）、数字减影血管造影（DSA）。

3. 心理和社会支持状况。

二、护理问题

1. 焦虑　与担心手术及手术预后有关。
2. 疼痛　与手术穿刺有关。
3. 有皮肤完整性受损的危险　与术后长期卧床有关。
4. 知识缺乏　缺乏对该疾病的了解。
5. 潜在并发症　出血。

三、护理措施

1. 心理护理：讲解疾病知识，消除患者的恐惧和焦虑情绪。

2. 严密观察病情变化，患者意识、瞳孔及生命体征的变化，并观察下肢皮肤颜色及温度，足背动脉搏动情况。

3. 绝对卧床休息，患者取仰卧位或侧卧位，颈部避免按压，避免剧烈运动。

4. 使用抗凝药物时，密切观察有无出血倾向。

5. 饮食均衡，多吃高纤维食物。

四、健康指导

1. 积极控制脑血管危险因素：戒烟戒酒，控制体重、血压、血糖。

2. 养成良好的工作、休息和饮食习惯。

3. 复查指导出院后 1 ~3 个月到医院复查。

五、护理评价

1. 患者焦虑、恐惧减轻。

2. 患者症状改善，生命体征平稳。

第六节　肺栓塞患者的护理

肺栓塞（pulmonary embolism，PE）是指静脉系统或右心内形成的血栓脱落，或肺动脉内血栓形成，血栓栓塞肺动脉主干或其分支动脉，致使所供应的肺组织循环障碍而引起的病理生理征。肺栓塞是一种继发性疾病，主要病因是由于肢体或盆腔静脉血栓形成后脱落所致。

一、护理评估

（一）术前护理评估

1. 健康史　患者的一般情况，有无心血管疾病史及手术史，有无外伤史及出血性疾病、静脉穿刺、恶性肿瘤史。

2. 身体状况

(1) 局部：患者咳嗽、胸痛的程度，持续时间、呼吸频率的改变，咯血情况。

(2) 全身：有无神志、呼吸、脉搏、血压、尿量等生命体征的改变。

3. 心理和社会支持状况　患者对疾病预后所产生的恐惧、焦虑程度和心理承受能力；家人对患者的支持程度。

(二) 术后护理评估

1. 患者的呼吸、胸痛情况。

2. 局部穿刺点情况，有无渗血和血肿情况。

二、护理问题

(一) 术前护理问题

1. 低效型呼吸型态　与肺栓塞有关。

2. 预感性悲哀　与担忧疾病预后和生存期限有关。

(二) 术后护理问题

1. 低效型呼吸型态　与肺栓塞有关。

2. 舒适的改变　与手术有关。

三、护理措施

(一) 术前护理措施

1. 心理护理　给予患者精神安慰及心理支持，增加患者的安全感，消除紧张情绪，使其积极配合治疗。

2. 急救护理　由于肺栓塞发病急，甚至可造成患者猝死，因此，要密切观察病情变化，及时发现，并做好急救护理。

(1) 密切观察病情变化，如患者出现胸痛、呼吸困难、咯血、血压下降等症状并立即通知医生，绝对卧床休息并制动，避免剧烈地翻身和搬动，防止栓子脱落。若患者出现呼吸、心跳骤停，立即行心肺复苏。

(2) 持续心电监护，密切监测呼吸、脉搏、心率、血压、血氧饱和度的变化。血氧饱和度保持95%以上。

(3) 持续高流量吸氧，给予面罩吸氧6～8L/min，必要时行气管内插管。

(4) 迅速建立静脉通道，遵医嘱使用抗凝、溶栓药物；密切观察患者意识及瞳孔的变化，以判断有无颅内出血。

(5) 休息与活动：绝对卧床休息并制动，禁止热敷、按摩患肢，防止栓子脱落。

(二) 术后护理措施

1. 体位：采取半卧位。

2. 持续氧气吸入，心电监护。观察血氧饱和度的变化，血氧饱和度保持95%以上。

3. 观察并记录病情。

4. 遵医嘱给药控制疼痛，增进舒适。

5. 饮食：低脂、高蛋白、富含维生素饮食，多饮水，保持大便通畅。

6. 根据患者的恢复情况进行术后康复指导，实施出院计划。

四、健康教育

(一) 术前健康教育

1. 呼吸功能训练　根据手术方式，指导患者进行呼吸训练，教会患者有效咳嗽，告知患者戒烟的重要性和必要性。

2. 床上排泄　根据病情，指导患者练习在床上使用便器排便。

3. 饮食指导　控制体重，多饮水，保持大便通畅。

（二）术后健康教育

1. 肢体功能训练　有深静脉血栓形成病史者，平时注意抬高患肢，行踝泵运动，促进静脉回流，防止静脉血栓形成。

2. 饮食指导　根据病情指导患者适量活动，合理膳食。

3. 药物指导　告知患者严格按医嘱服用药物。有深静脉血栓形成病史者，应在医生的指导下行抗凝治疗；在抗凝期间，指导患者自我观察有无出血倾向，定期检查出凝血时间。

4. 复查指导　出院后半个月至1个月至医院复查。若发现有胸痛、胸闷、呼吸困难、咯血等症状，应及时就诊。

五、护理评价

1. 患者焦虑减轻。
2. 患者呼吸型态正常。
3. 患者的疼痛减轻。

第七节　动静脉瘘患者的护理

动脉和静脉之间存在异常通道，称为动静脉瘘（arteriovenous fistula），可先天存在或后天因外伤所致。动静脉瘘患者表现有周围静脉曲张、局部皮温略高、色素沉着、溃疡形成，瘘口处可有血管杂音或震颤，晚期有心脏扩大、心力衰竭。动静脉瘘分为两类，即急性动静脉瘘和慢性动静脉瘘。

一、护理评估

（一）术前护理评估

1. 健康史　患者有无外伤、感染史、先天性疾病及手术史，有无出血性疾病。

2. 身体状况

(1) 局部：患者有无肢体异常，软组织肥厚，局部组织出现血肿，浅静脉扩张，创伤后有无搏动。

(2) 全身：有无神志、呼吸、脉搏、血压、尿量等变化。非手术治疗期间有无出血倾向、皮肤色泽改变，有无疼痛、感染、溃疡等。严重大出血要加强监测，积极做好手术准备，休克时要纠正休克状态，情况稳定后手术。

(3) 营养支持：全面了解患者营养状况，指导患者合理进食，摄入足够的热量、蛋白质和维生素。必要时静脉补充营养，纠正贫血和低蛋白血症。

3. 心理和社会支持状况　动静脉瘘是否影响工作和生活、美观。对先天性动静脉瘘容易复发或能激发病变进一步发展造成患者的紧张不安和焦虑，帮助其了解手术及术后可能出现的状况，缓解其对手术的焦虑和恐惧感。患者及家属对本病发生的有关知识的了解程度。

(二) 术后护理评估

1. 手术情况　麻醉方式、手术方式和手术范围。

2. 手术效果　患肢远端皮肤的温度、颜色、动脉搏动情况。

3. 局部伤口情况　有无伤口渗液、渗血情况。

二、护理问题

(一) 术前护理问题

1. 活动无耐力　与动静脉瘘的大小、部位有关。

2. 知识缺乏　缺乏对本病的预防知识。

(二) 术后护理问题

潜在并发症：伤口出血或感染、患肢供血不足、患肢肿胀。

三、护理措施

（一）术前护理措施

1. *心理护理* 护士态度应热情，用通俗易懂的语言解释病情及手术治疗的必要性和重要性。建立良好护患关系，消除患者紧张和恐惧情绪。

2. *病情观察* 严密监测生命体征，记录24小时尿量。注意观察肢体远端血供有无障碍情况，与术后作比较。

（二）术后护理措施

1. 监测生命体征，穿刺点盐袋压迫，卧床24小时。观察穿刺部位有无出血或血肿。注意远端血供有无障碍，发现异常情况及时处理。

2. 饮食护理：加强营养，进食营养丰富、易消化的食物。

3. 并发症观察及护理

（1）伤口出血或感染：为避免发生，术中彻底止血，术前术后用抗生素预防感染。观察伤口有无出血、渗液、渗血，有分泌物要观察其颜色、性状、气味。局部有红、肿、热、痛征象时，应及时报告医生处理。

（2）患肢供血不足：观察患肢血运情况，如有远端血供不足，且加重，应尽早再次手术，避免截肢。

（3）患肢肿胀：患肢抬高，高于心脏20～30cm，增加患肢收缩舒张运动。

四、健康指导

（一）术前健康指导

1. 做好相关疾病知识介绍。

2. 做好术前相关知识介绍。

（二）术后健康指导

1. 告知患者戒烟。

2. 培养良好的饮食习惯，避免辛辣食物，禁烟酒，多食蔬菜、水果，保持大便通畅。

3. 每月定期复查，如有不适及时就诊。

五、护理评价

1. 患者的活动耐力能否增加。

2. 患者能否正确描述本病的预防知识。

3. 患者是否发生并发症。

第八节　下肢动脉硬化闭塞症患者的护理

下肢动脉硬化闭塞症（arteriosclerosis obliterans，ASO）是全身性动脉粥样硬化在肢体局部的表现，是全身性动脉内膜及中层呈退行性、增生性改变，使动脉壁增厚、僵硬、迂曲和失去弹性，继发性血栓形成，引起动脉管腔狭窄，甚至发生阻塞，使肢体出现相应的缺血症状的疾病。

一、护理评估

1. 健康史　患者年龄、性别，有无心脏病、高血压、高胆固醇血症及长期大量吸烟史，有无糖尿病史，有无感染、外伤史，有无长期在湿冷环境下工作史。

2. 身体状况

（1）患肢疼痛的程度、性质、持续时间。

（2）患肢皮肤温度、颜色、感觉，足背动脉搏动情况。

（3）患肢（趾、指）有无坏疽、溃疡与感染。

（4）辅助检查：了解动脉闭塞的部位、范围、性质、程度以及侧支循环建立情况。

3. 心理和社会支持状况　评估患者的心理反应；患者对预防本病发生的有关知识的了解程度；患者的家庭及社会支持系统对患者的支持帮助能力。

二、护理问题

1. 疼痛　与患肢缺血、组织坏死有关。

2. 活动无耐力　与患肢远端供血不足有关。

3. 抑郁　与疾病久治不愈有关。

4. 有皮肤完整性受损的危险　与肢端坏疽、脱落有关。

5. 知识缺乏　与缺乏患肢锻炼方法的知识及足部护理知识有关。

三、护理措施

1. 心理护理　肢端疼痛和坏死使患者产生痛苦和抑郁心理，讲解疾病有关知识，改变患者认知，使其主动配合治疗及护理。

2. 患肢护理　原则是改善下肢血液循环，避免用热水袋或热水给患肢直接加温。观察患肢远端的皮肤温度、颜色、感觉和脉搏强度以判断血管通畅度。保暖患肢，避免肢体暴露于寒冷环境中，以免血管收缩。取合适体位，患者睡觉或休息时取头高脚低位，防止动、静脉受压阻碍血流。保持足部清洁干燥，每天用温水洗脚，避免抓痒，以免造成开放性伤口和继发感染。如有皮肤溃疡或坏死，保持溃疡部位的清洁，避免受压及刺激；加强创面换药，并遵医嘱应用抗感染药物。

3. 疼痛护理　早期轻症患者可用血管扩张药治疗。对疼痛剧烈的中、晚期患者常须使用麻醉性镇痛药。若疼痛难以缓解，可用连续硬膜外阻滞方法镇痛。

4. 功能锻炼　鼓励患者每天步行，指导患者进行 Buerger 运动，促进侧支循环的建立，以疼痛的出现作为活动量的指标。卧床制动患者，鼓励其在床上做足背伸屈活动，促进下肢静脉血液回流。

5. 药物护理　主要应用抗凝药物防止血栓形成，做好抗凝护理。

6. 饮食护理　进低盐低脂饮食，合理饮食，防止便秘。

四、健康指导

1. 心理指导　指导患者减轻焦虑、抑郁情绪，配合手术。

2. 行为指导　严格戒烟，消除烟碱对血管收缩作用。患肢适当保暖，禁止冷热敷。肥胖者减轻体重。采用 Buerger 法进行功能锻炼，促进侧支循环的建立。

五、护理评价

1. 患者患肢疼痛减轻。
2. 患者情绪稳定，配合治疗。
3. 患者周围组织灌注良好。
4. 患者能自我进行患肢及足部的锻炼和护理。

第九节　急性肠系膜血管闭塞患者的护理

急性肠系膜血管闭塞是指各种原因引起的肠系膜血管闭塞，血流减少，从而导致肠壁营养障碍的一类疾病。其中以发生于肠系膜动脉，尤其是肠系膜上动脉为多见，导致肠系膜血管急性血循环障碍、肠管缺血坏死，引起血运性肠梗阻。其主要是由肠系膜上动脉栓塞、肠系膜上动脉血栓形成、肠系膜上静脉血栓形成所引起的。

一、护理评估

（一）术前护理评估

1. 健康史和相关因素　了解患者的一般情况、病因、既往史；腹痛、腹胀、呕吐、停止排气排便等症状的初发时间、程度、是否进行性加重；呕吐物、排泄物的量及性状。

2. 身体状况

（1）局部：评估有无腹部压痛、疼痛程度，有无腹膜刺激征及其程度和范围。

（2）全身：有无脱水和休克征象。

（3）辅助检查：各项检查结果是否提示水、电解质和酸碱平衡紊乱，CT、MRI、B 超、动脉造影等检查结果有无阳性发现。

3. 心理和社会支持状况　评估患者的心理状态，有无过度焦虑或恐惧；患者及家属对患者经济和心理的支持程度。

（二）术后护理评估

评估患者有无发生肠坏死、腹腔感染等并发症，胃肠减压是否通畅有效，引流液的颜色、量及性状。

二、护理问题

1. 疼痛　与肠道血供减少或肠道缺血性坏死等有关。

2. 体液不足　与呕吐、禁食、胃肠减压等有关。

三、护理措施

（一）术前护理措施

1. 心理护理　此病往往发病突然，腹痛剧烈且病情发展快，患者缺乏思想准备，担心不能得到及时的治疗或预后不良，患者表现出紧张、恐惧等。因此，对此类患者，护士应予以关心，告知有关疾病的知识，稳定患者情绪，以配合治疗和护理。

2. *病情观察* 密切观察患者生命体征及腹部体征，定时测量血压、心率等，防止病情变化。告知患者禁食，行胃肠减压，并观察记录胃管引流液的颜色、形状和量。建立静脉通道，根据医嘱合理安排输液顺序，保持水、电解质、酸碱平衡。

3. *疼痛护理* 密切观察患者疼痛的性质、程度、范围等因素，若由绞痛转变为持续痛，则提示肠坏死的可能，应引起高度重视；对已明确诊断者，遵医嘱适当给予镇痛药缓解疼痛，以安定患者的紧张情绪。

4. *药物护理* 使用抗凝溶栓药物期间，要密切关注患者有无出血倾向，如穿刺点、切口、鼻、牙龈等部位有无异常出血及血尿、黑便等，定期监测凝血功能。

（二）术后护理措施

1. *病情观察* 给予持续心电监护、吸氧，密切观察患者神志、生命体征和腹部体征的变化。

2. *饮食护理* 术后继续胃肠减压、禁食，给予补液支持治疗，待患者排气之后，可开始进少量流食。

3. *休息与活动* 病情允许的情况下，鼓励患者早期下床活动，促进肠蠕动恢复，防止肠粘连和深静脉血栓形成。

4. *引流管护理* 保持切口敷料清洁干燥，及时更换有渗血、渗液污染的敷料，及时发现切口出血及感染的征象，妥善固定引流管，防止扭曲受压，保持通畅，观察并记录引流液的颜色、量及性状。

四、健康教育

1. *饮食指导* 嘱患者注意饮食，不吃生冷及不消化食物，保持大便通畅。

2. *复查指导* 出院后半个月至 1 个月到医院复查。若有腹痛、腹胀、停止排气排便等不适，及时就诊。

五、护理评价

1. 患者疼痛是否缓解。

2. 患者体液平衡是否维持，有无发生水、电解质和酸碱平衡紊乱。

第十节　血栓闭塞性脉管炎患者的护理

血栓闭塞性脉管炎（thromboangiitis obliterans，TAO）又称为 Buerger 病，是一种以中、小动脉节段性、非化脓性炎症和动脉腔内血栓形成为特征的慢性闭塞性疾病，主要侵袭四肢，尤其是下肢中、小动脉和静脉，引起患肢远侧段缺血性病变。本病多见于青壮年男性，绝大多数有吸烟史。

一、护理评估

（一）术前护理评估

1. *健康史*　患者的年龄、性别，有无长期大量吸烟史，有无感染、外伤史，有无糖尿病病史，有无长期在湿冷环境下工作史。

2. *身体状况*

（1）患肢疼痛的程度、性质、持续的时间。

（2）患肢皮肤温度、颜色、感觉，足背动脉搏动情况。

（3）患肢有无坏疽、溃疡与感染。

（4）辅助检查：以了解动脉闭塞的部位、范围、性质、程度以及侧支循环建立情况。

3. *心理和社会支持状况*　患者的心态、对疾病的了解程度，家庭成员能否给予患者足够的支持。

（二）术后护理评估

1. 手术情况　手术的方式、范围和麻醉的方式。

2. 局部伤口情况　有无切口渗血、渗液的情况。

3. 患肢血液循环　患肢远端皮肤的温度、色泽、感觉和足背动脉搏动的变化。

二、护理问题

1. 疼痛　与患肢缺血、组织坏死有关。

2. 组织灌注量改变　与动脉狭窄或血栓形成，远端肢体缺血有关。

3. 组织完整性受损　与肢端坏疽有关。

4. 潜在并发症　继发性血栓形成、静脉回流障碍等。

三、护理措施

（一）术前护理措施

1. 绝对戒烟　告知患者吸烟在该病发生、发展中的作用，告知戒烟的重要性和必要性，提高患者依从性。

2. 患肢护理　患肢应防寒保暖，穿宽松舒适的鞋袜，避免足部受压及外伤等。保持患肢清洁卫生，干性坏疽创面应每日清洁消毒，并包扎，预防继发感染。湿性坏疽应加强换药，控制感染。

3. 疼痛护理　动态进行疼痛评估，遵医嘱给予镇痛药物，评价镇痛效果，观察镇痛药物不良反应。

4. 功能锻炼　指导患者进行步行锻炼或 Burerger 运动（嘱患者平卧，患肢抬高 45°以上，维持 1 ~ 2 分钟，然后双足于床旁下垂 2 ~ 3 分钟，并做足部旋转、伸屈活动各 10 次，然后将患肢放平休息 2 分钟，如此反复练习，每天数次），以疼痛的出现作为活动量的指标，以促进侧支循环的建立。

（二）术后护理措施

1. 体位 术后卧床休息，平置患肢，保持患肢功能位。指导患者床上做足背伸屈活动。

2. 病情观察 监测患者生命体征情况；观察患肢远端的皮肤温度、色泽、感觉和脉搏搏动情况，观察肢体有无肿胀。观察伤口有无出血，有无红、肿、热、痛及脓性分泌物情况，发现异常，应及时处理。

3. 药物护理 遵医嘱正确使用抗凝药物、抗血小板聚集药物，静脉输注中药制剂应汴意有无输液反应发生，观察用药后不良反应。

（三）并发症的预防和处理

1. 继发性血栓形成 动脉重建术后，若患肢出现肢体肿胀、皮肤颜色苍白或发绀、皮肤温度降低，应高度怀疑重建部位血管痉挛或继发性血栓形成，及时告知医生，协助处理或做好二次手术准备。

2. 静脉回流障碍 多见于静脉动脉化（深组高位）术后，因进入静脉系统血流过多，静脉侧支循环尚未建立，静脉回流障碍，严重者肢体肿胀，甚至缺血加重，形成静脉性溃疡。术后应密切观察患肢远端皮肤温度、颜色、动脉搏动和肢体肿胀情况，出现下肢肿胀者应适当抬高患肢，并结合静脉活性药物治疗。

四、健康教育

1. 戒烟 劝诫患者坚持戒烟。

2. 体位 卧床时宜取头高脚低位，使血液容易灌注到下肢。告知患者避免久站或久坐，以免影响血液循环。避免翘“二郎腿”，以免腘窝部动、静脉受压和血流受阻。

3. 患肢护理 勿赤足行走，避免外伤；注意患肢保暖，避免长期在湿冷环境中工作或生活；鞋袜应舒适、宽松，勤换洗鞋袜，预防真菌感染。

4. *功能锻炼* 指导患者进行患肢功能锻炼，如步行锻炼或Burerger运动，促进侧支循环建立，改善局部症状。

5. *疼痛护理* 指导患者合理使用镇痛药物和缓解疼痛的方法，观察药物不良反应。

五、护理评价

1. 患者疼痛有无缓解。

2. 患者的活动耐力有否增加，逐步增加活动量后有无明显的不适。

3. 患者是否学会本病的预防知识及患肢的功能锻炼。

4. 未出现继发性血栓等并发症。

第十一节　下肢深静脉血栓形成患者的护理

下肢深静脉血栓形成（deep venous thrombosis of the lower extremity，DVT）是指血液在深静脉血管内不正常地凝结，阻塞静脉管腔，导致静脉回流障得。

一、护理评估

（一）术前护理评估

1. *健康史* 有无手术史、心血管系统疾病史，有无孕产史，有无长期卧床、输液史。

2. *身体状况*

（1）局部：患肢肿痛的时间、部位，患肢肿胀和浅静脉扩张的程度。患肢皮肤温度、颜色、感觉和足背动脉搏动情况。

（2）全身：评估患者的生命体征、意识、精神状态等。

（3）辅助检查：了解深静脉血栓形成的部位、范围和形态等。

（二）术后护理评估

1. *患肢血液循环*　患肢远端皮肤的温度、色泽、感觉和足背动脉搏动的变化。

2. *局部伤口情况*　局部穿刺点有无红、肿、压痛等感染征象。

二、护理问题

（一）术前护理问题

1. *疼痛*　与下肢深静脉血栓形成致血流不畅有关。

2. *知识缺乏*　缺乏疾病的相关知识。

（二）术后护理问题

1. *舒适的改变*　与手术有关。

2. *潜在并发症*　出血、血栓再形成。

三、护理措施

（一）术前护理措施

1. *卧床休息与控制疼痛*　急性期绝对卧床休息 10～14 天，患肢禁止热敷、按摩，以免血栓脱落，抬高患肢高于心脏水平 20～30cm。严重疼痛时，遵医嘱给予镇痛药。10～14 天后可下床活动，行足部屈伸运动，促进静脉回流。

2. *心理护理*　使其情绪稳定，能配合治疗和护理。

3. *病情观察*

（1）肺动脉栓塞：是下肢深静脉血栓形成最严重的并发症，严重者威胁患者的生命。患者如果出现胸痛、心悸、呼吸困难等症状，立即给予平卧，避免做深呼吸、咳嗽、剧烈的翻身活动，报告医生，并给予持续心电监测，高浓度氧气吸入，密切观察生命体征及血氧饱和度的变化，积极抢救。

（2）测量肢体周径：下肢肿胀是最主要的症状，每日定时定位测量肢体周径，一般选膝关节上、下各 10cm 处测量并记录。严密观察肢体有无股青肿、股白肿出现，一旦发生，及时报告医生并行术前准备。

4. *药物护理* 治疗期间观察患者有无牙龈出血、鼻出血、皮肤紫癜及血尿、血便等情况。

5. *饮食护理* 进食粗纤维低脂饮食，保持大便通畅，避免腹内压增高，影响下肢静脉回流。

（二）术后护理措施

1. 密切观察病情变化，绝对卧床休息并制动，制动解除后抬高患肢 30°。

2. 持续心电监护，密切监测生命体征、血氧饱和度的变化。观察穿刺点伤口有无出血、渗血，观察患肢远端皮肤温度、色泽、感觉和脉搏强度以判断术后血管通畅程度、肿胀消退情况等。

3. 遵医嘱使用抗凝、溶栓药物，密切观察患者意识及瞳孔的变化，以判断有无颅内出血。

4. 康复护理：行空气压力仪治疗，促进静脉回流，防止新的血栓形成。选择适当的压力和模式，治疗过程中，加强巡视。

5. 并发症的观察及护理

（1）出血：术中或术后使用的抗凝或溶栓药物，容易导致机体处于低凝状态，引起出血，术后出血多以渗血为主。发现伤口渗血或大片皮下淤血，伤口迅速肿胀时，应立即报告医生处理。少量伤口渗血时，在排除抗凝或溶栓药物过量作用后，可给予伤口加压包扎；出血量大时，应立即给予手术止血。出血控制后，可继续使用抗凝、溶栓药物治疗。

（2）血栓再形成：术后血栓再形成的概率较高。在护理中，我们可有针对性地给予观察和预防：①加强抗凝措施，严格执行医嘱，保证抗凝药物及时、准确地输入。抗凝治疗应不少于6个月。②做好患肢护理，即弹性绷带包扎或穿弹力袜，可迫使下肢浅静脉血流入深静脉，使下肢深静脉血流增多、增快。向患者详细讲述使用弹性绷带及弹力袜的意义，并教会患者使用方法，使用时间3个月以上。③加强功能锻炼，向患者解释术后功能锻炼的重要性，可预防血栓再形成，使其主动配合治疗。卧床期间，教会患者慢节奏地用力行足背伸屈运动，每日数十次，每次3～5分钟，有效地发挥小腿肌肉泵的作用，有利于下肢静脉血回流。

四、健康教育

（一）术前健康指导

1. 患肢禁止冷、热敷。
2. 避免久站或久坐；戒烟；穿宽松的衣裤和鞋袜。
3. 进低脂、清淡饮食。
4. 遵医嘱口服抗凝药物和治疗心脏疾病的药物。

（二）术后健康指导

1. 肢体功能训练：根据患者病情及手术方式，指导患者进行功能锻炼。
2. 根据病情指导患者适量活动，合理膳食。
3. 告知患者严格按医嘱服用药物，如有疑问及时与医生取得联系。
4. 复查指导：出院后半个月至1个月至医院复查。

五、护理评价

1. 患肢疼痛减轻。
2. 患者能正确描述本病发生的有关知识。
3. 未发生并发症。

第十二节　血栓性浅静脉炎患者的护理

血栓性浅静脉炎（thrombophlebitis superficialis）是指发生于皮下浅表静脉的静脉壁因不同原因引起的炎性反应，进而继发血栓形成及管腔粘连的闭塞性病变。

一、护理评估

1. 健康史：有无外伤、感染及长期输液史，有无出血性疾病。

2. 身体状况

（1）局部：患肢肿痛的时间、部位，下肢肿胀和浅静脉扩张的程度，患肢皮肤温度、颜色、感觉和足背动脉搏动情况。

（2）全身：评估患者生命体征、意识、合作程度，有无出血倾向。

（3）辅助检查：彩色多普勒超声、静脉造影。

3. 心理和社会支持状况。

二、护理问题

1. 疼痛　与下肢静脉血栓形成使血流不畅致患肢疼痛有关。

2. 知识缺乏　与缺乏疾病的相关知识有关。

3. 潜在并发症　小腿慢性溃疡。

三、护理措施

1. 心理护理　讲解疾病相关知识，给予心理护理，使之积极配合治疗和护理。

2. 体位　指导患者休息时抬高患肢，下床活动时穿弹力袜，促进静脉回流。

3. 病情观察　遵医嘱应用抗凝药物；密切观察患者有无出血倾向；有小腿慢性溃疡者，给予换药；注意绷带的松紧度；观察患者的动脉搏动情况、皮肤温度及颜色。

4. 静脉治疗时　输入高渗液体或刺激性的药物时，应注意观察穿刺部位，一旦出现外渗外漏时，一定要更换输液部位。每次输液前后都应检查局部静脉有无红、肿、热、痛的情况。对长期静脉输液的患者要有计划地穿刺，注意保护静脉。

5. 皮肤护理　给予患处热敷，应用抗生素。

四、健康指导

1. 饮食指导　低盐低脂，含纤维素高的饮食，保持大便通畅。

2. 行为指导　避免久站或久坐。戒烟，穿宽松的衣裤和鞋袜，休息时抬高患肢，进行适当的体育锻炼，坚持踝关节的伸屈运动。

3. 用药指导　遵医嘱口服抗凝药物，告知患者严格按医嘱服用药物，做好药物指导。

五、护理评价

1. 患者患肢疼痛、肿胀程度减轻。
2. 患者能准确描述与本病发生有关的知识。
3. 并发症能得到预防、及时发现与处理。

第十三节　布－加综合征患者的护理

布－加综合征（Budd-Chiari syndrome，BCS）是指各种原因所致肝静脉和其开口以上下腔静脉阻塞性病变引起的一种肝后型门脉高压症。

一、护理评估

（一）术前护理评估

1. 健康史：先天性发育异常、非特异性静脉炎、服用避孕药、血液高凝状态、肿瘤、腔外压迫等。

2. 身体状况

（1）局部：有无腹痛、腹部膨隆、腹壁静脉怒张，肝、脾大的程度和质地，有无胸腔积液，腹围大小，有无移动性浊音。

（2）全身：评估患者的生命体征、面色、皮肤温度、弹性、色泽，尿量变化，有无休克表现，有无肝性脑病先兆症状。有无心悸、黄疸、肝掌、蜘蛛痣及皮下出血点，下肢有无水肿。

（3）辅助检查：腹部 B 超、血管造影。

3. 心理和社会支持状况。

（二）术后护理评估

1. 手术情况　手术和麻醉方式。

2. 患肢血液循环　包括患肢远端皮肤温度、色泽、感觉和动脉搏动情况。

3. 局部伤口情况　局部有无红、肿、压痛等感染征象。

二、护理问题

（一）术前护理问题

1. 活动无耐力　与心输出量减少，腹胀有关。

2. 营养失调低于机体需要量　与腹水或乳糜胸或乳糜腹有关。

3. 周围组织灌注异常　与静脉回流障碍有关。

（二）术后护理问题

潜在并发症：出血、感染、人工血管阻塞、肝性脑病等。

三、护理措施

（一）术前护理措施

1. 心理护理 耐心向患者讲解相关疾病知识，安慰患者，消除悲观心理，建立战胜疾病的信心。

2. 病情观察

（1）严密监测生命体征，密切观察病情变化、意识，注意有无出血先兆。如有上腹不适、恶心、心悸、脉快、黑便等症状时，嘱患者静卧休息，必要时开放粗大静脉。

（2）心功能不良的患者应尽量减少活动，以免增加心脏负担。

（3）指导患者做深呼吸运动，以减少呼吸道并发症。保持大便通畅。

3. 体位 卧床休息，取半卧位。有下肢并发症者抬高患肢，高于心脏 20～30cm。

4. 饮食指导 进食高蛋白、高营养、高维生素、低盐低脂无渣饮食。戒烟、酒；对营养不良的患者，应遵医嘱经静脉途径补充白蛋白及热量或静脉高营养治疗。

5. 药物护理 使用保肝药；用利尿药者，记录 24 小时尿量；测量体重 1～2 次/周。

（二）术后护理措施

1. 术后常规护理。

2. 病情观察

（1）严密监测生命体征，持续给予氧气吸入，观察意识情况，早期发现肝性脑病前期症状，心脏功能，记录 24 小时尿量。

（2）观察切口敷料情况，有渗血立即通知医生。

（3）腹水患者，应注意腹围变化。

（4）饮食指导：术后禁食，肠蠕动恢复后可给流食，并逐渐过渡到半流食软食；应限制蛋白质摄取量，每日不超过30g，避免诱发或加重肝性脑病。

3. 药物护理：遵医嘱正确使用抗凝药物。在抗凝过程中，密切注意有无皮肤、黏膜、牙龈、内脏及颅内出血，观察大小便的颜色。

四、健康指导

（一）术前健康指导

1. 呼吸功能训练　指导患者进行呼吸训练，教会患者有效咳痰，告知患者戒烟的重要性和必要性。

2. 床上排泄　根据病情，指导患者练习在床上使用便器排便。

3. 饮食指导　根据病情，指导患者饮食。

（二）术后健康指导

1. 行为指导　保证充足休息，避免劳累，保持心情舒畅，指导患者做深呼吸运动，以减少呼吸道并发症。保持大便通畅。

2. 饮食指导　合理饮食，避免食用粗糙、坚硬、油炸、辛辣刺激食物。

3. 用药指导　遵医嘱按时服用抗凝药物。

4. 复查指导　出院后每1～2个月定期复查彩超、肝功能。

五、护理评价

1. 患者活动耐力是否增加。
2. 患者营养状态是否得以维持。
3. 患者组织灌注量是否增加，是否满足机体需要量。
4. 患者术后并发症是否得到预防、及时发现和处理。

第十四节　单纯性下肢静脉曲张患者的护理

单纯性下肢静脉曲张（simple varicosity of lower extremity）是指病变范围仅限于下肢浅静脉，主要表现为浅静脉伸长、迂曲而呈曲张状态。轻者表现为下肢迂曲扩张、沉重坠胀感、易疲乏、皮肤色素沉着，重者可引起静脉炎、肢体肿胀，难以愈合的足靴部皮肤溃疡等（图3－14－1）。

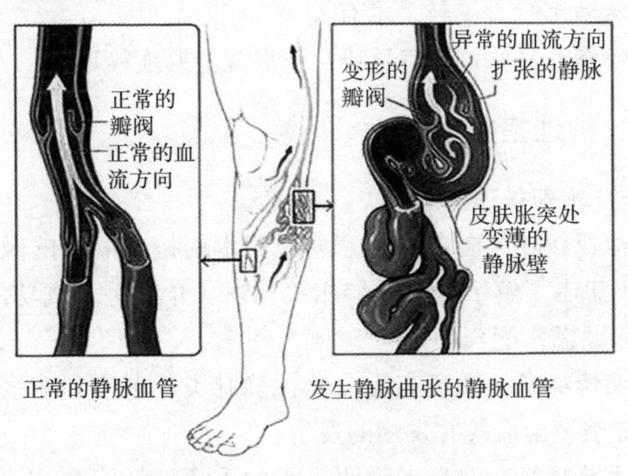

图3－14－1　下肢静脉曲张

一、护理评估

（一）术前护理评估

1. 健康史　有无长期站立工作、重体力劳动史，有无妊娠及习惯性便秘史，有无家族史。

2. 身体状况　小腿静脉曲张的部位及程度。

（二）术后护理评估

评估患肢血液循环，患肢远端皮肤的温度、色泽、感觉和足

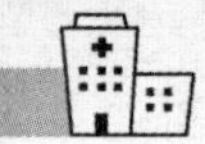

背动脉搏动的变化。

二、护理问题

（一）术前护理问题

1. 焦虑　与对手术不了解，担心预后不佳，害怕术后并发症有关。

2. 知识缺乏　缺乏本病的预防知识。

（二）术后护理问题

1. 活动无耐力　与手术有关。

2. 潜在并发症　切口感染、下肢深静脉血栓形成。

三、护理措施

（一）术前护理措施

1. 心理护理　向患者及家属说明术前检查的目的及注意事项。帮助患者了解手术、麻醉相关知识。介绍手术成功的病例，使其消除顾虑，配合手术。

2. 病情观察　观察有无血栓性静脉炎、湿疹和溃疡形成及曲张静脉破裂出血等并发症的发生。

3. 术前观察　向患者说明手术的重要性及配合方法。做好术前常规准备，配合医生对手术部位进行标记。做好身份识别。

（二）术后护理措施

1. 体位　去枕平卧4～6小时；休息和卧床时抬高患肢，高于心脏水平20～30cm，以促进静脉回流。

2. 病情观察　伤口有无出血，患肢皮肤温度、颜色和足背动脉搏动情况；使用弹力绷带，包扎不应妨碍关节活动，并注意保持合适的松紧度，以能扪及足背动脉搏动、保持足部正常皮肤温度为适宜。

3. 休息与活动　术后12～24小时鼓励患者下床活动，促进下肢静脉回流，消除肿胀。卧床期间指导患者做足背屈伸运动，防止下肢深静脉血栓形成。

四、健康指导

（一）术前健康指导

1. 心理指导　指导患者消除紧张、焦虑心理，配合手术。

2. 饮食指导　进食易消化食物，保持大便通畅，防止便秘。

3. 行为指导　行走时使用弹力绷带或穿弹力袜，避免久站久坐。卧床时抬高患肢，高于心脏水平 20 ~ 30cm，以促进静脉回流。

（二）术后健康指导

1. 肢体功能训练：术后行足背屈伸运动，24 小时下床活动，防止深静脉血栓形成。

2. 根据病情指导患者适量运动，合理膳食。

3. 告知患者严格按医嘱服用药物。

4. 出院后半个月至 1 个月到医院复查。

五、护理评价

1. 患者活动耐力逐渐增加。

2. 学会正确应用弹力绷带或弹力袜的方法。

3. 患者术后无并发症发生。

第十五节　血管瘤患者的护理

血管瘤（hemangioma）是由血管组织发生的常见于皮肤和软组织内的先天性良性肿瘤或血管畸形。它是由大量增生的血管所构成，多见于婴儿出生时或出生后不久。

一、护理评估

（一）术前护理评估

1. 健康史：有无外伤、感染史，有无其他部位肿瘤史及手术治疗史，有无出血性疾病史。

2. 身体状况

（1）局部：肿块部位、大小、形状、软硬度、表面温度；疼痛的性质与程度。

（2）全身：有无神志、呼吸、脉搏、血压、尿量等生命体征的改变，术前凝血功能检查极为重要。

3. 心理和社会支持状况。

（二）术后护理评估

1. 患肢血液循环　包括患肢远端皮肤的温度、色泽、搏动，活动有无异常。

2. 康复情况　局部切口有无红、肿、压痛等感染征象，能否早期正常活动。

二、护理问题

（一）术前护理问题

1. 焦虑　与担心手术及预后有关。

2. 疼痛　与恶性肿瘤有关。

3. 知识缺乏　与缺乏本病的相关知识有关。

（二）术后护理问题

潜在并发症：出血。

三、护理措施

（一）术前护理措施

1. 加强与患者沟通，使其情绪稳定，能配合治疗和护理。

2. 术前准备：观察血管瘤的部位、面积、颜色以及分布范围等，观察肿瘤的压迫情况及四肢皮肤温度、血运和搏动等情况。

（二）术后护理措施

1. 体位：术后可抬高患肢，以促进血液回流，减轻肢体肿胀；术后第二天鼓励并指导患者在床上活动四肢，促进局部血液循环，防止血栓形成。

2. 翻身、按摩、活动时动作要轻柔，防止伤口裂开。

3. 密切观察生命体征变化，观察患者的意识及尿量的变化。

4. 观察伤口有无出血、渗液、渗血、敷料脱落及局部红、肿、热、痛等征象。

5. 注意观察患肢的血运情况，观察患肢皮肤温度、脉搏、颜色，有无肿胀，感觉较术前有无缓解。

6. 评估患者的疼痛部位、性质、疼痛时间及疼痛程度，并给予镇痛处理。

四、健康指导

（一）术前健康指导

1. 心理指导：保持心情舒畅，培养兴趣爱好，树立战胜疾病的信心。

2. 严禁烟酒，保证休息，注意劳逸结合。

（二）术后健康指导

1. 适当活动，防止伤口部位及关节肌肉痉缩。

2. 进低脂、低胆固醇、清淡饮食，限制刺激性食物。

3. 出院后 6 ~ 12 个月到医院复查，如有原发肿块再次出现，及时就诊。

五、护理评价

1. 患者疼痛缓解。

2. 患者焦虑心理减轻。

3. 患者无并发症发生。

第十六节　危重患者的护理

危重患者病情重、复杂、变化快，随时可能发生病情变化而出现生命危险。护士应全面、仔细、缜密地观察病情，认真执行专科护理常规，预防并发症的发生，减轻患者的痛苦，促进早日康复。

一、护理评估

（一）术前护理评估

1. 健康史　包括一般资料、现病史、用药史、婚育史、家族史、既往过敏和外伤手术史等。

2. 身体状况

（1）主要器官及系统功能状况：包括心血管、呼吸、泌尿、神经、血液、内分泌系统及肝脏功能状况。

（2）辅助检查：包括实验室各项检查结果，影像学检查结果以及心电图、内镜检查报告和其他特殊检查结果。

（3）手术耐受力：包括耐受良好，耐受不良，能否实施手术治疗。

3. 心理和社会支持状况　包括患者心理问题、家庭对患者的关心及支持程度、家庭经济承受能力等。

（二）术后护理评估

1. 术中情况　了解麻醉方式和手术方式，手术过程是否顺利，术中出血、输血、补液量及留置引流管等情况。

2. 身体状况

(1) 生命体征：患者的神志、体温、脉搏、呼吸、血压等。

(2) 切口状况：切口部位及敷料包扎情况，有无渗血、渗液等。

(3) 引流管情况：引流管种类、数量、位置及作用，引流是否通畅，引流量、性状、颜色等。

(4) 肢体功能情况：术后肢体知觉恢复情况及四肢活动度等。

(5) 体液平衡状态：术后患者尿量、各种引流液的丢失量、失血量及术后补液量和种类等。

(6) 营养状态：术后患者摄入营养素的种类、量和途径，了解体重变化。

(7) 术后不适及并发症：有无切口疼痛、恶心、呕吐、腹胀、尿潴留等术后不适，不适的种类和程度；有无术后出血、感染、切口裂开、深静脉血栓形成等并发症及危险因素。

(8) 辅助检查：了解血、尿常规，生化检查，血气分析等结果，尤其注意尿比重、血清电解质水平、血清白蛋白及血清铁蛋白的变化。

3. 心理和社会支持状况　包括术后患者及家属对手术的认识和看法，患者术后的心理感受等。

二、护理问题

1. 焦虑与恐惧　与面临疾病威胁 、接受麻醉和手术、担心预后及住院费用、医院环境陌生等有关。

2. 营养失调　低于机体需要量，与疾病消耗、营养摄入不足或机体分解代谢增强等有关。

3. 知识缺乏　缺乏手术、麻醉相关知识及术前准备知识。

4. *体液不足* 与疾病所致体液丢失、液体摄入量不足或手术导致失血、体液丢失、禁食禁饮、液体量补充不足有关。

5. *自理缺陷* 与患者体力及耐力下降、意识障碍、手术创伤、机体负氮平衡等有关。

6. *有皮肤完整性受损的危险* 与长期卧床、营养不良、意识障碍等有关。

7. *低效型呼吸型态* 与术后卧床、活动量少、切口疼痛、呼吸运动受限等有关。

8. *有误吸的危险* 与意识、咳嗽及吞咽反射减弱或消失等有关。

9. *疼痛* 与手术创伤、特殊体位等因素有关。

三、护理措施

1. 将患者安置于抢救室或监护室，保持室内空气新鲜、安静、整洁、温湿度适宜。

2. 专业护士运用护理程序的工作方法，认真评估患者病情与护理需要，熟悉危重患者病情、主要治疗，制订护理计划，认真落实护理措施，为患者提供优质的整体护理。

3. 严密观察病情变化，根据病情和医嘱做好病情观察，包括神志、精神状态、面色、瞳孔、生命体征、皮肤、引流、症状及体征等，出现病情变化，及时通知医生，按需做好抢救准备，并做好观察处理记录。

4. 保持呼吸道通畅：神志清楚的患者，鼓励其咳痰，定时翻身拍背，促使痰液引流。痰液不易排出时，可遵医嘱行超声雾化吸入；不能自行排痰者，及时吸痰。

5. 基础护理落实到位

（1）做到患者卫生“三短六洁”，做好口腔护理、眼部护理。

(2) 根据病情酌情采取适当的体位，使患者舒适，肢体处于功能位。

(3) 评估危重患者压疮和跌倒危险因素，认真落实“压疮预防管理制度”及预防护理措施和“预防患者跌倒的护理制度”及预防护理措施，做好告知和相关的记录，严格交接班，防止发生压疮、坠床、跌倒和摔伤。外出检查时必须由护士或医生陪同，护送途中做好安全防护措施，严密观察病情变化，防止意外发生。

(4) 对谵妄、躁动、意识障碍、牙关紧闭、抽搐的患者，要注意安全，采用保护性措施，并做好告知，防止意外发生。

(5) 认真执行“预防各类导管滑脱的护理制度”，并严格执行无菌技术操作，保持各类管道通畅，并妥善固定，安全放置，以防脱落、扭曲、堵塞。留置导尿患者应每日消毒尿道口 2 次，鼓励饮水及遵医嘱补液，防止逆行感染。

(6) 保持静脉通道通畅，遵医嘱给药，保证治疗。

(7) 评估患者营养状态，鼓励患者经口进食，协助自理缺陷的患者进食；对不能进食者，遵医嘱采用鼻饲或胃肠外营养。

(8) 做好肢体功能锻炼：病情平稳后，应尽早实施适宜的康复护理，协助患者进行被动肢体运动，促进肢体功能恢复，并对家属做好指导。

6. 做好专科护理，认真落实专科疾病护理常规。正确安全实施监护仪、呼吸机、吸痰器、氧气等操作。

7. 做好心理护理：勤巡视，关心患者，消除患者恐惧、焦虑等不良情绪；语言沟通障碍者，通过手势、图片、文字等方法与患者建立有效的沟通方式，保证与患者的有效沟通。

8. 做好健康教育与告知，认真执行“护患沟通制度”“患者健康教育制度”，认真履行告知义务，注意保护患者的隐私。

四、健康教育

(一) 术前健康教育

1. 呼吸功能训练　根据手术方式，指导患者进行呼吸训练，教会患者有效咳痰，告知患者戒烟的重要性和必要性。

2. 床上排泄　根据病情，指导患者练习在床上使用便器排便。

3. 体位训练　教会患者自行调整卧位和床上翻身的方法，以适应术后体位的变化；根据手术要求训练患者特殊体位，以适应术中和术后特殊体位的要求。

4. 饮食指导　根据患者病情，指导患者饮食。

(二) 术后健康教育

1. 肢体功能训练：针对手术部位和方式，指导患者进行功能训练。

2. 根据手术要求训练患者特殊体位。

五、护理评价

1. 患者的焦虑心理解除或减轻。

2. 患者营养状况得到纠正。

3. 患者配合手术。

4. 患者术后恢复好，无并发症发生。

5. 患者能有效地进行功能锻炼。

≪第四章

血管外科患者的心理护理指引

血管外科患者的心理问题广泛存在。急诊患者如急性肢体动脉栓塞、肺栓塞等容易产生焦虑心理；患者由于血管本身的病变引起的组织缺血性疼痛而影响睡眠质量，导致情绪沮丧或悲观心理等。随着对心理护理理论和技术的不断探索，心理护理逐渐成为临床护理的重要内容。

第一节　血管外科患者心理护理的评估技术

在血管外科护理工作中，心理护理评估是为心理护理对象服务的。对于护士来说，无论是进行心理护理或心理治疗，都要以心理评估为基础。心理评估进行的是否顺利、是否全面、是否准确，直接影响到心理护理和心理治疗的进行。

一、心理评估的内容

（一）情绪评定

1. 个人的情绪体验　这是个人意识到并可用言语表达的一种体验。个人描述情绪体验的能力与措辞以及表达方式差别甚大，因此要了解他为何这样说。

2. 躯体变化　情绪的组成中包含着神经内分泌引起的躯体反应，如心率、呼吸、血压、排尿、排便、睡眠等都可以发生变化。

3. 行为改变　这是一种非词语性的表现，如肌紧张、表情、行动及言语的流畅性、速度等，都可反映个人的情绪。

4. 动机表达的情绪　情绪也是一种行为表现，如流泪、呻吟、欢笑等；即使是沉默，也反映了个体的情绪。

（二）症状评定

评定量表是用来量化观察中所得印象的一种工具。

1. 焦虑自评量表(SAS)　是自评量表用于评价焦虑对象的主观感受，是一种分析被试者主观症状较为简便的临床工具。

2. 抑郁自评量表(SDS)　其特点是使用简便，并能直观地反映被试者的主观感觉，用于衡量抑郁状态的轻重程度及其在治疗中的变化。该量表的评定时间跨度为最近一周。对各类人群都适用，但对严重迟缓症状的抑郁对象评定有困难。

3. 症状自评量表(SCL-90)　包括比较广泛的精神病症状学内容，从感觉、思维、情感、行为直到人际关系、生活习惯、饮食睡眠等。最适合的被试者是神经症、适应障碍以及其他非精神病性心理障碍者，主要用来衡量被试者的自觉症状及严重程度，考查被试者心理状况及心理健康水平。

（三）人格评定

人格是一种个人特质与环境相互作用所产生的行为特征整体，具有整体性、动态性和稳定性。人格评定在心理学和医学中被广泛应用。

1. 明尼苏达多相人格调查表(MMP)　MMP的主要功能是测查个体的人格特点，主要用于病理心理的研究。在精神医学方面，其主要用于协助临床诊断；在心身医学、行为医学、心理咨询等方面，其主要用于人格特征的研究。

2. 艾森克人格问卷(EPQ)　该问卷用于测定人的个性特征。个性是相对稳定的，尤其是做沟通工作与研究工作的人，其人格特征往往具有明显的区别。从事沟通工作的人需要个性外向、灵活，关注外部变化；而从事研究工作的人则更注重稳重，关注内在观念。EPQ 为自陈量表，实施方便，人格维度概念清楚，是我国应用最广泛的人格测验。

3. 卡特尔 16 种人格因素问卷(16PF) 该问卷目前在心理学领域有广泛的应用。卡特尔认为，人的行为之所以具有一致性和规律性，就是因为每个人都具有根源特质。他将特质看作建造人格的砖块，并认为根源特质是人格的元素。为了测量这些根源特质，他从各种字典和有关心理学、精神病学的文献中找到约 4500 个用来描述人类行为的词汇，通过因素分析最终得到 16 种人格特质。

4. 投射测验 法兰克提出投射法的概念，是根据对暧昧刺激作出的反应来理解的内心活动，主要探索个体内在隐蔽的行为或潜意识的、深层的态度、动机与冲突。这种测验常在被试者未觉察到测验目的的情况下得到结果。其内容是一些无结构、无主题的墨迹图或人物图像，让被试者根据自己的理解和体验、联想来解释和说明画面，以诱导出被试者的人格特点，使之“投射”到这个特定的测验材料上。

（四）应激和应对评定

1. 生活事件量表(LES) 适用于 16 岁以上的正常人或神经症、心身疾病、各种躯体疾病等。

2. 特质应对方式问卷(TCSQ) 用于反映被试者面对困难和挫折时积极与消极的态度和行为特点。在特质应对方式问卷的填答过程中，可根据所给出的题目进行选择，作出回答。

（五）社会支持评定

社会支持量表（SRS）包括客观支持、主观支持和对社会支持的利用度三个维度。

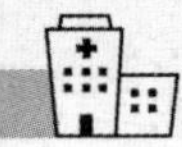

二、心理评估的方法

1. 观察法　是有目的地、有计划地审视被试者的行为表现。

2. 调查法　是通过晤谈、访问或问卷等方式获得资料，并加以分析研究。

3. 心理测量法　是在心理学中借助于一定的测量工具对心理活动进行定量分析，用来评估个体行为的方法。

4. 试验法　是对心理行为变量进行实际客观的、直接的测量，以获得绝对的量化记录。

三、心理护理效果的评估

心理护理效果的评价应为综合性评价，包括患者的主观体验、患者身心状况的客观指标（生理、心理指标），如患者对心理护理满意度的自我评价；患者对护士满意度的评价；患者的社会生活适应状况的客观表现；患者的周围人对其心理行为改善状态的评价；患者心理护理前后心理行为状况的比较，解决了哪些心理行为问题。

第二节　血管外科患者常见的心理反应

血管外科中有一部分是急诊患者如动脉栓塞、血管损伤等，其中有些可能导致截肢甚至威胁到生命，病程短暂而凶险；还有一部分是慢性病患者如动脉硬化闭塞症，此类患者大多数合并有心脏病、高血压等，病程迁延不愈。这些患者不可避免地产生某些心理改变，如紧张、焦虑、抑郁、悲观、恐惧、愤怒等，需要给予有效的心理护理，改善其心理状况，提高应对能力。

一、焦虑

焦虑的临床表现按程度可分为轻度、中度、重度、惊恐状态和广泛性焦虑。

1. 轻度焦虑　其表现可以是正常的，人的感受现实的能力往往变得敏锐，出现轻度的不适，容易发火或轻度的紧张释放行为；表现为头痛、头晕、失眠、乏力、厌食、心悸、胸闷等。

2. 中度焦虑　人的感受范围变窄，看、听和捕捉信息量减少；出现选择性不集中，只看到和听见自己关注的事物；能够感受到自己的心率、呼吸加快，感到身体在晃动等。

3. 重度焦虑　人的感受范围大幅度减少；只关注某些特殊事件，自己感到眩晕混乱；很难集中关注周围环境中发生的事件；没有学习和解决问题的能力；出现过度通气、头痛、恶心、头晕、失眠、颤抖和心悸等感觉加重。

4. 惊恐状态　是焦虑最严重的形式，可以导致严重的混乱行为；思维与现实脱节；焦虑突然发生，使人感到莫名其妙地极度惊恐，并出现喉部阻塞感、心跳停止感、濒死感，脸色苍白，大汗淋漓，肌肉震颤，患者常要求家人送去急救，此时称为惊恐发作。

5. 广泛性焦虑　其表现为对没有明确对象和具体内容的焦虑和紧张不安，患者常感到心烦意乱，害怕有不好的事情降临，伴有自主神经症状，如心跳加快、胸闷、呼吸加速、头晕、脸色发红或苍白、口干、恶心、呕吐、腹泻、腹胀；同时可伴有睡眠的改变，注意力不能集中；运动改变，表现为来回搓手、走动、不能静坐、紧张不安。

二、抑郁

抑郁是一种特殊的心境，它是低沉、灰暗的情感基调，是由现时丧失或预期丧失引起的一种闷闷不乐、忧愁、压抑的消极情绪。

抑郁的主要临床表现有以下几方面。

1. 情绪低落　对个人的疾病能否康复没有信心，对疾病治愈的时间感觉遥遥无期，对疾病的预后并发症想得过多。患者常感觉生活没有意思，高兴不起来，心情沉重，提不起精神，做事缺乏动力，对外界的兴趣减退或消失。有时可有自杀的念头或行动。

2. 以自我为中心　除了关心自己的疾病外，对任何事情都丧失了兴趣。不关心环境的变化，也不关心家里的一切事情，从不询问陪自己的亲人是否辛苦，也不关心同病室的其他病友的病情，是否需要帮助等。

3. 活动减少　认为自己的病很重，稍微活动就感到全身无力、筋疲力尽，喜欢整日卧床不起，与周围的人交流很少。入睡困难，睡眠浅、多梦、早醒。患者表现为对任何事物都不感兴趣。

4. 有轻生的念头或自杀行为　抑郁症状严重的患者，大多认为活着没意思，易产生轻生的念头、企图自杀或自杀行为。

三、恐惧

恐惧的主要临床表现有以下两方面。

1. 行为表现　患者有退缩行为，表现为胆小、怕事；做了错事常自我安慰；自己常能够感到恐慌和一种不能摆脱的感觉；患者常见的行为有哭泣、攻击、过度警觉、疑问增加以及有强迫性举动等。

2. 躯体症状　骨骼肌、呼吸系统、泌尿系统、知觉系统等都有不同的表现。

四、愤怒

愤怒的主要临床表现有以下两方面。

1. 行为表现 主要表现为突然情绪暴发，如大喊大叫、威胁、辱骂、自杀或他杀行为等。

2. 躯体症状 骨骼肌、呼吸系统、泌尿系统、知觉系统等都有不同的表现。

第三节 血管外科患者常见心理护理技术

一、焦虑患者的心理护理

护士应根据患者产生焦虑的心理特点，采取各种措施以消除或减轻焦虑，以保证良好的诊疗和护理效果。

1. 正确评估患者焦虑产生的原因。

2. 焦虑患者心理护理的一般原则：①树立正确的自我概念，主要包括健康观、价值观，以及对环境、角色功能等需要的满意程度、自己设定目标的完成情况、人际交往、安全感等。②适时调节焦虑的强度。与患者自身的心理社会素质、受教育程度、生活经验以及所采取的应对方式有关。③防止焦虑的互相传播。一位沮丧的患者可以将焦虑的情绪传播给其他患者，以语言和非语言传播为主，护理工作中应尽量避免。④注意不明危险因素引起的焦虑。有时患者可表现为一种无端的忧虑和不安，但无法确定引起焦虑的明确原因。⑤可以用心理防卫机制来降低或消除焦虑。

3. 放松疗法：是一种通过训练有意识地控制自身的心理生理活动、降低唤醒水平、改善机体紊乱功能的心理治疗方法。首先与患者交谈，探讨产生焦虑的原因，建立相互的信任关系。护士与患者交谈时应选择舒适、安静的地方，使患者感到心情舒畅、无压力，把“护士是经过认真的准备，全力帮助患者”信息传递给患者。具体方法是：在护士的指导下，让患者体会紧张与放松的主观感觉。

4. 认知疗法：作为护士，我们应该表现出理解、接受的态度，即和蔼、热情、关心患者。首先询问患者是什么原因引起的焦虑，鼓励患者说出焦虑的原因。在治疗和护理过程中，护士要尽量为患者解释治疗和用药的依据，使之产生信任感，在一定程度上减轻患者的焦虑情绪；提供不同的治疗方案供患者选择，使患者能最大限度地参与治疗和护理的过程；可根据患者文化程度情况，与其探讨关于人生哲理的话题，间接向患者传递如何正确面对现实，从而以正确的态度面对现状，减轻焦虑的程度。

5. 鼓励疗法：护士要在多方面给患者以鼓励，使患者树立战胜疾病的信心。尽量避免让患者独自处于一个空间，鼓励患者主动与其他人交流，表明自己的观点，说出自己心中的感受；鼓励患者做自己喜欢的事；护士可试着和患者共同去参与一项简单活动，比如做手工、剪纸，引导患者体会其中的乐趣，引起他对事物的兴趣，并主动参与其中，在活动过程中护士要多鼓励患者，如“你做得真好”“你真棒!”等。

二、抑郁患者的心理护理

1. 正确评估引起抑郁的原因。

2. 做好心理疏导工作：用温和、亲切的语言以及抚摸、握手等非语言表达对患者的关心和支持，护士要主动去接触患者，了解患者的爱好，鼓励患者参加曾经感兴趣的事情，并给予表扬或奖励。

3. 指导正确用药：护士在给患者发药时，一定要看着患者服下后方可离去；在服药期间，观察药物反应；患者出院后，嘱其按医嘱服药，不能自行停药或减药。

4. 危机干预：精神疾病中，自杀危险性最高的是抑郁症。对严重抑郁的患者一定要加强防护，取得患者家属的配合，避免意外发生。在夜间，值班护士尤其要多巡视病房，发现患者不同寻常的情绪，应及时通知医生，采取相应的措施。

三、恐惧患者的心理护理

1. 正确评估恐惧发生的原因。

2. 认知疗法：运用恰当的心理疏导方法指导患者提高对事物的认知能力，扩大认知视野，判断恐惧源。护士应以高度的同情心和爱心，关心体贴患者，以亲切的语言安慰患者，解释病情。

3. 心理训练：通过与患者对人性的讨论，间接引导患者培养乐观的人生情趣和坚强的意志。教会患者平时积极加强心理素质训练，提高各项心理素质，有意识地在艰苦的环境下磨炼自己、培养自己积极的人格特性，学会正确面对各种生活事件。

4. 行为疗法：①把能引起患者恐惧的各种场面，由轻到重依次列成表。②进行松弛训练。方法：患者坐在舒适的座位上，有规律地深呼吸，全身放松。进入松弛状态后，拿出上述系列卡片的第一张，想象上面的情景，想象得愈逼真、愈鲜明则愈好。③如果觉得有点不安、紧张和害怕，就应停下来，做深呼吸使自己再度松弛下来。完全松弛后，重新想象刚才失败的情景。若不安和紧张再次发生，就再停止后放松，如此反复，直至卡片上的情景不会再使你不安和紧张为止。④按同样方法继续下一个更使你恐惧的场面（下一张卡片）。注意：每进入下一张卡片的想象，都要以你在想象上一张卡片时不再感到不安和紧张为标准，否则不得进入下一个阶段。⑤当想象最令你恐惧的场面你也不感到脸红时，便可再按由轻到重的顺序进行现场锻炼，若在现场出现不安和紧张，亦可同样让自己做深呼吸放松来对抗，直至不再恐惧和紧张为止。

四、愤怒患者的心理护理

1. 正确评估愤怒发生的原因。

2. 正确对待处于愤怒中的患者：当患者愤怒时，护士应该保持冷静，尊重患者，耐心倾听患者表达情感并理解他们的正当性，给予情感支持，安抚患者，缓解和放松患者紧张、焦虑的情绪，让患者从愤怒状态中解脱出来。

3. 积极正确引导：与患者交流，委婉地向患者指出愤怒的负面后果，如对健康不利、影响人际关系等。学习解决问题的技巧，指导患者提出合理的要求，利用正确的方法维护自己的合法利益，做到既解决问题又不破坏家庭或社会人际关系。提高患者的认知能力，引导患者正确认识自己、他人和周围环境，改变错误认知，提高自信心和适应能力。

五、血管外科慢性病患者的心理特征及护理

1. 心理特征　随着病情的变化，患者紧张、焦虑、忧愁、急躁、烦闷等消极情绪也经常出现；有些患者甚至由于疾病的长期折磨，人格特征也往往发生改变，以自我为中心等表现；他们过分关注肢体感受和病情变化，一旦受到消极暗示，立即出现抑郁心境，有的还产生悲观厌世的心理。

2. 心理护理　指导患者调节情绪、改变心境，使其振奋精神，顽强地与疾病作斗争；护士要关心体贴患者，经常与患者谈心；在病情许可的情况下，鼓励患者多下床活动，转移对疾病的注意力；出院前给患者讲解疾病相关知识，消除其顾虑，进一步配合治疗和康复。

六、血管外科急性病患者的心理特征及护理

1. 心理特征　血管外科急性病包括血管急性堵塞或断裂，如急性动脉栓塞、急性血管损伤等。这类患者发病急且重，其心理特点：随着病情的变化，患者可出现恐惧、紧张、焦虑、急躁等，因疾病是急性发作的，所以患者的情绪常不稳定。

2. 心理护理　护士要富有同情心，主动关心体贴患者，详细耐心解答患者提出的问题，消除患者恐惧心理。护士认真、热情的工作态度可以增加患者的信任感；护士在言行上不能有丝毫的怠慢和厌烦心理，否则，可能伤害患者的自尊，用乐观、开朗、振奋、愉快的情绪去激发、影响患者，促使患者鼓起生活的勇气，树立患者战胜疾病的信心。

七、血管外科患者围术期的心理特征及护理

1. 心理特征　有资料表明：有轻度焦虑者，术后效果较好；严重焦虑者，预后不佳；而无焦虑者，效果往往更差。焦虑的主要内容是关于疼痛与死亡、是否会发生意外。他们渴望知道疾病的真实情况和手术效果，并且会担心疾病的预后情况。

2. 心理护理　护士应进行术前心理指导，耐心听取患者的意见和要求，使患者完全放松；谨慎向患者交代术中可能发生的危险性，权威性的保证对患者获得安全感极为重要，护士可有针对性地组织交流；在术前让患者参观术后恢复室，向其介绍术后护理措施也是有益的。术中应观察患者的情绪变化，如心理过度紧张时应及时安慰，发生意外时，医护人员要沉着冷静，不可惊慌失措，给患者造成紧张和恐惧情绪。术后及时告知手术效果，6 小时内给予药物镇痛，可以大大减轻术后全过程的疼痛；安静和谐的环境也有利于患者镇痛，帮助患者克服抑郁反应。护士要分析患者的性格和心理特点，努力帮助他们解决抑郁情绪。注意

领会他们不多的语言含义，主动关心和体贴他们，使他们意识到既然已顺利度过手术关，更应树立信心早日恢复健康，鼓励患者康复锻炼。

≪第五章

血管外科患者的疼痛护理指引

第一节　血管外科患者疼痛的评估技术

疼痛是一种主观感受，是一种身心不适的感觉，伴随着现有的或潜在的组织损伤，是机体对有害刺激的一种保护性防御反应，是一种生理和心理的综合现象。疼痛有双重含义：痛觉和痛反应。

痛觉是一种意识现象，是个体的主观知觉体验，受到人的心理、性格、经验、情绪和文化背景的影响，患者表现为痛苦、焦虑。

痛反应是机体对疼痛刺激所产生的一系列生理病理变化和心理变化，如呼吸急促、血压升高、瞳孔扩大、出汗、骨骼肌收缩、心里痛苦、焦虑和抑郁等，是机体的重要保护机能。

一、疼痛评估的内容

1. *一般情况*　性别、年龄、职业、诊断、病情、体格检查。

2. *病史*　疼痛的部位、范围、性质、程度、发作持续时间、伴随症状、诱发因素，对疼痛的耐受性、影响因素、自身控制疼痛的方法。

3. *医疗史*　既往史、现病史、治疗史、药物史。

4. *社会－心理状况*　了解患者的心理反应及对疾病知识的

认知程度。

二、疼痛评估的方法

1. 数字评分法（NRS） WHO 推荐，适用于不同年龄、不同文化背景的患者。

数字评分法（ numerical rating scale，NRS）是将疼痛程度用 0～10 共 11 个数字表示。0 表示无痛，10 表示最痛。被测者根据个人疼痛感受在其中一个数字上做记号。

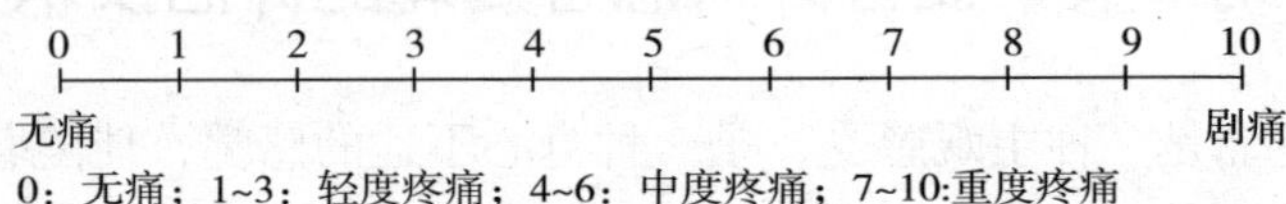

优点：便于医务人员掌握，容易被患者理解，便于记录。

缺点：使用时个体随意性较大，尤其是在疼痛管理专业背景不强的环境中应用，有时会出现困难。

2. 面部表情评估图（FES） 本法适用于急性疼痛者、老年人、儿童、文化程度较低者、表达能力丧失者以及认知功能障碍者。

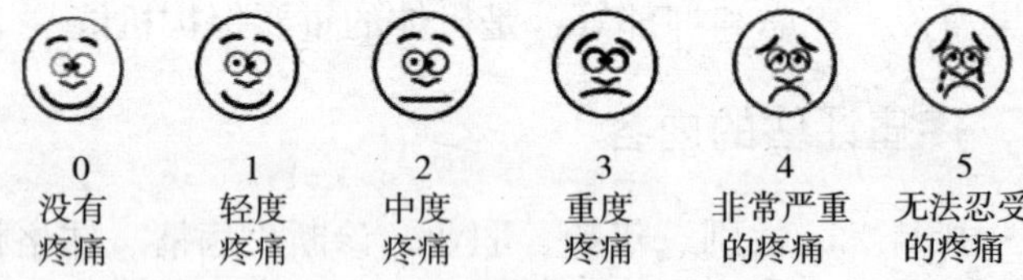

优点：简单、直观、形象，易于掌握，不需要任何附加设备。

3. 视觉模拟法（VAS） 患者根据自己感受的疼痛程度，在直线上做一记号，以表示疼痛程度。从起点至记号处的距离就是疼痛的量，适用于7岁以上的患者。

无痛 ————————————→ 剧痛

优点：是疼痛强度评分法中最敏感的方法。

缺点：刻度较为抽象，较不适合于文化程度较低或认知损害者。

4. 五指疼痛评分模型（VRS）　适用于老年人和受教育程度低的患者。

小指表示1分——轻度疼痛：可忍受，能正常生活和睡眠。

无名指表示2分——中度疼痛：轻度干扰睡眠，需要用镇痛药。

中指表示3分——重度疼痛：干扰睡眠，需要用镇痛药。

示指表示4分——剧烈疼痛：干扰睡眠较重，伴其他症状。

大拇指表示5分——无法忍受的疼痛：严重干扰睡眠，伴其他症状或被动体位。

优点：对每个疼痛分级都有描述，易被患者理解。

缺点：精确度不够，有时患者很难找出与自己疼痛程度相对应的评分。

第二节　血管外科患者疼痛的治疗方法

疼痛是威胁人类健康的有害刺激，作为多种疾病的常见症状，对患者的生理和心理均会造成伤害。但在相当长的时间内，部分医务人员并未能对如何合理控制疼痛给予足够的重视，甚至有时患者本人也会认为疼痛是患病后必须经历的体验，其实这是认识上的误区。现代观点认为，急性疼痛是疾病的一种症状，而慢性疼痛本身就是一种疾病。医护人员应对疼痛给予及时的干预，以减少疼痛对患者的不利影响。

由于疼痛治疗的复杂性、多样性特点，在临床治疗中仅靠一种治疗措施是难以达到效果的，为获得有效的镇痛效果，必须联合使用临床干预法，包括药物镇痛、静脉镇痛泵治疗、神经阻滞镇痛、物理镇痛、中医镇痛及疼痛的心理治疗等。这些方法能够有效地缓解疼痛，可以促进伤口愈合，避免术后常见的并发症，如肺不张、深静脉血栓、肠蠕动恢复慢等。因此，护士做好疼痛治疗与护理至关重要。

一、药物镇痛

药物治疗是疼痛治疗最基本、最常用的方法。三阶梯镇痛疗法见表 5－2－1。

表 5－2－1　三阶梯镇痛疗法

阶段	疼痛程度	药物	
第一阶段	轻度疼痛（1～3 分）	非阿片类药物、解热镇痛药、抗炎类药	阿司匹林、布洛芬、对乙酰氨基酚等
第二阶段	中度疼痛（4　6 分）	弱阿片类药物	氨酚待因、可待因、曲马多等
第三阶段	重度和剧烈疼痛	强阿片类药物	吗啡、哌替啶、美沙酮、二氢埃托啡等

三阶梯镇痛方案原则：按阶梯给药；口服给药；按时给药；个性化；注意具体细节。

二、镇痛泵治疗

1. 静脉自控镇痛术。

2. 硬膜外自控镇痛术。

三、神经阻滞镇痛

血管外科许多疾病的疼痛与交感神经有关，如患肢痛、血栓闭塞性脉管炎、雷诺综合征等可通过交感神经阻滞进行治疗。

四、中医镇痛

1. 中药镇痛。
2. 针灸镇痛。
3. 推拿镇痛。

五、物理镇痛

应用各种人工的物理因子作用于患病机体，引起机体的一系列生物学效应，使疾病得以康复。

六、疼痛的心理治疗

药物镇痛虽然在一定范围内起主导作用，但疼痛本身作为一种主观感觉，受心理因素影响更大。很多研究表明，心理性成分对疼痛性质、程度和反应以及镇痛效果都产生影响，因此疼痛的心理治疗具有特有的重要地位。为促进患者生理、心理放松，使用非侵害性技术镇痛即心理治疗也有助于安慰患者和缓解疼痛。如渐进性肌肉放松技术、音乐疗法、按摩疗法、认知疗法等，护士学会这些技术，并教会患者放松，有助于增加患者的控制力，减弱无助感和无望感，不去想疼痛的经历和折磨，打破疼痛 – 焦虑 – 紧张的循环。

1. 选择合适的体位　保持舒适卧位，不仅可缓解疼痛，而且可促进呼吸循环。每 2 小时更换体位一次，但勿引起患者疼痛，事先我们应向患者做好解释，以取得合作。

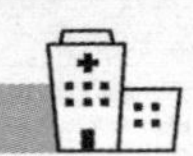

2. 创造缓解疼痛的环境　患者常有强烈疼痛，虽给予镇痛、镇静药物，但周围环境可诱发或增加疼痛。为最大限度地发挥镇痛、镇静效果，应调整环境以缓解疼痛：①照明：夜间尽量关灯，如果处置需要照明时可用手电，不可直接照射患者的脸部，尽量照向地面。为防止日光或月光照射，可用遮挡窗帘。②温度：调整室内温度。

3. 支持性心理疗法　心理因素在慢性疼痛中起着重要作用。心理疗法中的的支持疗法就是采用解释、安慰、鼓励等手段，帮助患者消除焦虑、抑郁和恐惧等不良心理因素，从而调动患者主观能动性，增强机体抵抗病痛的能力，并树立信心，积极配合治疗。

4. 松弛疗法　对缓解疼痛的病理反应有显著作用，既可缓解机体疼痛和全身肌紧张，缓解血管痉挛，又可消除心理恐惧和精神紧张。其具体步骤为：①保持自然舒适的体位，即坐位或卧位；②按指令行渐进性肌肉放松；③指导患者闭目养神，驱除杂念，平静呼吸；④教患者在自己的意念之中设一气源，以意领气，循经行络，于经络之间、脏腑之间，环复周身。

5. 认知疗法　积极正确的符合实际情况的认知，能减轻和缓解疼痛。指引患者正确认识疼痛的原因、疼痛的机制和疼痛的后果，可以消除患者的焦虑、恐惧心绪，以达到减轻疼痛的目的。

6. 暗示疗法　当疼痛难以忍受时，告知患者这是机体的一种保护性反射，正处于一种调整状态，便于战胜病魔。暗示可以使患者增强与疼痛作斗争的决心和信心，其心理上的疼痛感也就会随之减轻。

7. 音乐疗法　音乐本身就是一种能量，不同速度、旋律、音调和音色的音乐作用于人体会产生有益的共振，使器官协调一致。音乐疗法通过音乐的特殊作用，有助于分散患者对疼痛的注意力，以减轻其紧张、焦虑、抑郁及恐惧的负性情绪，从而能够使患者比较顺利地度过痛苦时期，促进其早日康复。

第三节　血管外科患者的疼痛护理

疼痛是血管外科疾病的常见症状之一，由于疼痛特点、原因各不相同，要采取相应的护理措施，以缓解或减轻患者的疼痛，促进康复，提高生活质量。

一、动脉性疼痛

（一）主动脉夹层

1. *疼痛原因*　疼痛的部位常位于夹层裂口的起始部位，因此有助于提示分离起始部位，即降主动脉起始端与升主动脉近心端，在血管壁撕裂假腔形成过程中，假腔压力增大使动脉壁外膜神经纤维和动脉壁内神经纤维随管壁扩张受牵拉或毗邻神经受牵拉、挤压，导致剧烈疼痛。此外，夹层导致内脏或肢体血供动脉闭塞，引起相应内脏或肢体缺血性疼痛。

2. *疼痛特点*　疼痛是本病最突出和主要的表现，常见于90%以上的患者。疼痛从一开始就极为剧烈，常在某些突发动作时出现，如提重物、打篮球、打哈欠、咳嗽、用力排便等，患者出现突发性胸或胸背部持续性撕裂样、刀割样的剧痛，并常伴有迷走神经兴奋表现，如晕厥、恶心、呕吐、大汗淋漓等。疼痛可放射到背部，尤其在肩胛区沿夹层发展方向引起胸部、腹部和下肢疼痛，疼痛部位有助于判定病变位置。A 型夹层可引起前胸和肩胛间区剧痛，有时可放射到颈、喉、下颌，夹层扩大压迫右冠状动脉时易误诊为急性下壁心肌梗死。B 型夹层表现为前胸和后背剧痛，说明夹层广泛，若疼痛向下波及腰背部或下肢，则反映夹层在向下发展；如夹层破入主动脉内，疼痛可以减轻。本病常伴有一个安静期或潜伏期，因夹层进展或破裂，疼痛可能突然发作或突然死亡。少数夹层患者无疼痛，如马方综合征或行激素治疗者，以及其他少数病例，称为无痛性主动脉夹层，值得引起注意。

3. *疼痛护理* 当血压得到控制时疼痛症状才会缓解，因此血压控制对本病显得至关重要。疼痛治疗通常采用哌替啶25mg或吗啡10mg皮下或肌内注射，必要时4～6小时后重复给药，也可采用地佐辛持续微量泵入。如果疼痛症状不突出，患者烦躁不安时，则应用镇静药，如地西泮（安定）10mg静脉注射等。疼痛缓解提示夹层血肿停止伸延；如疼痛反复出现，应警惕夹层血肿扩展。同时做好心理护理，积极的心理暗示也可以减轻疼痛，帮助患者树立战胜疾病的信心。

（二）急性动脉栓塞

1. *疼痛原因* 急性动脉栓塞的疼痛部位通常在栓塞部位的远端。疼痛的原因主要是栓塞刺激动脉壁，通过交感神经舒缩中枢反射引起远端血管及邻近侧支动脉强烈痉挛，使缺血加重，而缺血又加重了动脉痉挛，使疼痛愈加剧烈。

2. *疼痛特点* 疼痛往往是急性动脉栓塞的最常见表现，发生突然而剧烈，并且不断加重，距离栓塞平面愈远疼痛症状出现愈早。随着缺血症状的加重，感觉神经发生不可逆变性后，疼痛消失。疼痛的性质是能定位的深部疼痛，肢体活动时疼痛加剧。

3. *疼痛护理* 本病引起疼痛较剧烈，因此须做好患者的心理护理，给予患肢合适保暖，促进血液循环，避免使用高温热水袋等直接加热，防止烫伤。密切观察疼痛的性质、持续时间和程度。对术前诊断明确者，遵医嘱按时给予镇痛药，观察记录镇痛效果。

（三）下肢动脉硬化闭塞症

1. *疼痛原因* 肢体出现慢性或急性缺血时，由于末梢血管的灌注量减少，组织细胞无氧代谢产物聚集，炎性介质释放，以及缺血本身导致外周感觉神经轴突或末梢的损伤，促发一系列神经元产生自发电活动，冲动传导至特定的中枢系统产生痛觉反应。

2. *疼痛特点* 下肢动脉硬化闭塞患者疼痛的主要表现有以下两种。

（1）间歇性跛行：表现为当患者行走一段时间后，小腿或足部肌肉发生胀痛或抽痛，如果继续行走，则疼痛加重，休息一段时间后疼痛迅速缓解，再行走疼痛复现。随着病情发展，患者的行走距离愈来愈短，休息时间愈来愈长。

（2）静息痛：随着病情的发展，患者疼痛更加剧烈而持续，即使肢体处于休息状态，甚至在夜间卧床休息时，疼痛仍不止，患者往往在夜间痛醒，抚足而坐，彻夜不眠，将小腿垂于床边可以缓解疼痛，并发感染时疼痛更加剧烈。

3. *疼痛护理* 该病常经久不愈，给患者造成较大的心理压力。因此，要关心、安慰患者，讲解疼痛与情绪的内在联系，使之保持心境平和。观察疼痛的部位、性质与加重因素，以及疼痛时间，尤其夜间更应注意观察。疼痛发作时绝对卧床休息，使患肢下垂，增加血供，避免肢体剧烈活动。冬天注意保暖患肢，禁止直接使用热水袋。对夜间疼痛难以入睡者给予镇静、镇痛治疗。

（四）血栓闭塞性脉管炎

1. *疼痛原因* 疼痛早期源于动脉痉挛，因血管壁和周围组织内神经末梢感受器官受刺激所引起，疼痛一般并不剧烈。进展期疼痛剧烈而持续，主要由于中、小动脉持续痉挛后内膜增生导致肢体远端的缺血。晚期疼痛属坏疽性疼痛，由于患肢的营养障碍导致趾（指）端溃疡形成而引起。

2. *疼痛特点* 发病人群大多为青壮年男性，病变早期症状不重，仅表现为肢体轻度发凉、足底发紧及皮肤蚁行感，动脉内

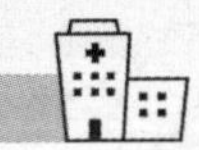

膜发生炎症并有血栓形成而闭塞后，即可产生缺血性疼痛。疼痛的程度不等，轻者休息后即可减轻或消失，行走时出现疼痛或加重，有时形成间歇性跛行；重者疼痛剧烈而持续，形成静息痛，尤以夜间为甚，常使患者屈膝抱足而坐，或者将患肢于床沿下垂以减轻疼痛。

3. *疼痛护理*　护理措施与下肢动脉硬化闭塞症基本相似，但由于发病年龄相对较低，许多患者因疼痛而影响正常的工作和生活，患者及家属的心理负担往往较重。因此，做好心理护理十分重要，音乐疗法等转移疼痛注意力的方法可使患者情绪放松、血管扩张，有利于疼痛的缓解。运动疗法可促进患肢侧支循环的建立，对减轻疼痛有一定的疗效。疼痛剧烈时，可酌情暂时使用适当的镇痛药，但应避免药物成瘾。

二、静脉性疼痛

（一）深静脉血栓

1. *疼痛原因*　主要因血栓激发静脉壁出现炎性反应和血栓远端静脉急剧扩张，刺激血管壁内末梢神经感受器的缘故。深静脉血栓形成后，深筋膜间隙内压力升高，压迫肌肉引起局部酸痛，但疼痛程度多不严重。深静脉血栓广泛累及肌肉静脉丛时，由于髂股静脉及其侧支全部被血栓阻塞，形成股青肿，而此时若伴有患肢动脉持续痉挛，则形成股白肿，由于动脉缺血的影响，患肢疼痛剧烈。

2. *疼痛特点*　疼痛是最早出现的症状，多出现在小腿腓肠肌、股或腹股沟等区域，但不会表现为足或趾的疼痛。大多数患者主诉为下肢疼痛、疼痛性痉挛或紧张感，疼痛出现后，逐渐加重，并持续数天。疼痛往往不严重，活动后加剧，而卧床休息或抬高患肢可减轻。沿深静脉走行方向常有深压痛，若继发感染，则深压痛更加明显。

3. *疼痛护理*　急性期嘱患者绝对卧床休息，抬高患肢使之高于心脏水平 20 ~ 30cm，促进静脉血液回流，遵医嘱使用利尿药和激素，以减轻疼痛。疼痛时禁止热敷、按摩患肢，给予心理护理，必要时给予镇痛药物。血栓形成 3 天内或有栓塞症状者应给予溶栓治疗，用药过程中密切关注有无出血倾向，定期复查凝血功能。

（二）浅表性血栓性静脉炎

1. *疼痛原因*　疼痛主要为致炎因子的刺激所致。常见的诱因有静脉注射药物、浅静脉曲张并发血栓、细菌侵入或外伤等；另有一种游走性血栓性浅静脉炎病因未明，有报道其发生与恶性肿瘤有关。疼痛多呈刺痛或烧灼样，属轻至中度疼痛。

2. *疼痛特点*　药物性血栓性静脉炎患者多有静脉注射部位疼痛，沿浅静脉走行可见红色压痛性条索，其中化疗药物引起者常导致经久不愈的皮肤溃疡；曲张静脉的血栓性静脉炎常在局部出现红肿，导致局部疼痛；细菌引起的血栓性静脉炎可有局部的红肿、发热，并伴有全身发热；游走性血栓性静脉炎为经常变化的局部皮肤发红，并出现条状或网状索条，伴压痛。

3. *疼痛护理*　急性期卧床休息，抬高患肢，保护好患肢皮肤，防止搔抓引起破损而导致溃疡及感染出现。患肢局部热敷和使用弹力绷带包扎，以促进静脉回流、缓解静脉痉挛、减轻疼痛。同时嘱患者放松，避免过度紧张，疼痛严重时给予神经阻滞以达到消除疼痛的目的。

三、淋巴性疼痛

（一）淋巴水肿

1. *疼痛原因*　淋巴水肿的基本因素是淋巴液潴留，造成淋巴液潴留的起始因素是淋巴回流通道受阻。淋巴水肿形成后，由于深筋膜间隙内压力升高，常压迫肌肉引起局部酸痛。

2. *疼痛特点*　淋巴水肿的患者疼痛往往不严重，多为沉重感或钝痛，卧床或抬高患肢可使疼痛明显缓解。

3. *疼痛护理*　指导患者正确使用弹力绷带和穿戴弹力袜，睡眠时抬高患肢。临床上常根据淋巴回流的动力因素，利用机械方法或手法来促进淋巴回流，护士要保证各项治疗措施正确而有效地实施。手法按摩的正确方法是从肢体的最远端开始，沿淋巴回流的方向向近心端挤压。使用空气波压力治疗仪时，采用适当的压力，从肢体远端向近端逐渐增加。

（二）淋巴管炎

1. *疼痛原因*　疼痛主要为致炎因子的刺激，尤其是由细菌感染所致。病原菌进入淋巴管后，引起相应区域淋巴主干的急性炎症，并累及淋巴管及周围组织，呈现充血及组织渗液等急性炎性反应。致病菌沿淋巴管向心端蔓延到该区域的淋巴结群，引起急性淋巴结炎。淋巴管反复感染后引起淋巴管狭窄或阻塞，远端淋巴回流障碍，淋巴液在组织间隙积聚形成局部淋巴水肿。

2. *疼痛特点*　急性期表现为突然红、肿、热、痛，发炎的淋巴管质地变硬，压痛明显。深层淋巴管炎时，患肢肿胀，或有硬索状物，压痛。若长期迁延不愈，形成淋巴水肿，会发展为局部胀痛。

3. *疼痛护理*　监测患者的体温变化，并详细记录。高热时，先给予物理降温，必要时给予药物降温，维持正常体温。症状明显时，应卧床休息，抬高患肢，限制患肢活动。对须行脓肿切开引流者，观察伤口有无渗液、渗血，保持伤口敷料清洁干燥。对须使用抗生素的患者，遵医嘱要及时、合理使用抗生素治疗，控制感染。对局部皮肤须使用药物外敷者，遵医嘱正确使用外敷药物。

四、血管性截肢疼痛

血管性截肢术后可引起残端痛和幻肢痛。残端痛是指残端伤口虽已愈合，但由于感染血肿、组织坏死、关节挛缩等原因，引起的残端神经受到刺激所致。幻肢痛又称为肢幻觉痛，是指患者感到被切断的肢体仍在，且在该处发生疼痛。中医多认为是由于外伤切割，痰浊瘀血阻滞经络，日久心肝阴虚，脑失荣养，则出现如梦寐变幻的幻肢痛。两者的主要鉴别是前者在活动、使用、压迫残端时即出现疼痛，而后者往往为持续性疼痛或以大脑皮质影响下的幻觉痛，且以夜间为甚。两者表现不一，护理方法也有所不同。

（一）残端痛

1. *疼痛原因*　截肢术后，早期手术创伤和肌肉收缩力不足，静脉回流障碍，会引起残肢胀痛；后期是因为炎症、瘢痕粘连、神经粘连、骨端骨刺形成及局部缺血而引起。足踝、小腿、膝及股部的皮肤、肌肉、肌腱、血管、骨膜等均有丰富的伤害感受器，手术或受到损伤后，均可引起疼痛，这种疼痛感觉信息传递至股神经、坐骨神经等后由脊神经传递至大脑皮质。

2. *疼痛特点*　残端痛是指截肢术后残端伤口的疼痛，手术后麻醉作用消失，残端痛即可出现，使用镇痛药如哌替啶可有效缓解。

3. *疼痛护理*　抬高患肢，以促进静脉淋巴回流，减轻胀痛。遵医嘱给予抗炎对症治疗。检查患肢残端弹性绷带的松紧度，防止因包扎过紧引起的疼痛不适。教会患者掌握一些放松技术，如缓慢深呼吸、全身肌肉放松、转移注意力等方法，必要时遵医嘱给予镇痛药。残端痛不仅影响假肢的安装和使用，而且给患者带来很大痛苦，应引起高度重视。

（二）幻肢痛

1. *疼痛原因* 据临床报道，50%以上的截肢患者术后伴有幻肢痛。然而，至今尚无缓解幻肢痛的有效手段。过去人们一直认为哺乳动物成年后其大脑皮质的形态结构和功能分区是相对稳定不变的，而新近的研究结果对此又有了新的认识。截肢后伴有幻肢痛者，大脑皮质出现明显的功能重组现象，而截肢后不伴有幻肢痛的患者，无明显的皮质功能重组现象。大脑皮质功能重组的程度与幻肢痛的程度有关，而与无痛性幻肢感之间无明显关系。若给上肢截肢后伴有肢痛者应用臂丛麻醉，麻醉后幻肢痛明显缓解者，出现功能重组后的面与手感觉代表区的分界线（向中线有过移位），在疼痛缓解期会向外侧移位，即有退回至功能重组前所在位置的趋势。而麻醉后幻肢痛不缓解者和无痛性幻肢感者，麻醉前后其面与手代表区的分界线无明显移位现象。这项研究进一步说明，截肢后的大脑皮质功能重组可能与幻肢痛的形成有直接关系。

2. *疼痛特点* 疼痛多在断肢的远端出现，疼痛性质有多种，如电击样、切割样、撕裂样或烧伤样等，表现为持续性疼痛，且呈发作性加重。截肢后刺激体表某些区域可能诱发幻肢感，这些区域称之为“触发区”。一侧上肢高位截肢并伴有幻肢感者在双侧面部、颈部、上胸部和上背部可发现多组触发区。若予触发区加以痛刺激，往往可以引起幻肢痛。截肢后幻肢痛愈明显的人，能引起幻肢痛的触发区的数目就愈多，同时大脑皮质功能重组的程度也愈大。在这组上肢截肢的研究对象上，腰部、下腹部及双下肢均未发现触发区存在。触发区的大小可随时间推移而改变，但始终与幻肢间有明确的对应关系。有少数幻肢痛患者甚至在碰触身体其他部位或情绪扰乱时，也会引起或极大地增强这种疼痛。各种药物治疗往往无效。

3. *疼痛护理* 截肢后形成幻肢痛的根本原因可能在于中枢

神经系统的可塑性改变，尤其是大脑皮质躯体感觉区的功能重组，外周的感觉传入则构成影响皮质功能重组的主要因素。这些研究结果对幻肢痛的临床护理工作具有一定的指导意义。

（1）残肢局部护理：鉴于残肢局部伤害性传入可能促进皮质功能重组和幻肢痛的形成，以及非伤害性刺激可诱发幻肢痛等现象，建议应尽可能减少对残端的各类刺激。临床实际工作中常有这样的情况，患者用局部抚摸和按摩、热疗等方法来暂时缓解幻肢痛的程度，实际上收效甚微，而减少残端局部各类刺激传入（特别是术后早期），更有利于控制幻肢痛的程度。同时应该指出，常用的镇痛药并不能减少伤害性刺激从外周传入中枢，要提醒患者减少局部按摩是可行途径之一，此措施本身就是帮助患者分散注意力的有效方法。

（2）心理反应：截肢后初期，患者从心理上难以接受已存在的事实，无法摆脱伤肢所带来的心理上的创伤。截肢使患者丧失了完整的自我，给患者带来精神上的压力和痛苦，造成生活和工作的不便，存在着将失去工作的危机。这些改变使患者会经常回忆以前的美好情景，因此，截肢后短时期难以使患者改变原有的思维和动作习惯。下肢截肢者经装假肢后总感残肢痛，其原因在于其无法接受这个事实，便觉着伤肢犹存。因此，心理上的障碍与幻肢痛密切相关。

（3）心理护理：患者往往认为幻肢痛的痛因在残肢上，而期待局部措施来缓解，其实根本原因是中枢神经系统，残肢的局部处理如服镇痛药实际上无法达到最终有效的镇痛效果。要使患者改变幻肢痛的认识，首先要使患者接受截肢的事实，既看到伤肢造成的危害和痛楚，也应认识到截肢才能保全生命。从心理上给予安慰，从生活上给予关心和帮助，结合患者的兴趣，引导其转移注意力，如进行体育活动、娱乐和学习等来解除精神上的压力。加强肢体的训练是转移注意力的有效办法。通过训练，使患者改变既往的运动习惯，重新适应生活和工作，走向社会。实验证明，当某个（某些）中枢兴奋时对其他中枢（保护痛觉中枢）具有抑制作用，能使患者忘却既往的痛苦记忆。

≪第六章

血管外科急救及专科操作技术的配合与护理

护理学是一门具有很强的科学性、技术性、专业性和服务性的应用学科，血管科护理尤其如此。根据血管外科疾病的特点，本章着重叙述“气管切开”“鼻饲法”“中心管道吸痰”“口腔护理”“体位交换法”和“患者搬运法”等常用的护理技术，以利护士掌握，从而更好地为患者服务。

第一节　经气管插管/切开吸痰技术操作流程及评分标准

一、评估

1. 了解患者病情、气管插管/切开的天数、呼吸道感染程度、双肺呼吸音缺氧程度、血氧饱和度、意识状态，呼吸道分泌物情况，痰液的性质、量及颜色。

2. 了解呼吸机参数设置情况，负压吸引装置，环境情况。

3. 了解患者配合程度。

二、准备

1. *护士*　着装整洁，洗手，戴口罩。

2. *物品*　中心负压吸引装置或负压吸引器及电插板；治疗盘内盛：各类型号的无菌吸痰管/一次性吸痰管数根、橡胶手套一副、听诊器、1∶1000 含氯液、瓶装生理盐水一瓶、一次性治疗巾、手消毒液、医用垃圾桶、生活垃圾桶、锐器盒。

3. 环境　安静、舒适、安全，光线适宜。

4. 体位　半卧位。

三、方法

气管插管/气管切开患者吸痰用物应常规放置于床旁，按需吸痰。患者出现呼吸困难，痰液多时及时观察血氧饱和度，听诊双肺呼吸音及痰液情况→核对患者床号、姓名、床卡、手腕带，向清醒患者解释取得配合→取半卧位→手消→将呼吸机的氧浓度调至 100%→给予患者纯氧 2 分钟→根据患者情况湿化气道→连接负压吸引器电源/中心负压吸引装置→调节负压（成人为 150mmHg，小儿 100mmHg）→手消→铺无菌巾→检查并撕开一次性吸痰管外包装前端，按无菌技术取出吸痰管（一手戴无菌手套→将吸痰管抽出盘绕在手中）→吸痰管与负压管连接→另一手断开呼吸机与气管导管，夹闭呼吸机接头放在无菌巾上→用戴无菌手套的手，反折吸痰管迅速并轻轻地沿气管送入→吸痰管遇阻力略上提 1cm 后加负压→边上提、边左右旋转向上提管（避免在气管内上下提插）→吸痰过程中，观察痰液及缺氧情况等，吸痰结束后立即连接呼吸机通气→给予患者 100% 氧气 2 分钟→待血氧饱和度升至正常水平后再将氧浓度调至所需浓度→消毒液冲洗吸痰管和负压吸引管→分离吸痰管丢弃医疗垃圾袋中→手消→听诊呼吸音→协助患者取安全、舒适体位→整理床单位→手消→记录痰液的性状、量及颜色→回治疗室，按消毒隔离原则处理用物→洗手。

四、评价

1. 严格执行无菌操作。

2. 操作方法规范，动作熟练、轻巧。

3. 严密监测患者生命体征。

4. 与患者沟通语言恰当。

五、注意事项

1. 操作动作准确、快速，每次吸痰时间不超过 15 秒，连续吸痰不得超过 3 次，吸痰间歇以纯氧吸入，吸痰前调整呼吸机管路，倾倒冷凝水。

2. 吸痰管进入气道若遇到阻力应查找原因，不可粗暴盲插；吸痰管最大外径不能超过气管导管内径的 1/2；进吸痰管时不可给予负压，以免损伤患者气道。

3. 注意保持呼吸机接头不被污染，戴无菌手套持吸痰管的手不被污染。

4. 吸痰过程中应密切观察患者的病情变化，如有心率、血压、血氧饱和度明显改变时，应立即停止吸痰，立即接呼吸机通气，给予纯氧吸入。

5. 严格无菌技术操作，每次吸痰时均须更换吸痰管，先吸口鼻内，后须更换吸痰管后再吸气管内。吸过口、鼻腔内分泌物的吸痰管不能再进入气道。

6. 如痰液黏稠，可配合雾化吸入，背部叩击。

7. 使用注射器进行气管内滴药时，防止针头误入气道。

六、理论提问

1. 每次吸痰不能超过多长时间？

答：每次吸痰不能超过 15 秒。

2. 吸痰过程中患者心率、血压等发生变化时怎么办？

答：立即停止吸痰，立即接呼吸机通气，给予纯氧吸入。

3. 痰液黏稠时怎么处理？

答：给予湿化气道、气管内滴药、雾化吸痰、背部叩击等。

七、评分标准

见表6-1-1。

表6-1-1 经气管插管/切开吸痰技术操作评分标准

项目	技术操作要求		分值	扣分及原因	实际扣分
准备质量标准（20分）	评估	病情、意识状态及呼吸道分泌物，呼吸机参数	5		
		患者生命体征及合作程度、心理反应	5		
	护士：着装整洁、洗手、戴口罩		2		
	物品：备齐用物、放置合理		3		
	环境：安静、舒适、安全，光线适宜		2		
	体位：仰卧位，头偏一侧		3		
操作流程质量标准（60分）	核对，向患者或家属告知目的及方法，紧急情况下同时进行		5		
	检查吸引器，调节负压，给纯氧，铺无菌巾		5		
	打开呼吸机与气管套管连接处，管道内壁保持无菌气道湿化		3		
	连接吸痰管，试吸		3		
	吸痰管插入深度、角度合适，吸痰方法规范：从深部左右旋转、上提吸引		7		
	吸力大小、时间适度（每次小于15秒）		5		

续表

项目	技术操作要求	分值	扣分及原因	实际扣分
操作流程质量标准（60 分）	连接呼吸机方法规范	5		
	吸痰后消毒液冲洗吸痰管	5		
	吸引管接头与吸痰管分离处置规范	5		
	调节氧浓度	3		
	气道湿化	2		
	操作后物品处置符合要求	2		
	患者安置舒适，床单位整洁	2		
	洗手、记录签名	3		
终末质量标准（20 分）	严格无菌技术操作，无污染	5		
	操作熟练、规范，动作轻柔	5		
	吸痰过程中观察病情，与患者沟通语言恰当	5		
	吸痰效果好，通气功能有所改善	5		
总分（100 分）		100		

第二节　简易人工呼吸器使用技术操作流程及评分标准

一、评估

1. 掌握简易人工呼吸器使用的目的、方法、注意事项。
2. 患者病情、体位、意识状态、配合程度。
3. 患者呼吸及缺氧状况，呼吸频率、节律、深浅度，呼吸道是否通畅，有无活动义齿等。

4. 简易呼吸器的完好性，环境清洁安全，无有害气体。

5. 是否符合使用简易呼吸器的指征和适应证，无自主呼吸或自主呼吸微弱。

6. 评估有无使用简易呼吸器的禁忌证，如中等以上活动性咯血、心肌梗死、大量胸腔积液等。

二、准备

1. 护士　着装整齐，沉着稳重，动作迅速，清洁手。

2. 用物　简易呼吸器、氧气装置、快速手消毒液、清洁小方纱布、护理记录单。

3. 环境　清洁、安全，空气流通，无有毒气体。

4. 体位　仰卧位，去枕，头后仰。

三、方法

听到抢救呼叫→携用物至床旁→呼唤姓名→判断患者呼吸→解开患者衣领衣扣及裤腰→同时告知患者及家属→头侧向一侧→清理呼吸道及口腔内分泌物、呕吐物→取下活动义齿→取仰卧位→将枕头垫于患者肩下，抬起下颌→检查简易呼吸器的性能→连接面罩呼吸器囊及氧气→调节氧流量 8～10L/min →一手握住呼吸器活瓣处→用“CE”手法将面罩置于患者口鼻部并用拇指与示指紧扣面罩，以保持密合→其他手指托下颌→一手挤压呼吸囊→放松→有节律地反复进行（频率 16～20 次/分，潮气量 500～1000ml，呼吸比为 1∶1.5～1∶2）→观察患者缺氧情况及胸廓起伏情况→遵医嘱停用→取下简易呼吸器→擦净患者面部→整理衣裤及床单元→协助患者取舒适体位→告知安慰患者及家属→整理用物，面罩、球囊清洁后用 75% 乙醇消毒→吹干→备用（如为传染病患者，应将各组件配件拆开→经消毒液浸泡→清水冲净消毒液后→吹干→装好→备用）→洗手→记录。

四、评价

1. 患者体位适宜，呼吸道通畅。
2. 面罩紧扣口鼻，不漏气。
3. 挤压呼吸球囊节律、频率规范。
4. 与患者及家属沟通好。

五、注意事项

1. 使用简易呼吸器前必须清除呼吸道异物及分泌物。
2. 观察患者胸廓起伏是否与挤压频率一致。
3. 观察患者面部与嘴唇发绀是否有变化。
4. 安有储气袋时要注意袋体是否充满或扁平。
5. 勿在有毒气体环境中使用。
6. 简易呼吸器属抢救物品，应保证性能完好，完好率100%。

六、理论提问

挤压呼吸球囊的频率是多少？

答：频率16~20次/分，潮气量500~1000ml。

七、评分标准

见表6-2-1。

表 6－2－1　简易人工呼吸器使用技术操作评分标准

项目	技术操作要求		分值	扣分及原因	实际扣分
准备质量标准（20 分）	评估	了解简易人工呼吸器的使用目的、方法、注意事项，呼吸器的使用状况、完好性	4		
		患者年龄、病情、意识状态、合作程度	4		
		环境清洁、安全，空气流通，无有毒气体	3		
	护士：着装整齐、仪表端庄、洗手、戴口罩		2		
	物品：简易呼吸器、氧气装置，放置合理、安全		4		
	体位：仰卧位，去枕头后仰		3		
操作流程质量标准（60 分）	听到抢救呼叫，携用物至患者床旁，呼唤姓名，判断呼吸		5		
	宽松衣裤，清理呼吸道		3		
	同时告知患者及家属操作的目的及注意事项		5		
	患者体位正确		5		
	检查连接简易人工呼吸器		5		
	紧扣面罩（CE 手法）		5		
	挤压、松呼吸气囊		5		
	频率、节律规范		5		
	观察缺氧变化，安慰患者，与家属沟通		5		
	根据医嘱停用，取下简易人工呼吸器		3		
	擦净患者面部		2		
	整理衣裤及床单元		2		
	舒适体位		4		

续表

项目	技术操作要求	分值	扣分及原因	实际扣分
操作流程质量标准（60分）	整理用物	2		
	洗手	2		
	记录	2		
终末质量标准（20分）	患者体位正确，呼吸道通畅	5		
	面罩紧扣口鼻，无漏气	5		
	挤压呼吸囊节律、频率规范	5		
	与患者及家属沟通良好	5		
总分（100分）		100		

第三节　动脉血标本采集技术操作流程及评分标准

一、评估

1. 患者的病情，治疗情况，意识状态及肢体活动能力。
2. 对动脉血标本采集的认识和合作程度。
3. 穿刺部位的皮肤及血管状况。
4. 患者体温、吸氧状况或呼吸机参数的设置。
5. 了解患者有无血液性传染疾病。

二、准备

1. 护士　着装整齐，仪表端庄，洗手，戴口罩。

2. 物品　治疗车上层：检验单及检验条码，护理记录单，治疗盘，棉签、安尔碘，污物缸、排液缸，一次性动脉血气针（针头，内含抗凝药的血气针筒，封堵帽），快速手消毒液，必要时备无菌手套（若使用普通注射器，需要备弯盘、注射器、肝素液、砂轮、橡胶塞）。治疗车下层：生活垃圾桶，医用垃圾桶，锐器回收盒。

3. 环境　安静、安全、整洁，光线适宜。（必要时用屏风或围帘遮挡患者）。

4. 体位　取舒适的体位。

三、方法

处置医嘱，打印检验条形码标签，双人核对→携用物至床旁→核对，解释→ Allen 试验法评估动脉侧支循环→选择穿刺点（桡动脉、肱动脉、足背动脉、股动脉）→评估穿刺部位皮肤→手消。

1. 动脉血气针采血　取出并检查动脉血气针（选择使用方法：a. 预设置方法；b. 抽吸式方法）→将针头保护帽插入塑胶软塞中空部分→消毒穿刺部位皮肤 >5cm→再次消毒穿刺部位皮肤→螺旋形消毒术者左手示指和中指，消毒范围至第二指节（血液传染病患者戴手套）→再次核对患者→确定动脉走向后在动脉搏动最明显处固定动脉于两指间→右手持注射器垂直或与动脉呈 30°～90°角迅速刺入→见有鲜红色回血，固定血气针，取血标本至所需量→拔针，按压穿刺点（垂直加压按压 3～5 分钟）→立即将针头插入保护帽内→针尖朝下轻压活塞杆以排除针筒内残余空气→逆时针方向旋转分离针筒与针头→迅速套上鲁尔封堵帽，针筒在两个手掌间轻轻搓动 20～30 秒→再次核对，贴检验条形码标签→评估（穿刺点周围有无渗血及皮下血肿）→协助患者取舒适卧位，交代注意事项→整理床单元→手消→记录→处理用物→标本连同检验单立即送检。

2. 动脉血气针使用方法

（1）预设置方法：将活塞杆推到针筒底端，再将活塞杆设置到所需的血样量位置常规消毒，穿刺成功后，血液会自动流入针筒。

（2）抽吸式方法：将活塞杆推到针筒底端，常规消毒，穿刺成功后，抽吸活塞杆直到所需的血样量位置。

（3）Allen 试验法：术者用双手同时按压桡动脉和尺动脉→嘱患者反复用力握拳和张开手指 5～7 次至手掌变白→松开尺动脉，继续保持压迫桡动脉，观察手掌颜色变化（手掌颜色 10 秒之内恢复红润，表明动脉侧支循环良好）。

3. 普通注射器采血　取出注射器抽吸肝素液 0.5ml 湿润管壁，弃余液→消毒穿刺部位皮肤 >5cm→消毒术者左手示指和中指（血液传染病患者戴手套）→再次核对→确定动脉走向后，在动脉搏动最明显处固定动脉于两指间→右手持注射器垂直或与动脉呈 30°～90°角迅速刺入→见有鲜红色回血，固定注射器→回抽血液至所需量→拔针，按压穿刺点（垂直加压按压 3～5 分钟）→针尖朝上排尽注射器内空气，针头斜面刺入软木塞或橡皮塞→将针筒在两个手掌间轻轻搓动 20～30 秒→再次核对，贴检验条形码标签→评估（穿刺点周围有无渗血及皮下血肿）→协助患者取舒适卧位，交代注意事项→整理床单元→手消→记录→处理用物→标本连同检验单立即送检。

四、评价

1. 患者及家属能够知晓护士告知的注意事项。

2. 准确执行无菌技术操作和查对制度。

3. 采集血液为动脉血，采集方法、送检时间符合要求。

4. 操作规范、熟练、轻巧。

5. 护患沟通良好，能积极配合操作。

五、注意事项

1. 严格执行查对制度和无菌操作原则。

2. 桡动脉穿刺点为前臂掌侧腕关节上2cm，动脉搏动明显处，30°~90°角进针；股动脉穿刺点在腹股沟股动脉搏动明显处，垂直进针。穿刺时，患者取仰卧位，下肢伸直略外展、外旋，以充分暴露穿刺部位。新生儿宜选择桡动脉穿刺，因股动脉穿刺垂直进针时易伤及髋关节。

3. 拔针后局部用无菌棉签按压5分钟左右，以免出血或形成血肿。

4. 血气分析标本必须与空气隔绝，立即送检。

5. 有出血倾向者慎用动脉穿刺法采集动脉血标本。

六、理论提问

1. 动脉血标本采集的目的是什么？

答：采集动脉血标本，作血液气体分析。

2. 动脉血标本采集的部位在哪？

答：桡动脉、肱动脉、股动脉、足背动脉。

3. 动脉采血拔针后局部按压时间多长？

答：应加压止血3~5分钟，避免出血或形成血肿。

4. 列举影响动脉采血结果的因素有哪些？

答：吸氧状况下、存放时间长、标本内含有气泡、正在输入脂肪乳、标本内肝素液过多。饮热水、洗澡、运动须休息30分钟后再采血。

5. 新生儿动脉采血应避免选择什么动脉进行穿刺？

答：应避免股动脉，因股动脉穿刺垂直进针时易伤及髋关节。

6. 动脉穿刺抽血法操作并发症有哪些？

答：动脉痉挛、感染、皮下血肿、筋膜间隔综合征及桡神经损伤。

七、评分标准

见表 6－3－1。

表 6－3－1　动脉血标本采集技术操作评分标准

<table>
<tr><th>项目</th><th colspan="2">技术操作要求</th><th>分值</th><th>扣分及原因</th><th>实际扣分</th></tr>
<tr><td rowspan="9">准备质量标准（20 分）</td><td rowspan="5">评估</td><td>病情，治疗情况，意识状况，肢体活动能力</td><td>2</td><td></td><td></td></tr>
<tr><td>对动脉血标本采集的认知和合作程度</td><td>2</td><td></td><td></td></tr>
<tr><td>穿刺部位的皮肤及动脉搏动情况</td><td>4</td><td></td><td></td></tr>
<tr><td>患者体温、吸氧状况或呼吸机参数的设置</td><td>2</td><td></td><td></td></tr>
<tr><td>患者有无血液性传染病</td><td>2</td><td></td><td></td></tr>
<tr><td colspan="2">护士：衣帽整洁，洗手、戴口罩</td><td>2</td><td></td><td></td></tr>
<tr><td colspan="2">物品：准备齐全、放置合理</td><td>2</td><td></td><td></td></tr>
<tr><td colspan="2">环境：清洁、安全，光线适宜</td><td>2</td><td></td><td></td></tr>
<tr><td colspan="2">体位：平卧位</td><td>2</td><td></td><td></td></tr>
<tr><td rowspan="6">操作流程质量标准（60 分）</td><td colspan="2">核对床号、姓名、检验项目</td><td>5</td><td></td><td></td></tr>
<tr><td colspan="2">向患者解释采血目的、方法、配合要点</td><td>3</td><td></td><td></td></tr>
<tr><td colspan="2">安置合适体位，暴露穿刺部位</td><td>3</td><td></td><td></td></tr>
<tr><td colspan="2">消毒皮肤方法准确</td><td>3</td><td></td><td></td></tr>
<tr><td colspan="2">检查血气针（注射器取肝素液方法正确）</td><td>3</td><td></td><td></td></tr>
<tr><td colspan="2">消毒术者左手示指和中指或戴手套</td><td>3</td><td></td><td></td></tr>
</table>

续表

项目	技术操作要求	分值	扣分及原因	实际扣分
操作流程质量标准（60分）	再次核对	5		
	动脉搏动最明显处固定动脉于两指间	5		
	垂直或与动脉呈30°~90°角穿刺	3		
	采集方法正确	3		
	按压方法正确	3		
	标本与空气隔绝方法正确	5		
	正确处理血标本	3		
	再次核对	3		
	协助患者取舒适卧位	2		
	标本及时送检	2		
	物品用后处理正确	3		
	洗手，记录	3		
终末质量标准（20分）	准确执行无菌技术操作和查对制度	4		
	操作规范、熟练，有计划性、条理性	4		
	采集血液为动脉血	5		
	与患者沟通有效，患者感到安全，能配合操作	2		
	理论回答正确	5		
总分（100分）		100		

第四节　心电监护仪操作流程及评分标准

一、评估

1. 评估操作环境、光照情况及有无电磁波干扰。

2. 患者病情、意识状态、合作程度。

3. 患者指端皮肤及胸腹部皮肤情况，肢体活动情况。

二、准备

1. 护士　衣帽整洁，洗手。

2. 物品　性能良好的心电监护仪一台、电极片数个、快速手消毒液、污物缸、75%乙醇纱布、监护记录单等（必要时备备皮刀、滑石粉、插线板）。

3. 环境　能保护患者隐私，无电磁波干扰，光照好。

4. 体位　取平卧位或半坐卧位，注意保暖。

三、方法

携用物至床旁→查对→解释操作目的、方法→连接心电监护仪电源，打开电源开关→检查心电监护仪性能及导线连接是否正常→将电极片与监护仪导线连接→清洁需粘贴处皮肤，保证电极片与皮肤接触良好→按监护仪导线图示粘贴电极片于正确位置（三电极，负极：右锁骨中点下缘；正极：左腋前线第四肋间；接地电极：剑突下偏右。五电极，右上RA：右锁骨中线第一肋间；左上LA：左锁骨中线第一肋间；右下RL：右锁骨中线剑突水平处；左下LL：左锁骨中线剑突水平处；胸导C：胸骨左缘第四肋间）→将血压袖带捆绑于上臂正确位置→清洁对侧指端皮肤及指甲，保证指套与皮肤表面接触良好→将氧饱和度指夹夹于对侧手指→选择导联设置相应合理的报警界限→遵医嘱设置测血压间隔时间，测第一次血压→整理好导联线置于适当位置→快速手消毒→遵医嘱记录监护参数。

停心电监护时：

洗手→携用物至床旁→查对→向患者解释说明，取得合作→关机→断开电源→取下电极片→清洁局部皮肤→协助患者穿衣→整理床单元及用物→快速手消毒→遵医嘱记录停止时间及参数。

四、评分标准

见表6－4－1。

表6－4－1　心电监护仪操作评分标准

项目	技术操作要求	分值	扣分及原因	实际扣分
准备质量标准（15分）	评估：环境无电磁波干扰，患者病情、意识状态、合作程度，指端皮肤及胸腹部皮肤情况，肢体活动情况	5		
	护士：衣帽整洁，洗手	3		
	物品：心电监护仪一台、电极片数个、快速手消毒液、污物缸、75%乙醇纱布、监护记录单等	4		
	环境：能保护患者隐私，无电磁波干扰，光照好	3		
操作流程质量标准（65分）	查对，解释操作目的、方法	5		
	检查心电监护仪性能及导线连接是否正常	5		
	将电极片与监护仪导线连接	4		

续表

项目	技术操作要求	分值	扣分及原因	实际扣分
操作流程质量标准（65分）	粘贴电极片于正确位置（粘贴前清洁粘贴处皮肤，保证电极片与皮肤接触良好）	8		
	将血压袖带捆绑于上臂正确位置	6		
	将氧饱和度指夹夹于对侧手指	5		
	选择导联设置相应合理的报警界限	8		
	遵医嘱设置测血压间隔时间，测第一次血压	8		
	整理好导联线置于适当位置	5		
	向患者交代注意事项	6		
	消毒双手，记录	5		
终末质量标准（20分）	操作熟练，符合流程	7		
	交代注意事项清楚	6		
	与患者沟通语言通俗易懂	7		
总分（100分）		100		

第五节　团队急救操作流程及评分标准

一、目的

1. 提升护理人员的急救意识，提高抢救成功率。

2. 提升护理人员在紧急情况下的应急反应、组织协调及团队配合能力。

3. 强化护理人员风险防范意识，确保紧急情况下的有效沟通。

二、注意事项

1. 参与抢救人员沉着冷静、组织有序，成员分工合理、配合默契。

2. 人员站位合理

头位：负责吸氧、吸痰、呼吸气囊、病情观察及现场的指挥工作。

胸位：负责胸外按压、除颤、心电监护等。

腰位：通道管理，输液、导尿、采血等。

脚位：记录、管理、补充和传递抢救物品。

3. 注意保护患者隐私，清理现场无关人员。

4. 严格遵守核心制度（抢救制度、医嘱查对制度、消毒隔离制度等），规范执行口头医嘱，抢救所用的安瓿妥善保管，抢救结束后双人核对记录后方可丢弃。

5. 护理人员操作熟练，动作敏捷、规范、节力。

6. 准确记录抢救过程，时间精确到分，注意医护一致性。

7. 保证医护、护护及护患之间的有效沟通，做好家属的安抚工作。

8. 抢救中、抢救后严密观察患者病情变化，做好床头交接班。

9. 急救物品、药品均处于良好备用状态。做到“五定一及时”（定品种数量、定点放置、定人管理、定时检查、定期消毒灭菌，及时维修补充）。

三、评分标准

见表6－5－1。

表 6-5-1　团队急救操作程序和评分标准

环节	操作流程及要求	分值	扣分细则	扣分及原因
操作前（5分）	环境准备：环境安全、整洁、宽敞，物品摆放规范	2	一项不符要求 -1	
	用物准备：物品齐全、在有效期内、性能完好	2	一项不符要求 -1	
	护士准备：着装整洁、规范	1	不符要求 -1	
操作中（70分）	1. 判断评估	10		
	①确认环境安全		未确认环境安全 -1	
	②判断患者意识：轻拍双肩，高声呼叫患者，确认患者意识丧失		未判断意识 -1；未双侧呼叫患者 -0.5	
	③摆放复苏体位，去枕平卧，松解衣物		未去枕平卧 -0.5；未解衣物 -0.5	
	④同步评估呼吸与脉搏，判断患者呼吸：观察胸廓有无起伏		未评估呼吸 -1；评估方法不正确 -0.5	
	⑤同时触摸近侧颈动脉搏动：以示指和中指指尖轻触气管正中旁开两指处，合计 5~10 秒		未判断颈动脉搏动 -1；判断方法不正确或判断时间 < 5 秒 -0.5	
	⑥确认患者大动脉搏动消失，自主呼吸消失（或呼吸微弱/叹息样呼吸）		未确认动脉搏动消失，自主呼吸消失 -1	
	⑦立即呼救，寻求帮助（须指定人员）		未呼救 -1；呼救未指定人员 -0.5	
	⑧记录抢救开始时间		未记录抢救时间或记录不准确（实时） -1	

续表

环节	操作流程及要求	分值	扣分细则	扣分及原因
操作中（70分）	2. 胸外按压	15		
	①评估是否坚硬平面，酌情垫硬板		未评估或未垫硬板 -1	
	②操作者位于患者一侧，双脚自然分开，与肩同宽		姿势不正确 -1	
	③按压部位：胸骨正中与两乳头连接交叉点		按压部位错误 -2 或以电脑扣分为准	
	④按压手法：双手掌根重叠，十指相扣，手指翘起离开胸壁，上半身前倾；两臂伸直，垂直向下用力，每次按压后掌根不离开定位点位，不倚靠胸壁，保证胸廓充分回弹		手指未翘起 -1；两臂未伸直、垂直 -1；胸廓未回弹 -0.5；掌根倚靠胸壁 -0.5	
	⑤按压深度：5~6cm		按压深度不正确 -1 或以电脑扣分为准	
	⑥按压频率：100~120 次/分		按压深度不正确 -1 或以电脑扣分为准	
	⑦按压 30 次，同时观察患者面色		按压深度不正确扣 -1;未观察面色 -1	
	⑧按压与通气：按 30:2 进行		按压呼吸比例不正确 -2	
	⑨5 个循环后再次评估		评估方法不正确 -1；未记录时间 -1	

续表

环节	操作流程及要求	分值	扣分细则	扣分及原因
操作中（70分）	3. 心电监护	15		
	①评估环境		未评估电磁波干扰 -1	
	②评估患者		未评估胸前皮肤 -0.5；未评估指端情况 -0.5；未评估上臂活动度 -0.5	
	③检查监护仪性能，导线连接完好		未检查监护仪性能、导线 -1	
	④粘贴电极片		未清洁胸前皮肤或指端皮肤 -1；电极片连接错误 -2	
	⑤连接指脉氧夹		未连接指脉氧夹或连接错误 -1	
	⑥绑血压袖带，位置正确（肱动脉搏动最明显处、肘窝上2横指）松紧度适宜（1横指）		未绑血压袖带 -1；袖带位置不正确 -2；松紧不适宜 -0.5	
	⑦调节参数（心率、呼吸、血压、血氧饱和度）		未调节参数 -1；设置不完全 -0.5；未设置间隔时间 -0.5	
	⑧测量第一次血压		未测量第一次血压 -1	
	⑨记录（心率、呼吸、血压、血氧饱和度）		未记录或记录不符合规范 -1	

续表

环节	操作流程及要求	分值	扣分细则	扣分及原因
操作中（70分）	4. 人工通气+吸氧	15		
	①开放气道，清理呼吸道，连接简易呼吸球囊		未准确连接简易呼吸球囊 -1	
	②连接球囊与氧气		未连接氧气 -1	
	③调节氧气流量 8 ~ 10L/min		氧气流量调节不正确 -1	
	④EC 手法固定氧气面罩，使患者口鼻密闭，通气时间大于1秒		手法错误 -1；口鼻面罩漏气 -1；通气时间不足 -0.5	
	⑤2 次有效呼吸，观察胸廓起伏		吹气次数不够 -0.5；胸廓未起伏 -0.5；未观察胸廓起伏 -0.5	
	⑥持续 5 个循环，再次评估，若抢救成功后给予鼻氧管吸氧，吸氧无间断		完成 5 个循环后未评估呼吸 -1；操作不规范 -1；吸氧中断 -1	
	⑦评估鼻腔，清洁鼻腔		未评估鼻腔 -0.5；未清洁鼻腔 -0.5	
	⑧连接鼻氧管，调节氧流量 3L/min		连接鼻导管顺序错误 -2；流量不正确 -0.5	
	⑨正确检查鼻氧管通畅		未检查鼻氧管通畅 -1	
	⑩妥善固定鼻氧管		未固定鼻氧管或固定不正确 -0.5	

续表

环节	操作流程及要求	分值	扣分细则	扣分及原因
操作中（70分）	5. 建立通路（静脉输液 + 静脉给药）	15		
	①核对医嘱，携用物至床旁，排气		操作前未检查 -1；排气有空气或方法不正确 -0.5	
	②选择穿刺血管合理		选择血管不正确 -0.5	
	③扎压脉带符合要求，消毒皮肤符合要求（直径 >5cm）		扎压脉带法不正确 -0.5；未消毒 -1；消毒方法不正确 -1	
	④消毒皮肤待干，准备敷贴、胶布，再次排气		未待干 -0.5；未再次排气 -0.5	
	⑤再次核对进针，见回血三松，妥善固定		未再次核对 -1；未一针见血 -1；未三松 -0.5；固定不妥或方法不正确 -0.5	
	⑥根据医嘱调节滴数，再次核查		未调节滴数或滴数不正确 -0.5；调节滴数时间不足 15 秒 -0.5；未再次核查 -1	
	⑦遵医嘱静脉推注肾上腺素 1mg		推注方法不正确 -0.5；未核对 -1；违反无菌原则 -1	
	⑧正确执行口头医嘱		口头医嘱执行不规范 -1	
	⑨记录时间及用药情况		未记录 -1；记录不规范 -0.5	

续表

环节	操作流程及要求	分值	扣分细则	扣分及原因
操作后（5分）	安置患者：患者隐私保护，体位合适	2	体位不合适 -1；未保护隐私 -1	
	用物处置与环境整理：医疗废物处理规范，整理环境	2	医疗废物未处理或处理不规范 -1；环境未整理 -1	
	洗手、记录抢救病历	1	未洗手 -0.5；未记录 -0.5	
整体评价（20分）	反应迅速，分工合理，组织有序，配合默契	4	酌情扣分	
	操作熟练，动作敏捷、规范、节力	4	酌情扣分	
	人员站位合理、物品摆放合理	4	酌情扣分	
	遵守核心制度（抢救、查对、执行医嘱、消毒隔离等）	4	酌情扣分	
	全程观察病情变化、沟通良好、关爱患者，体现人文关怀	2	酌情扣分	
	处置合理、符合临床实际	2	酌情扣分	
合计		100		

第六节　心脏电除颤技术操作流程及评分标准

一、目的

用较强的脉冲电流通过心脏来消除心律失常，使之恢复窦性心律。

二、评估

1. 患者心电图波形及操作环境。

2. 患者病情、意识、合作程度。

3. 电除颤部位皮肤情况，是否装有心脏起搏器及是否有金属挂件，电极片是否避开除颤部位。

三、准备

1. 护士　按要求着装。

2. 物品　性能良好的心电除颤仪、有效期内的导电膏、有效期内的快速手消毒液、卫生纸、盐水纱布数块（备用）、医用垃圾桶、护理记录单。

3. 环境　安静、安全，无关人员回避。

4. 体位　去枕平卧位，暴露胸部，左上肢外展。

四、方法

场景描述：3 床 XX 突发室颤正在进行心肺复苏术（CPR），遵医嘱立即进行电除颤，携用物至床旁→核对，评估环境→确定心电示波为室颤波，记录时间→连接电源，打开开关→患者取去枕平卧位→评估患者胸前皮肤情况及除颤部位情况，去除身上金属挂件及其他导电物质→将患者左臂外展 90°，迅速观察除颤仪各导线连接是否正常→取下电极板，均匀涂抹导电膏→选择非同步直流电除颤→选择除颤能量（单向波360J，双向波150～200J）→将电极板置于标准位置［常规位置STERNUM（左手）（心底部）电极板置于胸骨右缘第二、三肋间，APEX（右手）（心尖部）电极板置于左侧腋中线与第五肋间交界处（两块电极板之间距离不小于10cm）］→将电极板上的导电膏涂抹在除颤部位→再次评估心电图仍为室颤→按充电电钮，迅速充电至所需能量→确认充电能量→请所有人员（包括操作者）离开患者及床旁→两手同时放电（放电前大声呼叫“1，2，3”，放电电极板紧贴皮肤并加压）→判断除颤效果→观察监护仪上患者的心律转为窦性心律→除颤成功，记录时间→（如不成功立即行心肺复苏5个循环后再进行除颤）→撤离电极板，关闭除颤仪→用卫生纸擦拭患者除颤部位的导电膏并观察患者皮肤有无红肿，灼伤→整理患者衣物及床单元，为患者取舒适体位→用卫生纸擦拭电极板上的导电膏→归位→手消→观察患者心率、脉搏、呼吸、血压、意识→记录→遵医嘱进行后续治疗→推除颤仪回治疗室→整理用物，垃圾分类处置→除颤仪消毒晾干后充电备用→洗手。

五、评价

1. 选择除颤方式正确。
2. 患者体位摆放正确。
3. 除颤能量选择正确。
4. 电极板位置放置正确。
5. 除颤后患者皮肤无损伤。
6. 除颤后能及时观察患者的生命体征。
7. 整理用物，能做到除颤仪充电备用。

六、注意事项

1. 确认患者的心律为室颤。

2. 切忌两个电极板相互涂擦导电膏。

3. 电极板位置放置正确，左右手切勿拿反。

4. 除颤时电极板紧贴皮肤，不留空隙，双手同时按压两个放电按钮。

5. 消瘦且肋间隙明显凹陷而致电极与皮肤接触不良者宜用多层盐水纱布，改善皮肤与电极的接触。

6. 保持电极手柄、电极板干燥，避免短路。

7. 如安装永久起搏器的患者，须避开起搏器，且避开起搏器部位不少于10cm。

8. 放电前确认所有人员均不接触病床、患者及与患者连接的任何设备。

9. 除颤后，须立即给予5个循环的高质量胸外心脏按压，增加组织灌注，再次观察除颤后心律，需要时再次除颤。

七、理论提问

1. 电极板放置在什么位置？

答：常规位置为STERNUM（左手）（心底部）电极板置于胸骨右缘第二、三肋间，APEX（右手）（心尖部）电极板置于左侧腋中线与第五肋间交界处（两块电极板之间距离不小于10cm。

2. 除颤的能量如何选择？

答：成年人除颤——非同步：单向波360J；双向波150～200J；同步：单向波200J，双向波120～200J。1～8岁儿童除颤——首次：2J/kg；第二次及续后：4J/kg。

八、评分标准

见表6-6-1。

表6-6-1　心脏电除颤技术操作评分标准

项目	技术操作要求	分值	扣分及原因	实际扣分
准备质量标准（20分）	评估：患者的病情、意识、合作程度；患者心电图波形；电除颤部位皮肤情况；是否装有心脏起搏器及是否有金属挂件；电极片位置	9		
	护士：仪表端庄，着装整齐	2		
	物品：物品齐全，放置合理	4		
	环境：安静、安全，无关人员回避	2		
	体位：去枕平卧位，左上肢外展，暴露胸部	3		
操作流程质量标准（60分）	携用物至床旁，核对，评估环境	3		
	确定心电图波形，连接电源，开机	2		
	评估患者皮肤情况	5		
	去枕平卧位，左上肢外展，暴露胸部	3		
	观察各导线连接情况	2		
	取下电极板，涂抹导电膏	2		
	根据病情选择除颤方式（非同步直流电除颤）	3		
	选择除颤能量（单向波360J，双向波200J）	3		
	正确放置电极板位置，将导电膏涂抹在除颤部位	5		
	再次评估心电图波形	3		

续表

项目	技术操作要求	分值	扣分及原因	实际扣分
操作流程质量标准（60 分）	按充电按钮，迅速充电至所需能量，确认充电能量	5		
	提醒所有人包括操作者离开病床及患者	3		
	电极板与皮肤紧密接触并加压，两手同时放电	3		
	观察心电图，患者意识，判断除颤是否成功	3		
	撤离电极板，关闭除颤仪	2		
	擦拭患者除颤部位的导电膏并观察皮肤情况，整理患者衣物及床单元，为患者取舒适体位	5		
	擦拭电极板上的导电膏，归位	2		
	观察患者生命体征并记录	3		
	正确处理用物，洗手	3		
终末质量标准（20 分）	准确判断患者发生心律失常（室颤）	4		
	操作方法正确、熟练、轻柔，除颤方式选择正确	4		
	电极板位置放置准确，与患者皮肤密切接触	3		
	选择能量正确	3		
	准确判断除颤成功	3		
	放电前嘱所有人离开病床及患者	3		
总分（100 分）		100		

第七节　静脉输液泵/输注泵使用技术操作流程及评分标准

一、目的

准确控制输液速度，使药物速度均匀、用量准确、安全地进入患者体内发生作用。

二、评估

1. 患者病情、心理状态、自理、合作程度及过敏史（包括药物和消毒剂）。
2. 穿刺部位皮肤及静脉情况。
3. 输注药物的性质及对血管的影响程度。

三、准备

1. 护士　仪表端庄，着装整齐，洗手，戴口罩。
2. 物品　输液泵/输注泵、治疗盘、输液器、泵注射器（一次性 20ml 或 50ml）、注射泵、延长管、输液药物（已配置）、安尔碘、棉签、输液标签、敷贴、止血带、手消毒液、锐器盒、污物缸、输液记录单、笔、表，必要时备三通管。
3. 环境　安静、整洁，光线适宜，适合操作。
4. 体位　排尿后取舒适体位。

四、方法

处置医嘱→将输液架拿到床旁，核对，向患者解释，请患者排便。

1. 治疗室　输液泵（备齐用物→查对→粘贴输液标签→查

药物、注射器质量，无误后按无菌操作原则加药并混匀→再次查对→检查输液器质量，插入输液器）。

输注泵（注射器抽液加药剂量准确→正确连接注射器与输注泵泵管→排尽空气→注明药液的名称及药物浓度，按需要备一个抽好稀释液带头皮针的注射器）。

2. *病房输液* 携用物至床旁→将输液泵/输注泵安装在输液架上（输液泵/输注泵因厂家、型号不同而使用方法不同）→连接电源→检查输液泵/输注泵→向患者解释目的和方法→查对→①输液泵［挂输液瓶，一次排气成功→选择血管→扎止血带→消毒皮肤→准备敷贴→嘱患者握拳→再次查对并检查有无气泡→左手绷紧皮肤→右手以15° ~ 30°自静脉上方或侧方刺入皮下，再沿静脉走向滑行刺入静脉→见回血，再顺静脉进针少许→松止血带、松拳、松输液夹，敷贴固定→将输液管放置在输液泵的管道槽中→关闭泵门→设定输液参数（滴数/分钟或毫升数/小时或输液时间）和预输量→按“开始/停止”键、启动输液］。②输注泵［使用特殊药液前后需稀释液开通静脉再连接泵延长管设定泵速（每小时泵入液量）和需泵入量→按“开始/停止”键、启动注射］→快速手消毒→填写护理记录单（记录内容：输入时间、药物、速度、剂量等）→向患者交代注意事项→整理用物→回治疗室。

3. *停止输液* 携用物至床旁→向患者解释输注结束→关闭“开始/停止”键→停止输液输注（拔针）→取出输液管/输注泵管→整理用物→洗手→记录输液/输注有无异常、结束时间等。

五、评价

1. 准确执行查对制度和无菌操作规程。
2. 操作规范，一次性穿刺成功。
3. 与患者沟通语言恰当、态度和蔼，告知输液泵/输注泵相关注意事项。

六、注意事项

1. 护士应了解输液泵/输注泵的工作原理，熟练掌握其使用方法。

2. 在使用输液泵控制输液的过程中，护士应加强巡视。如输液泵出现报警，应查找可能的原因，给予及时处理。①阻塞报警：先按暂停键停止输液，排除报警原因（调节器未开、输液管折叠、漏针等），再重新启动输液；②气泡报警：先按暂停键停止输液，排除报警原因（输液管内有气泡、空瓶、输液管未正确安装到气泡感应器部位），再重新启动输液；③超时报警：先按静音键消除报警，再按启动键开始输液；④开机时出现错误：先按静音键消除报警，再按正确方法重新安装输液管；⑤点滴异常报警：先按消音键消除报警，再安装点滴调节夹（使用点滴模式，必须安装点滴感应夹）。

3. 对患者进行正确的指导

（1）告知患者，在护士不在场的情况下，一旦输液泵出现报警，应及时打信号灯求助护士，以便及时处理出现的问题。

（2）患者、家属不要随意搬动输液泵，防止输源泵电源线因牵拉而脱落。不要随意调节输液泵。

（3）患者输液肢体不要剧烈活动，防止输液管道被牵拉脱出。

（4）告知患者，输液泵内有蓄电池，患者如需入厕，可以打信号灯请护士帮忙暂时拔掉电源线，返回后再重新插好。

七、理论提问

1. 使用输液泵/输注泵的目的是什么？

答：准确控制输液速度，使药物速度均匀、用量准确、安全地进入患者体内发生作用。

2. 护士应注意什么?

答: ①正确设定输液速度及其他必需的参数，防止设定错误而延误治疗；②护士随时查看输液泵/输注泵的工作状态，及时排除报警、故障，防止液体输入失控；③注意观察穿刺部位皮肤情况，防止发生液体外渗，出现外渗及时给予相应处理；④严密观察液体输注情况，防止空气栓塞的发生。

3. 护士告知患者的内容有哪些?

答: ①告知患者使用输液泵的目的、输入药物的名称、输液速度；②告知患者输液肢体不要进行剧烈活动；③告知患者及家属不要随意搬动或调节输液泵，以保证用药安全；④告知患者有不适感觉或机器报警时及时通知医护人员。

八、评分标准

见表 6－7－1。

表 6－7－1　静脉输液泵/输注泵使用技术操作评分标准

项目	技术操作要求		分值	扣分及原因	实际扣分
准备质量标准（20 分）	评估	患者的病情、心理状态及自理、合作程度，环境清洁、舒适、安全	4		
		穿刺部位皮肤及静脉情况	3		
		须注入药物的性质及对血管的影响程度	3		
	护士	仪表端庄，服装整洁	3		
		洗手、戴口罩符合要求	2		
	准备：备齐用物，放置合理		2		
	体位：排尿后取舒适体位		3		

续表

项目	技术操作要求	分值	扣分及原因	实际扣分
操作流程质量标准（60分）	核对医嘱、输液卡（三查八对一注意）	5		
	输液泵（配液参考密闭式静脉输液）	15		
	输液泵（注射器抽液、加药剂量准确，正确连接注射器与输注泵泵管、排尽空气，注明药液的名称及药物浓度）	5		
	核对并向患者解释	5		
	安全准确地放置输液泵/输注泵，连接电源、打开泵开关，按输液法连接液体与泵管，排净空气后，正确安置输液泵管于输液泵上，并与常规输液器连接	5		
	将配好药液、连接好泵管的注射器正确安置于输注泵上，并与常规输液器连接	5		
	按照医嘱正确设定滴速/泵速、输液量等需要设置的参数	5		
	再次核对	3		
	向患者交代注意事项	5		
	协助患者取舒适卧位、整理床单元	2		
	用物处置符合规范，洗手，记录，签全名	5		
终末质量标准（20分）	操作方法正确、熟练、轻巧	4		
	设置滴速/泵速等参数正确、符合医嘱	4		
	与患者沟通语言恰当、态度和蔼，告知操作的目的和注意事项	4		
	了解用药目的、不良反应及配伍禁忌	4		
	执行查对制度及无菌操作规程	4		
总分（100分）		100		

第八节 胃肠减压技术操作流程及评分标准

一、目的

利用负压作用，将胃肠道中聚集的气体、液体吸出，减轻胃肠道内压力。用于消化道及腹部手术，减轻胃肠胀气，增加手术安全性；通过对胃肠减压吸出物的判断，可观察病情变化，协助诊断。

二、评估

1. 患者病情、生命体征、意识状态及合作程度，胃肠减压的目的。
2. 患者鼻腔情况，有无鼻中隔偏曲，鼻腔黏膜有无炎症、肿胀，有无息肉等。
3. 患者有无人工气道及义齿。
4. 患者有无食管及胃肠梗阻或术后情况。
5. 患者有无凝血障碍。

三、准备

1. 护士　着装整洁，洗手，戴口罩。
2. 物品　治疗车上层：治疗盘、杯子（内盛凉开水）、治疗巾、一次性胃管（内含 PE 手套、润滑剂）、20ml 注射器、无菌弯盘一套（纱布一块）、别针、棉签、胶布（胃管固定贴）、听诊器、胃肠减压器、手电筒、快速手消毒液。治疗车下层：生活垃圾桶、医用垃圾桶、锐器盒。
3. 环境　安静、安全、整洁，光线适宜。
4. 体位　能配合者取半坐位或坐位；无法坐起者取右侧卧

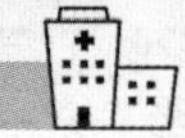

位；昏迷患者取去枕平卧位，头往后仰；中毒患者取左侧卧位或仰卧位，注意避免误吸。

四、方法

处置医嘱、核对→携用物到床旁→核对解释→协助患者取合适体位→查看腹部情况→检查鼻腔，有无义齿→手消→清洁鼻腔→颌下垫治疗巾，边缘平剑突处，备弯盘→准备注射器，放入弯盘→打开一次性胃管，备润滑剂，戴手套→检查胃管，关闭胃管末端→润滑胃管前端，测量插管长度→核对→一手托住胃管→另一手持胃管前端沿一侧鼻孔轻轻插入10～15cm（咽喉部）（嘱患者做吞咽动作，如为昏迷患者则将患者头部托起，使下颌靠近胸骨柄以增大咽喉部通道的弧度）→插胃管至所测量的长度→检查胃管是否在胃内→连接胃肠减压器→脱手套→用纱布擦拭鼻部，妥善固定胃管→撤去弯盘及治疗巾→观察胃肠引流液的颜色、性质、量→固定胃肠减压器→填写、粘贴胃管标识，标注负压球日期、责任人→协助患者取舒适体位→整理床单位→交代注意事项→核对→手消→记录→处置用物→洗手。

五、评价

1. 与患者沟通到位，态度和蔼。
2. 动作轻柔、准确，操作熟练。
3. 胃管放置到位，胃肠减压有效。

六、注意事项

1. 近期有上消化道出血病史、食管静脉曲张、食管梗阻及极度衰弱患者慎做此项操作。

2. 患者安放胃肠减压后，应停止口服药物和饮食。如必须口服药物时，应将药物磨碎溶于水并注入导管，注入后须夹闭1

~2 小时。

3. 妥善固定胃肠减压装置，防止变换体位时加重对咽部的刺激，以及受压、脱出影响减压效果。

4. 使用胃肠减压患者应给予静脉补液，以维持水、电解质平衡。应密切观察病情变化、引流液的颜色及性质，记录 24 小时引流量及胃肠功能恢复情况，并做好记录。

5. 胃肠减压患者应加强口腔护理及鼻腔清洁。

七、评分标准

见表 6－8－1。

表 6－8－1　胃肠减压技术操作评分标准

项目	技术操作要求		分值	扣分及原因	实际扣分
准备质量标准（20 分）	评估	患者病情，意识状态，合作程度，胃肠减压的目的	5		
		患者鼻腔情况，是否有人工气道、食管及胃肠道梗阻，有无凝血功能障碍	5		
	护士：着装整齐，洗手，戴口罩		3		
	物品：备齐用物，放置合理		3		
	环境：清洁、安静，光线适宜		2		
	体位：协助患者取仰卧位或半坐卧位		2		
操作流程质量标准（60 分）	核对患者，解释操作目的及配合方法		3		
	协助患者取正确体位，查看腹部情况		4		
	检查鼻腔、义齿		2		
	手消，清洁鼻腔		3		
	铺治疗巾		2		

续表

项目	技术操作要求	分值	扣分及原因	实际扣分
操作流程质量标准（60分）	放置弯盘、注射器方法正确	2		
	打开胃管，备润滑剂，戴手套	3		
	检查胃管，关闭胃管末端，润滑胃管前端	3		
	测量胃管插入长度	4		
	核对	2		
	插入胃管方法正确，插入长度准确	6		
	检查胃管是否在胃内	2		
	正确连接胃肠减压器	2		
	脱手套	1		
	妥善固定胃管，撤去弯盘及治疗巾	4		
	观察胃肠引流液的颜色、性质、量	3		
	妥善固定胃肠减压器	2		
	填写、粘贴胃管标识，标注负压球日期、责任人	2		
	协助患者取舒适体位，整理床单元	2		
	告知注意事项	2		
	核对	2		
	手消、记录	2		
	整理用物，洗手	2		
终末质量标准（20分）	与患者沟通到位，态度和蔼	3		
	动作轻柔、准确，操作规范	5		
	胃管插管到位	4		
	胃肠减压有效	3		
	理论回答正确	5		
总分（100分）		100		

第九节　外周浅静脉留置针输血技术操作流程及评分标准

一、目的

1. 补充血容量，升高血压。
2. 补充血红蛋白，纠正贫血。
3. 增强机体抗病能力。
4. 增加蛋白质，纠正低蛋白血症。
5. 补充各种凝血因子，改善凝血作用。
6. 排出有害物质。
7. 保护血管，避免液体外渗。

二、评估

1. 患者的病情、年龄、意识状态、自理能力、生命体征、输血史及不良反应史、配合程度。
2. 患者对输血治疗的心理状态，对相关知识的知晓情况。
3. 穿刺部位的皮肤和血管情况。
4. 患者的血型、血制品的质量、交叉配血的结果。

三、准备

1. *护士*　着装整洁，洗手，戴口罩。
2. *物品*　治疗车上层：0.9%氯化钠250ml、治疗盘、安尔碘、留置针（适宜型号）、压脉带、棉签、一次性输血器、血制品、透明贴膜、胶布、肾上腺素一支、2ml注射器一副、体温计一支、护理记录单、输液单、血型鉴定单、输血记录单、输液瓶贴、手消毒液、污物缸、排液碗、弯盘、一次性手套（必要时）。治疗车下层：垃圾袋（医用、生活），锐器盒，装污染压脉带小桶。

3. 环境　清洁、安全，光线适宜，适合无菌操作。

4. 体位　取舒适体位。

四、方法

处置医嘱，双人核对→核对患者→告知操作目的→评估患者，测量生命体征→评估环境→洗手、戴口罩→准备用物，双人核对血制品→严格执行“三查九对”→携用物至床旁，解释→再次双人核对并签名→连接生理盐水→排气→合理选择血管→扎压脉带→选择静脉→以穿刺点为中心，环形消毒皮肤→松压脉带（压脉带扎于穿刺点上方10cm，消毒直径大于8cm）→手消→连接留置针→排气（将头皮钢针针尖刺入肝素帽中，打开调节夹，当液体充满肝素帽后将头皮钢针完全刺入肝素帽中，松动白色端帽，排尽Y管空气，拧紧白色端帽）→扎压脉带→第二次消毒皮肤→再次核对患者信息→再次排气→关闭调节夹→松动针芯→去除针套→嘱患者握拳→右手持针，针尖与皮肤呈15°~30°进针→见回血后→降低穿刺角度→再进针少许→撤出针芯0.5cm→将针芯和软管一起送入血管，完全撤出针芯→三松（压脉带、调节夹、拳）（软管末端不要完全送入血管，形成幅度，避免软管打折，扎止血带时间<1分钟）→敷贴固定→小标签上注明穿刺日期、时间、操作者姓名→贴于留置针尾部→U形固定留置针延长管（以穿刺点为中心，无张力覆盖敷贴。导管禁压穿刺血管，肝素帽高于导管上方，白色端帽在穿静脉外侧，在分叉处固定）→再次核对患者信息，调节滴数→输入生理盐水30~50ml→双人再次核对输血信息→轻轻摇匀血液→连接血袋→打开输血器调节夹开始输注血制品，调节输血滴数，双签名（输血起始速度宜慢，一般15~20滴/分）→观察15分钟，测量生命体征，根据医嘱调节输血速度（一般成人为40~60滴/分，儿童酌

减）→协助患者取舒适体位→整理床单元→交代注意事项→洗手→记录→输血过程中加强巡视→观察患者有无不良反应→输血是否通畅→输血完毕→再次输入生理盐水冲洗管路→测量生命体征→处置用物→洗手→记录。

五、评价

1. 严格执行输血查对制度及安全输血原则。

2. 严格执行无菌技术、标准预防。

3. 护士操作规范、熟练，输血通畅，无血液浪费现象。

4. 穿刺一针见血，透明敷贴及导管固定符合要求。

5. 与患者沟通语言文明、态度和蔼，做好相关健康教育，患者及家属知晓。

6. 输血前、中、后观察到位，处理故障及时、正确。

六、注意事项

1. 输血前采集配血标本：核对输血申请单后，将标签贴于试管上，双人核对，携输血申请单及已贴标签的试管前往床边采血。严格执行一人一单一架一管，严格执行核对制度，避免发生差错。

2. 严格执行双人核对及“三查九对”制度，输血核对者与操作者应为同两人（三查：血制品有效期、血制品质量、输血装置是否完整；九对：床号、姓名、住院号、血袋号、血型、交叉配血试验结果、血制品种类、剂量、有效期）。

3. 严格执行无菌操作。

4. 血液制品不应加热，不应随意加入其他药物。

5. 输入两袋以上血液或连续输入不同供血者血液时，应在前一袋血输尽后，用无菌生理盐水冲洗输血器，再接下一袋血继续输注。输血过程中应对患者进行密切观察，有无输血反应、有

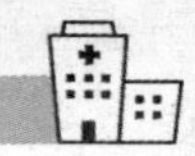

无局部疼痛等。一旦出现输血反应，应立即减慢或停止输血，更换输血器，用生理盐水维持静脉通道，通知医生处理，保留余血及输血器，并上报输血科。

（1）发热反应：发热、寒战，伴有头痛、恶心、呕吐等。

（2）过敏反应：皮肤瘙痒、荨麻疹等。

（3）溶血反应：头胀痛、四肢麻木、腰背部剧烈疼痛、黄疸、血红蛋白尿、胸闷等。

（4）大量快速输血引起的并发症：手足抽搐、出血倾向、血压下降、心率缓慢、心室纤颤等，甚至发生心跳停止。

6. 严格掌握输血速度，遵循先慢后快的原则。对年老体弱、严重贫血、心力衰竭患者应谨慎，滴数宜慢，密切观察病情变化。

7. 血制品从血库取出后应在 30 分钟内输注；1 个单位的全血或成分血应在 4 小时内输完；输血器宜 4 小时更换一次。

8. 输血完毕应及时记录，空血袋低温保存 24 小时。

9. 不宜选择的穿刺部位：关节处、静脉变硬处、已有输液渗漏、静脉炎、发生血肿处、有静脉曲张影响血液循环的部位、手术同侧肢体及患侧肢体静脉，不可在同一部位反复进行穿刺。

10. 穿刺时，针尖斜面朝上，与皮肤呈 15°～30°角；进针速度要慢，以免刺破静脉后壁，穿刺的同时要注意观察回血。

11. 对昏迷、小儿等不合作患者应选择易固定的部位，并以夹板固定肢体。

12. 更换透明贴膜后小标签上应记录穿刺当时的时间。

七、理论提问

1. 密闭式静脉输血的目的有哪些？

答：①补充血容量，升高血压；②补充血红蛋白，纠正贫血；③增强机体抗病能力；④增加蛋白质，纠正低蛋白血症；

⑤补充各种凝血因子，改善凝血作用；⑥排出有害物质。

2. 外周浅静脉留置针的优点有哪些?

答：(1) 减少反复穿刺给患者造成的痛苦。

(2) 操作简单，护士易于掌握操作技术。

(3) 保护血管，减少液体外渗，保证用药时间，为输血和输液提供方便。

(4) 保留一条开放的静脉通路，尤其是危重患者，可随时打开静脉通道及早给药，提高抢救成功率。

(5) 提高工作效率，提高护理质量，减少护士工作量。

3. 固定外周浅静脉留置针的要点有哪些?

答：(1) 贴膜以穿刺点为中心进行，无张力粘贴，按照留置针走行对贴膜进行塑性固定。贴膜应封闭隔离塞，同时用记录胶带小标贴将隔离塞加强固定。

(2) 延长管 U 形固定，Y 管接口向外，避免对留置静脉造成压迫。

(3) 肝素帽位置应高于导管尖端；输液结束时，将封管夹夹于靠近穿刺点位置，可阻止血液回流，减少留置针回血发生堵管，延长留置时间。

(4) 固定时，肝素帽及 Y 管接口采用高举平台法固定，其目的是减少输液器材与皮肤之间的摩擦力，避免压力性损伤的发生，同时减少了输液过程中因重力作用导致牵拉引起的贴膜卷边的发生。

八、评分标准

见表 6-9-1。

表 6-9-1　外周浅静脉留置针输血技术操作评分标准

项目	技术操作要求		分值	扣分及原因	实际扣分
准备质量标准（20分）	评估	患者的病情、年龄、意识状态、配合程度、自理能力、心肺功能、生命体征	3		
		患者的输血史及不良反应史，对输血治疗有关知识的知晓情况	3		
		患者局部皮肤及血管情况	3		
		患者的血型、交叉配血的结果、血制品质量	4		
	护士：着装整洁，洗手，戴口罩		2		
	物品：备齐物品，放置合理		3		
	环境：清洁、安静，光线适宜		1		
	体位：患者取舒适体位		1		
操作流程质量标准（60分）	处置、双人核对医嘱及血制品		5		
	解释输血目的及方法		2		
	双人核对并签名		2		
	连接生理盐水方法正确		2		
	摇匀血液、消毒血袋开口处		2		
	连接血液的方法正确		2		
	输血器排气方法正确		1		
	选择适宜的血管，第一次消毒皮肤（直径 > 8cm），松压脉带		3		
	手消，连接套管针，排气符合要求		3		
	扎压脉带，第二次皮肤消毒		2		
	检查有无气泡，再次核对患者信息		2		
	留置针穿刺符合要求		5		

续表

项目	技术操作要求	分值	扣分及原因	实际扣分
操作流程质量标准（60分）	三松（压脉带、调节器、拳）	1		
	贴透明敷贴规范	3		
	注明留置时间、责任者	1		
	套管针固定符合要求	4		
	再次双人核对，开始输血，调节输血速度（先慢后快），双人签名	5		
	观察15分钟，测量生命体征，根据医嘱调节输血速度	4		
	协助患者取舒适体位，整理床单元	1		
	交代注意事项，洗手，记录	3		
	巡视观察到位	2		
	输血完毕，输入生理盐水冲洗管路，测量生命体征	3		
	处置用物、洗手、记录	2		
终末质量标准（20分）	质量标准20分	5		
	符合无菌技术、标准预防、安全输血原则	4		
	与患者沟通语言恰当，通俗易懂	3		
	护士操作规范，无血液浪费现象	4		
	巡视观察、处理故障及时、正确	4		
总分（100分）		100		

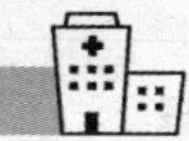

第十节　静脉留置针输液技术操作流程及评分标准

一、目的

1. 为患者建立静脉通路，便于抢救，适用于长期输液患者。

2. 补充电解质，维持酸碱平衡，增加血容量，维持血压，改善微循环。

3. 输入药液，达到控制感染、利尿等治疗疾病的目的。

4. 补充营养，供给能量，促进组织修复，增加体重，获得正氮平衡。

二、评估

1. 患者病情、身体状况、药物过敏史。

2. 患者心理状态及配合程度。

3. 穿刺部位皮肤、血管情况。

三、准备

1. 护士　着装整洁，洗手，戴口罩。

2. 物品　治疗车上层：留置针（选择适宜型号）、治疗盘、污物缸、排液碗、75%乙醇、安尔碘、肾上腺素一支、注射器5ml两副、胶布、套管针（根据评估情况选用适宜型号）、透明贴膜、止血带、棉签、输液器一副、根据医嘱备输液药物一瓶、已配置好的125U/ml肝素溶液、无菌弯盘、瓶口贴、护理记录单、输液单、输液瓶贴、快速手消毒液。治疗车下层：垃圾袋、锐器盒、装污染止血带小桶（初次输液时用）。

3. 环境　清洁、安全，光线适宜，适合无菌操作。

4. 体位　舒适，注意保暖。

四、方法

处置医嘱，双人核对→打印输液瓶贴、执行单→核对床尾卡及手腕带（床号、姓名）→告知（药物作用、静脉留置针输液目的）→评估患者（患者病情、身体状况、药物过敏史；橡胶过敏史、心理状态及配合程度；上肢活动情况，穿刺部位的皮肤、血管情况）→协助取舒适体位，注意保暖→评估环境（清洁、安全，光线充足，适宜操作）→洗手，戴口罩→检查用物（安尔碘、棉签、手消毒液、留置针、敷贴、输液器）→再次核对输液瓶贴、输液单和检查液体输液标签贴于液体瓶（袋）侧面→开启液体封口→插入输液器→在输液瓶贴上签时间及责任者→再次核对。

1. 输液　携用物至床旁→核对床尾卡（床号、姓名），解释、核对手腕带→与患者沟通，挂输液瓶（袋）→排气→扎压脉带（穿刺点上方 10cm 处）→选择静脉→以穿刺点为中心环形消毒皮肤（直径 >8cm）→松压脉带→手消→撕开外包装尾端→将头皮钢针针尖刺入肝素帽中，打开调节夹，松动白色帽端，当液体充满肝素帽后将头皮钢针完全刺入肝素帽中，拧紧白色帽端→与患者沟通，扎压脉带→以穿刺点为中心环形第二次消毒皮肤（直径 >8cm）→检查透明贴膜，撕开一端，放于治疗盘内→再次询问患者姓名，告知→再次排气→关闭调节夹→松动针芯→去除针套→嘱患者握拳→与皮肤呈 15°～30°进针→见留置针尾部有回血后→降低穿刺角度→再进针少许→撤出针芯 0.2～0.3cm→将针芯和软管一起送入静脉中→完全撤出针芯→置于锐器盒内→三松（压脉带、调节器、拳）→敷贴固定（透明敷贴纸质边框内侧缘对齐静脉留置针尾部）→在小标签上注明穿刺日期、时间、操作者姓名，贴于静脉留置针尾部，固定针柄→U 形固定留置针延长管（禁压穿刺血管，肝素帽高于导管上方，白色帽端靠近穿刺静脉，在分叉处固定）→取出压脉带放于污染容器内→调节滴数→再次核对手腕带→取舒适体位→整理床单元→交代注意事项→手消→记录→回治疗室，整理用物→洗手。

2. 巡视　查看床尾卡→观察液体是否滴完→询问患者主诉→查看静脉留置针（穿刺局部有无渗液、红肿及疼痛等）→查看输液滴数（15 秒）

3. 封管　输液完毕→取无菌弯盘备用→检查配置好的肝素钠溶液（125U/ml）→打开瓶口贴，消毒瓶口→检查 5ml 注射器→打开无菌弯盘，将注射器针帽放于无菌弯盘→抽取肝素钠溶液 3～5ml 放于无菌盘内备用→贴瓶口贴→携用物至床旁，核对（床尾卡、手腕带）并解释，查看留置针→松开胶布，关闭调节夹→断开延长管，将封管液与延长管相连→将输液器针头退回到肝素帽内→将肝素钠溶液脉冲式注入→推至余 0.5～1ml 时，关闭小夹子→边推边拔针→再次核对手腕带→协助翻身，整理床单元→交代留置针注意事项→手消→记录（输液结束时间、责任者）→回治疗室，整理用物→洗手（30 秒），脱口罩。

五、评价

1. 严格执行查对制度及无菌技术操作。

2. 操作规范、熟练，穿刺一针见血，透明敷贴固定符合要求。

3. 输液滴数符合医嘱及病情需要。

4. 封管符合操作规程。

5. 与患者沟通并做相关健康教育，患者及家属知晓留置针的注意事项。

六、注意事项

1. 严格执行无菌操作及查对制度。

2. 选择血管应由远心端至近心端，根据药物性质、量，选择合适血管。

3. 不宜选择的穿刺部位：关节处，静脉变硬处，已有输液渗漏、静脉炎以及发生血肿处，有静脉曲张影响血液循环的部位，手术部位同侧肢体及患侧肢体静脉，不可在同一部位反复进行穿刺。

4. 穿刺时，针尖斜面朝上，与皮肤呈 15 ~ 30°角；进针速度慢，以免刺破静脉后壁，穿刺的同时要注意观察回血。

5. 掌握输液速度，一般成年人为 40 ~ 60 滴/分，小儿为 20 ~ 40 滴/分。严重脱水、休克者可加快速度；有心、肾疾病，老年人、小儿输液速度要慢，应遵医嘱调节速度。

6. 对昏迷、小儿等不合作患者应选用易固定部位，并以夹板固定肢体。

7. 根据病情安排输液顺序，并根据治疗原则，输完再输一组；按病情缓急及药物半衰期等合理分配用药，并注意配伍禁忌。

8. 注意输液反应，如有发冷、寒战、皮疹、胸闷等立即减速或停止输液，并查找原因。

9. 输液过程中应按时巡视，注意观察液体是否输入顺畅，针头有无脱出、阻塞、移位。当发现局部肿胀、漏液时，须及时处理或更换注射部位。

10. 24 小时连续输液时，须每日更换输液器。

11. 每日正确使用肝素正压封管。胶布固定套管针应在穿刺点上方。

12. 更换透明贴膜后仍要记录穿刺时间。

13. 注意观察穿刺部位变化及患者主诉。每次输液检查留置针是否通畅，穿刺部位有无红肿、渗液，发现时拔除留置针并妥善处理。

七、理论提问

肝素液封管浓度和剂量是多少？

答：肝素液封管的浓度为125U/ml或不含防腐剂的0.9%氯化钠注射液；封管液剂量为3~5ml。

八、评分标准

见表6-10-1。

表6-10-1　静脉留置针输液技术操作评分标准

<table>
<tr><th>项目</th><th colspan="2">技术操作要求</th><th>分值</th><th>扣分及原因</th><th>实际扣分</th></tr>
<tr><td rowspan="8">准备质量标准（20分）</td><td rowspan="4">评估</td><td>静脉留置针输液目的、药物作用</td><td>3</td><td></td><td></td></tr>
<tr><td>患者病情、身体状况、药物过敏史</td><td>3</td><td></td><td></td></tr>
<tr><td>心理状态及合作程度</td><td>2</td><td></td><td></td></tr>
<tr><td>穿刺部位皮肤、血管情况</td><td>3</td><td></td><td></td></tr>
<tr><td colspan="2">护士：着装整洁，洗手，戴口罩</td><td>2</td><td></td><td></td></tr>
<tr><td colspan="2">物品：准备齐全，放置合理</td><td>3</td><td></td><td></td></tr>
<tr><td colspan="2">环境：清洁、安全，光线充足，符合无菌技术操作要求</td><td>2</td><td></td><td></td></tr>
<tr><td colspan="2">体位：舒适体位，注意保暖</td><td>2</td><td></td><td></td></tr>
</table>

续表

项目	技术操作要求		分值	扣分及原因	实际扣分
操作流程质量标准（60分）	输液	处置医嘱，转抄、核对	1		
		核对床尾卡及手腕带（床号、姓名）	1		
		检查药物质量、“八对”、贴标签符合要求	2		
		检查用物有效期	1		
		检查输液器，插入液体，签名，“三查八对”	2		
		核对患者床尾卡、手腕带，询问姓名	1.5		
		输液器排气符合要求	2		
		检查留置针，连接留置针、排气符合要求	3.5		
		与患者沟通，嘱其握拳，扎止血带	1		
		选择穿刺静脉	2		
		消毒皮肤（直径 >8cm）	1		
		检查输液器内有无气泡，再次询问患者姓名，告知	2		
		留置针进针符合要求	4		
		“三松”（止血带、调节器、拳），贴透明贴膜规范	3		
		注明留置时间、责任者	1		
		套管针固定符合要求	2		
		再次核对手腕带，取舒适体位	1		
		调节滴数（15 秒）	1		
		交代注意事项	2.5		
		消毒双手，记录内容准确	1		
		整理用物	1		

续表

项目	技术操作要求		分值	扣分及原因	实际扣分
操作流程质量标准（60分）	洗手		1		
	巡视	查看床尾卡	1		
		查看液体滴数、静脉留置针，询问患者	2		
		记录内容准确	1		
	封管	取无菌盘，封管液符合要求	3		
		核对手腕带、解释、查看留置针	1		
		分离输液器、针头符合要求	3		
		消毒双手	0.5		
		封管符合要求	3		
		再次核对手腕带，协助取舒适体位，整理床单元	2		
		交代留置针注意事项	3		
		消毒双手，记录内容准确	1		
		整理用物	1		
		洗手	1		
终末质量标准（20分）	严格执行查对制度，无菌技术操作		5		
	操作熟练、规范，一针见血，退针一次扣0.5分，穿刺失败一次扣5分		10		
	输液滴数符合医嘱、病情		2		
	与患者沟通、健康教育良好，患者及家属知晓注意事项		3		
总分（100分）			100		

第十一节　压疮的预防技术操作流程及评分标准

一、目的

压疮的预防是为长期卧床患者避免局部组织长期受压，促进血液循环，保持皮肤的正常功能，防止组织破损和坏死等并发症发生的一种护理操作方法。

二、评估

1. 患者病情、意识状态。
2. 患者营养状态。
3. 局部皮肤状态。
4. 压疮的危险因素。

三、准备

1. 护士　着装整齐，洗手，戴口罩。
2. 物品　脸盆毛巾（患者自备）、浴巾、50%乙醇、保护垫（软枕或气圈）、护理记录单，必要时备屏风、衣服。
3. 环境　安静、安全、整洁、舒适。
4. 体位　卧位舒服，注意保暖。

四、方法

携用物至床旁→核对患者姓名并解释，取得患者合作→关门窗→屏风遮挡→盆内盛温水→右手托起患者颈部，左手按摩枕部、耳郭（每个部位按摩 3 ~ 5 分钟）→擦洗按摩右上肢（肘关节→鹰嘴→腕关节）→协助患者侧卧（患者双手放于腹部、双腿屈曲→将患者双下肢移向近侧床沿，再将肩部外移→一手扶肩

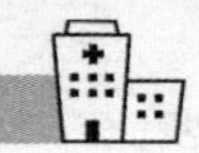

一手扶膝→轻轻将患者翻向对侧，背向护士→温水擦洗全背（颈部→肩部→背部→骶尾部→两侧髋部）→双手从腰背部向上，全身按摩→用50%乙醇擦拭肩胛、肩峰→拇指指腹按摩由骶尾至第七颈椎→第七颈椎往下滑行按摩至骶尾部→按摩髋部、骶尾部→协助患者平卧→按摩右下肢（膝关节→踝关节→足跟）→同法擦洗按摩对侧→整理床单元→根据病情取舒适卧位，放保护垫→填写翻身卡，整理用物→洗手→记录。

五、评价

1. 操作熟练，动作规范、轻柔、熟练、节力。

2. 按摩手法由轻到重，再由重到轻，力度适当，避免造成皮肤损伤，患者舒适，皮肤状况好。

3. 与患者沟通语言恰当，注意保暖，严格交接班。

六、注意事项

1. 操作过程中，注意监测患者心率、血压及呼吸情况，如有异常应立即停止操作。

2. 护士在操作时，应符合人体力学原则，注意省时、节力。

七、理论提问

1. 压疮的概念及分期。

答：压疮是由于局部组织长期受压，发生持续缺血缺氧、营养不良而导致组织溃烂坏死。压疮分为Ⅰ期、Ⅱ期、Ⅲ期、Ⅳ期、不可分期和可疑深部组织损伤期。

2. 压疮的易发部位有哪些？

答：压疮好发于受压和缺乏脂肪组织保护、无肌肉包裹或肌层较薄的骨隆突处，如枕骨粗隆、耳郭、肩胛部、肘部、脊椎体隆突处、髋部、骶尾部、膝关节内外侧、内外踝、足跟等处。俯卧位时，还可发生于髂前上棘、肋缘突出处、膝部等处。

3. 预防压疮应做到哪“五勤”？

答：勤翻身、勤擦洗、勤按摩、勤整理、勤更换。

八、评分标准

见表 6－11－1。

表 6－11－1　压疮的预防技术操作评分标准

<table>
<tr><th>项目</th><th colspan="2">技术操作要求</th><th>分值</th><th>扣分及原因</th><th>实际扣分</th></tr>
<tr><td rowspan="6">准备质量标准（20 分）</td><td rowspan="2">评估</td><td>患者病情、意识、营养状况、皮肤状态、压疮的危险因素</td><td>5</td><td></td><td></td></tr>
<tr><td>环境安静、安全、整洁、隐蔽</td><td>5</td><td></td><td></td></tr>
<tr><td rowspan="2">护士</td><td>仪表端庄，着装整齐</td><td>2</td><td></td><td></td></tr>
<tr><td>洗手、戴口罩符合要求</td><td>3</td><td></td><td></td></tr>
<tr><td colspan="2">物品：备齐用物，放置合理</td><td>2</td><td></td><td></td></tr>
<tr><td colspan="2">体位：体位正确舒适，注意保暖</td><td>3</td><td></td><td></td></tr>
<tr><td rowspan="10">操作流程质量标准（60 分）</td><td colspan="2">携用物至患者床旁，核对并解释</td><td>3</td><td></td><td></td></tr>
<tr><td colspan="2">关门窗，屏风遮挡</td><td>2</td><td></td><td></td></tr>
<tr><td colspan="2">按摩枕部</td><td>2</td><td></td><td></td></tr>
<tr><td colspan="2">双上肢按摩手法正确</td><td>8</td><td></td><td></td></tr>
<tr><td colspan="2">协助患者侧卧手法正确</td><td>4</td><td></td><td></td></tr>
<tr><td colspan="2">擦洗全背</td><td>2</td><td></td><td></td></tr>
<tr><td colspan="2">按摩全背</td><td>4</td><td></td><td></td></tr>
<tr><td colspan="2">按摩肩胛、肩峰</td><td>4</td><td></td><td></td></tr>
<tr><td colspan="2">按摩骶尾至第七颈椎手法正确</td><td>6</td><td></td><td></td></tr>
<tr><td colspan="2">按摩髋部、骶尾部</td><td>6</td><td></td><td></td></tr>
</table>

续表

项目	技术操作要求	分值	扣分及原因	实际扣分
操作流程质量标准（60分）	双下肢按摩手法正确	8		
	整理床单元	3		
	卧位舒服，放保护垫	3		
	用物处理正确	2		
	洗手、记录	3		
终末质量标准（20分）	操作方法正确，动作熟练、轻巧	4		
	沟通语言恰当，注意保暖	4		
	按摩手法正确、节力	4		
	卧位舒服，保护垫放置正确	4		
	床单元整洁	4		
总分（100分）		100		

第十二节　女性患者留置导尿技术操作流程及评分标准

一、目的

1. 抢救休克、危重患者时正确记录尿量，以观察病情。

2. 盆腔器官手术前引流尿液，避免术中误伤膀胱。

3. 某些泌尿系统疾病手术后留置导尿管，便于引流和冲洗，并减轻手术切口的张力，有利于伤口的愈合。

4. 昏迷、瘫痪或会阴部有伤口者保留导尿管，以保持会阴部清洁、干燥。

二、评估

1. 患者的年龄、意识状态、心理状态、自理能力、合作程度。

2. 患者的病情、膀胱充盈度、会阴部清洁度及会阴部皮肤黏膜情况。

3. 操作环境。

三、准备

1. 护士　按要求着装，卷袖过肘，洗手，戴口罩。

2. 物品　治疗车上层：无菌持物钳、一次性导尿包、一次性护理垫、一次性气囊尿管一根、清洁弯盘一个、导管标识、固定尿管胶布、别针、手消毒液。治疗车下层：量杯、便盆、医用垃圾桶、生活垃圾桶。必要时备屏风。

3. 环境　关门窗，必要时屏风遮挡。

4. 体位　取屈膝仰卧位，两腿略外展。

四、方法

1. 携用物至患者床旁→查对→向患者解释目的、方法→站患者右侧→松开被尾，脱去对侧裤子盖在近侧腿上→将被子扇形折叠于患者对侧腿上→臀下垫一次性尿垫→打开导尿包→一次性擦洗弯盘放在患者两腿之间→撕开碘伏棉球袋→左手戴手套→会阴部清洁消毒（阴阜→对侧大阴唇外侧→近侧大阴唇外侧→对侧大阴唇→近侧大阴唇→对侧小阴唇→近侧小阴唇→阴蒂、尿道口→尿道口、肛门）→脱手套→整理用物移到治疗车下→手消。

2. 将导尿包放于患者两腿之间→打开尿包→戴手套→铺洞巾→按使用顺序安置物品→润滑尿管前端→检查尿管→用注射器将 10 ~ 15ml 生理盐水注入导尿管的气囊中→气囊完好→将尿袋

与尿管连接→撕开消毒棉球，放到一旁备用→分开小阴唇→用无菌钳夹碘伏棉球消毒尿道口→对侧小阴唇→近侧小阴唇（尿道口停留 30 秒）→妥善放置污染物品→用另一把镊子将尿管缓缓插入尿道 4 ~ 6cm→见尿后再插入 5 ~ 7cm→用注射器将 10 ~ 15ml 生理盐水注入导尿管的气囊中→轻轻往外拉，如有阻力，说明已固定好→脱手套→整理用物→为患者盖被子→贴上尿管标识，标明置管日期、时间、责任者→高举平台法将尿管固定在大腿内侧→将尿袋挂于床边，低于膀胱高度→协助患者穿衣穿裤，整理床单元（叠入被尾）→洗手→开门窗→记录留置尿管日期、时间、尿量、颜色、性状并签名。

五、评价

1. 严格执行查对制度和无菌技术操作规程。
2. 操作方法正确，动作熟练、轻柔。
3. 语言沟通恰当、态度和蔼，注意保护患者隐私。
4. 选择导尿管粗细适宜，插管受阻时，处置正确。
5. 留置尿管固定牢固、通畅，定时更换尿管、尿袋。

六、注意事项

1. 严格执行无菌技术及消毒制度，防止医源性感染。导尿管一经污染或拔出均不得再使用。

2. 插入、拔出导尿管时，动作要轻、慢、稳，切勿用力过重，以免损伤尿道黏膜。

3. 对膀胱高度膨胀且又极度虚弱的患者，第一次导尿量不可超过 1000ml，以防大量放尿导致腹腔内压突然降低，大量血液滞留于腹腔血管内，造成血压下降，产生虚脱；亦可因膀胱突然减压，导致膀胱黏膜急剧充血，引起血尿。

七、理论提问

1. 何谓导尿管留置法？

答：行导尿术后将导尿管保留在膀胱内引流出尿液，避免多次插管引起感染的方法，称为导尿管留置法。

2. 患者膀胱极度膨胀时，为患者导尿量不能超过多少毫升？为什么？

答：尿潴留患者第一次导尿量不可超过1000ml，因为大量放尿，可导致膀胱内压力突然降低，大量血液滞留于腹腔血管内引起血压突然下降，产生虚脱。另外，膀胱突然减压，可引起膀胱黏膜急剧充血，发生血尿。

八、评分标准

见表6－12－1。

表6－12－1　女性患者留置导尿技术操作评分标准

项目		技术操作要求	分值	扣分及原因	实际扣分
准备质量标准（20分）	评估	患者的病情、了解导尿的目的	5		
		患者的心理状态、自理能力	5		
	护士	仪表端庄、服装整洁	1		
		洗手、戴口罩符合要求	2		
	物品：备齐用物，放置合理		3		
	环境：安静、清洁、安全、隐蔽		2		
	体位：体位正确、舒适，注意保暖		2		

续表

项目	技术操作要求	分值	扣分及原因	实际扣分
操作流程质量标准（60分）	核对医嘱、执行查对制度	3		
	向患者解释	3		
	站患者右侧，松开被尾	2		
	臀下铺巾（垫）	3		
	清洁、擦洗会阴部方法正确	6		
	打开导尿包不污染、放置合理	4		
	使用无菌钳正确	3		
	戴无菌手套方法正确	4		
	铺洞巾，润滑导尿管	3		
	按会阴消毒原则消毒，方法正确	6		
	更换血管钳	2		
	插管方法正确	6		
	插管深度准确	3		
	观察尿液性质及引流情况	3		
	拔管方法正确并擦净外阴	3		
	协助患者整理衣裤、床铺，取舒适体位	3		
	用物处理恰当，洗手、记录，签字	3		
终末质量标准（20分）	操作方法正确，动作熟练、轻柔，执行查对制度	4		
	语言沟通恰当，注意保护患者隐私	4		
	选择导尿管粗细适宜	4		
	插管受阻时，处理正确	4		
	留置导尿管固定牢靠、通畅，定时更换尿管及尿袋	4		
总分（100分）		100		

第十三节　男性患者留置导尿技术操作流程及评分标准

一、目的

1. 抢救休克、危重患者时正确记录尿量，以观察病情。

2. 盆腔器官手术前引流尿液，避免术中误伤膀胱。

3. 某些泌尿系统疾病手术后留置导尿管，便于引流和冲洗，并减轻手术切口的张力，有利于伤口的愈合。

4. 昏迷、瘫痪或会阴部有伤口者保留导尿管，以保持会阴部清洁、干燥。

二、评估

1. 患者的病情、意识状态。

2. 患者的心理状态、自理能力、合作程度。

3. 操作环境。

三、准备

1. 护士　按要求着装，洗手过肘并擦干，戴口罩。

2. 物品　一次性导尿包、无菌手套、一次性尿垫、擦洗盘套（根据需要备消毒棉球）、便盆、一次性气囊尿管一根、无菌持物钳、量杯、快速手消毒液，留置尿管时应备有10ml注射器生理盐水、一次性尿袋。

3. 环境　关门窗、挡屏风。

4. 体位　协助患者取屈膝仰卧位，两腿略外展。

四、方法

1. 携用物至患者床旁→查对→向患者解释目的、方法→站患者右侧→松开被尾，脱去对侧裤子盖在近侧腿上→将被子扇形折叠于患者对侧腿上→臀下垫一次性尿垫→打开导尿包→一次性擦洗弯盘放在患者两腿之间→撕开碘伏棉球袋→左手戴手套→从上至下、从外向内，一个棉球限用一次，消毒方向不折返→消毒顺序为：阴阜→对侧大腿根部→近侧大腿根部→阴茎背侧（自阴茎根部向尿道口方向消毒）→阴茎两侧→用无菌纱布包裹阴茎抬起→阴茎腹侧→阴囊→将包皮向后推暴露尿道口→自尿道口向外向后旋转擦拭尿道口→龟头→冠状沟→尿道口至尿管处3～5cm（螺旋形）→脱手套→整理用物移到治疗车下→手消。

2. 将导尿包放于患者两腿之间→打开尿包→戴手套→戴洞巾→按使用顺序安置物品→润滑尿管前端→检查尿管→用注射器将10～15ml生理盐水注入导尿管的气囊中→气囊完好→将尿袋与尿管连接→撕开消毒棉球，放到一旁备用→用无菌钳夹碘伏棉球消毒，再用无菌纱布包裹阴茎→将包皮向后推暴露尿道口→自尿道口向外向后旋转擦拭尿道口→龟头→冠状沟（尿道口停留30秒）→妥善放置污染物品→将阴茎提起→使之与腹部呈60°角，使耻骨前弯消失→用镊子夹住尿管前端→对准尿道口→将尿管轻轻插入尿道20～22cm→见尿后再插入1～2cm→再插管受阻力时，稍停留片刻，嘱患者深呼吸再缓慢插入导尿管→动作要轻柔，避免损伤尿道黏膜→用注射器将10～15ml生理盐水注入导尿管的气囊中→轻轻往外拉，如有阻力，说明已固定好→脱手套→整理用物→为患者盖被子→贴上尿管标识，标明置管日期、时间、责任者→高举平台法将尿管固定在大腿内侧→将尿袋挂于床边，低于膀胱高度→协助患者穿衣穿裤，整理床单元（叠入被尾）→洗手→开门窗→记录留置尿管日期、时间，尿量、颜色、性状，并签名。

五、评价

1. 严格执行查对制度和无菌技术操作规程。
2. 操作方法正确，动作熟练、轻柔。
3. 语言沟通恰当、态度和蔼，注意保护患者隐私。
4. 选择导尿管粗细适宜，插管受阻时，处置正确。
5. 留置尿管固定牢固、通畅，定时更换尿管、尿袋。

六、注意事项

1. 严格执行无菌技术及消毒制度，防止医源性感染。导尿管一经污染或拔出均不得再使用。

2. 插入、拔出导尿管时，动作要轻、慢、稳，切勿用力过重，以免损伤尿道黏膜。

3. 对膀胱高度膨胀且又极度虚弱的患者，第一次导尿量不可超过1000ml，以防大量放尿导致腹腔内压突然降低，大量血液滞留于腹腔血管内，造成血压下降，产生虚脱；亦可因膀胱突然减压，导致膀胱黏膜急剧充血，引起血尿。

七、理论提问

1. 何谓导尿管留置法?

答：行导尿术后将导尿管保留在膀胱内引流出尿液，避免多次插管引起感染的方法，称为导尿管留置法。

2. 患者膀胱极度膨胀时，为患者导尿量不能超过多少？为什么?

答：尿潴留患者第一次导尿量不可超过1000ml，因为大量放尿，可导致膀胱内压力突然降低，大量血液滞留于腹腔血管内，引起血压突然下降，产生虚脱。另外，膀胱突然减压，可引起膀胱黏膜急剧充血，发生血尿。

八、评分标准

见表 6－13－1。

表 6－13－1　男性患者留置导尿技术操作评分标准

<table>
<tr><th>项目</th><th colspan="2">技术操作要求</th><th>分值</th><th>扣分及原因</th><th>实际扣分</th></tr>
<tr><td rowspan="7">准备质量标准（20 分）</td><td rowspan="2">评估</td><td>患者的病情、了解导尿的自的</td><td>5</td><td></td><td></td></tr>
<tr><td>患者的心理状态、自理能力</td><td>5</td><td></td><td></td></tr>
<tr><td rowspan="2">护士</td><td>仪表端庄、服装整洁</td><td>1</td><td></td><td></td></tr>
<tr><td>洗手、戴口罩符合要求</td><td>2</td><td></td><td></td></tr>
<tr><td colspan="2">物品：备齐用物，放置合理</td><td>3</td><td></td><td></td></tr>
<tr><td colspan="2">环境：安静、清洁、安全、隐蔽</td><td>2</td><td></td><td></td></tr>
<tr><td colspan="2">体位：体位正确、舒适，注意保暖</td><td>2</td><td></td><td></td></tr>
<tr><td rowspan="13">操作流程质量标准（60 分）</td><td colspan="2">核对医嘱、执行查对制度</td><td>3</td><td></td><td></td></tr>
<tr><td colspan="2">向患者解释</td><td>3</td><td></td><td></td></tr>
<tr><td colspan="2">站患者右侧，松开被尾</td><td>2</td><td></td><td></td></tr>
<tr><td colspan="2">臀下铺巾（垫）</td><td>3</td><td></td><td></td></tr>
<tr><td colspan="2">清洁、擦洗会阴部方法正确</td><td>6</td><td></td><td></td></tr>
<tr><td colspan="2">打开导尿包不污染、放置合理</td><td>4</td><td></td><td></td></tr>
<tr><td colspan="2">使用无菌钳正确</td><td>3</td><td></td><td></td></tr>
<tr><td colspan="2">戴无菌手套方法正确</td><td>4</td><td></td><td></td></tr>
<tr><td colspan="2">铺洞巾，润滑导尿管</td><td>3</td><td></td><td></td></tr>
<tr><td colspan="2">按男性会阴消毒原则消毒，方法正确</td><td>6</td><td></td><td></td></tr>
<tr><td colspan="2">更换血管钳</td><td>2</td><td></td><td></td></tr>
<tr><td colspan="2">插管方法正确（男性患者提起阴茎与腹壁呈 60°角）</td><td>6</td><td></td><td></td></tr>
</table>

续表

项目	技术操作要求	分值	扣分及原因	实际扣分
操作流程质量标准（60分）	插管深度准确	3		
	观察尿液性质及引流情况	3		
	拔管方法正确并擦净外阴	3		
	协助患者整理衣裤、床铺，取舒适体位	3		
	用物处理恰当，洗手、记录，签字	3		
终末质量标准（20分）	操作方法正确，动作熟练、轻柔，执行查对制度	4		
	语言沟通恰当，注意保护患者隐私	4		
	选择导尿管粗细适宜	4		
	插管受阻时，处理正确	4		
	留置导尿管固定牢靠、通畅，定时更换尿管及尿袋	4		
总分（100分）		100		

第十四节　血糖检测技术操作流程及评分标准

一、目的

监测患者的血糖水平，评价代谢指标，为临床治疗提供依据。

二、评估

1. 询问患者进餐情况。

2. 患者局部皮肤状况，如颜色、温度，有无硬结、淤血、感染等，对乙醇及冷有无过敏。

3. 患者的意识状况、活动能力及合作程度。

三、准备

1. 护士　着装整齐，洗手，戴口罩。

2. 物品　试纸、血糖仪、采血针、75% 乙醇、消毒棉签（或乙醇棉球）、污物缸、血糖记录单、快速手消毒液（必要时备一次性乳胶手套一双）。

3. 环境　清洁、安静，光线适宜。

4. 体位　协助患者取舒适卧位。

四、方法

备齐用物至患者床旁→核对并向患者解释操作目的及配合方法→协助患者取舒适体位→将患者手臂垂下约 15 秒，以便让血液尽可能地流到手指中，确保获取足够的血样量→用 75% 乙醇棉球（或棉签）消毒采血部位，待干→开机（或插入血糖试纸开机），调解仪器上所显示的试纸代码，使其与试纸瓶上的试纸代码一致→待乙醇完全挥发后，用一次性采血针头在手指指腹侧采血→如果需要，轻轻地从手指根部向采血点按摩，从而获取一滴饱满的血样，以满足所用仪器对血样量的要求→提供血样至测试区，确认血样量足够并等待仪器显示测试结果→关机（或取出使用过的试纸），正确处理医疗废物并消毒双手→记录血糖测试结果。

五、评价

1. 严格执行无菌操作，操作熟练、规范，动作轻巧、准确。
2. 注意保暖，保护患者隐私，合理安置患者。

六、注意事项

1. 测血糖前，确认血糖仪上的代码与试纸条代码一致。
2. 确认乙醇干透后实施采血。
3. 滴血量应使试纸测试区完全变为红色。
4. 避免试纸发生污染。

七、理论提问

血糖检测的目的是什么？

答：监测患者的血糖水平，评价代谢指标，为临床治疗提供依据。

八、评分标准

见表 6－14－1。

表 6－14－1　血糖检测技术操作评分标准

项目	技术操作要求		分值	扣分及原因	实际扣分
准备质量标准（35 分）	评估	询问患者进餐情况	4		
		患者局部皮肤状况，如颜色、温度，有无硬结、淤血、感染等，对乙醇及冷有无过敏	4		
		患者的意识状况、活动能力及合作程度	4		

续表

项目	技术操作要求		分值	扣分及原因	实际扣分
准备质量标准（35分）	护士	着装整齐，仪表端庄，洗手	3		
		熟练掌握血糖仪的操作程序	3		
		向患者解释操作目的及方法，消除患者紧张情绪，取得合作	4		
		助患者取舒适体位	4		
	物品：准备齐全，放置合理		6		
	环境：清洁、安静，光线适宜		3		
操作流程质量标准（55分）	备齐用物至患者床旁		5		
	核对并向患者解释操作目的及配合方法		5		
	协助患者取舒适体位（根据情况将患者手臂下垂15秒，以便让血液尽可能流到手指端，确保获取足够血量）		6		
	用75%乙醇棉签消毒采血部位，待干		5		
	开机（或插入血糖试纸开机），调节仪器上显示的试纸代码与试纸瓶上的代码相一致		6		
	待乙醇完全挥发后，用一次性采血针头在手指指腹侧采血（如需要，轻轻地从手指根部向采血点按摩，从而获取一滴饱满的血样，以满足所用仪器对血样量要求）		6		
	提供血样至测试区，确认血样量足够并等待仪器显示测试结果		6		
	关机或取出使用过的试纸，正确处置医疗废弃物并消毒双手		6		
	记录血糖仪测试结果		5		
	交代注意事项（健康教育）		5		

续表

项目	技术操作要求	分值	扣分及原因	实际扣分
终末质量标准（10分）	试纸表面无外溢血样，避免污染	2		
	取血方法正确，动作轻稳	3		
	护患沟通有效	3		
	污物处置得当	2		
总分（100分）		100		

第十五节 穿脱隔离衣技术操作流程及评分标准

一、目的

1. 保护患者及工作人员，避免交叉感染及自身感染。

2. 防止病原体传播。

二、评估

1. 隔离的环境条件及物品。

2. 患者的病情、需要隔离的种类。

三、准备

1. 护士 着装符合要求。

2. 物品 隔离区内操作用品，刷手用品（刷子、肥皂或泡手消毒剂），长短合适、干燥、整洁的隔离衣一件。

3. 环境 清洁区、污染区明确的隔离单位。

四、方法

取下手表→卷袖过肘→检查隔离衣→洗手。

1. 穿隔离衣　持衣领取下隔离衣→使清洁面面向自己→将衣领两端向外折齐，露出肩袖内口→左手伸入袖内穿上左袖，露出左手→换左手持衣领穿上右袖→系领口→扎袖口→将隔离衣一边渐向前拉，见到边缘则捏住→同法捏住另一侧边缘→在背后对齐边缘→向一侧折叠→系好腰带在腰前打结。

2. 脱隔离衣　解开腰带，在前面打一个活结→解开两袖口→在肘部将部分衣袖塞入袖内→清洗、消毒双手（六步法）→解开领口→右手伸入左侧衣袖里拉下袖口过手→用遮盖的左手握住右侧衣袖的外面，将右侧衣袖拉下过手→双手伸入袖筒中退出→对齐衣边折成马蹄形→挂在衣架上→洗手。

五、评价

1. 动作熟练、准确。
2. 保持衣领清洁；扣领扣时，袖口不触及衣领。
3. 不污染清洁面、帽子及面部。
4. 隔离衣无破损，长短适宜，衣领盖住工作服。
5. 清洁区、污染区的概念清楚，隔离衣挂放符合要求。

六、注意事项

1. 隔离衣的长短要合适，须全部盖住工作服，如有损坏应立即更换。

2. 隔离衣要每日更换，如有潮湿或污染，应立即更换。

3. 穿隔离衣过程中避免污染衣领和清洁面，应始终保持衣领清洁。

4. 穿好隔离衣后，双臂保持在腰部以上，视线范围内；不得进入清洁区，避免接触清洁物品。

5. 消毒手时不能沾湿隔离衣，隔离衣也不可触及其他物品。

6. 脱下的隔离衣如挂在半污染区，清洁面向外；挂在污染区，则污染面向外。

七、理论提问

穿脱隔离衣的目的是什么？

答：保护工作人员和患者，防止病原微生物播散，避免交叉感染。

八、评分标准

见表 6－15－1。

表 6－15－1　穿脱隔离衣技术操作评分标准

<table>
<tr><th>项目</th><th colspan="2">技术操作要求</th><th>分值</th><th>扣分及原因</th><th>实际扣分</th></tr>
<tr><td rowspan="7">准备质量标准（25 分）</td><td rowspan="2">评估</td><td>隔离的环境条件及物品</td><td>5</td><td></td><td></td></tr>
<tr><td>患者的病情、需要隔离的种类</td><td>5</td><td></td><td></td></tr>
<tr><td rowspan="4">护士</td><td>仪表端庄，服装整洁</td><td>5</td><td></td><td></td></tr>
<tr><td>卷衣袖至肘上</td><td>3</td><td></td><td></td></tr>
<tr><td>取下手表，洗手、戴口罩符合要求</td><td>3</td><td></td><td></td></tr>
<tr><td>检查隔离衣有无破损</td><td>2</td><td></td><td></td></tr>
<tr><td colspan="2">环境：清洁、安静、安全</td><td>2</td><td></td><td></td></tr>
<tr><td rowspan="4">操作流程质量标准（60 分）</td><td colspan="2">拿取隔离衣清洁面</td><td>4</td><td></td><td></td></tr>
<tr><td colspan="2">穿衣袖方法正确</td><td>5</td><td></td><td></td></tr>
<tr><td colspan="2">系领口无污染</td><td>6</td><td></td><td></td></tr>
<tr><td colspan="2">扎袖口无污染</td><td>6</td><td></td><td></td></tr>
</table>

续表

项目	技术操作要求	分值	扣分及原因	实际扣分
操作流程质量标准（60分）	后襟对齐折叠方法正确，不污染工作服	5		
	系腰带、打结方法正确	4		
	解腰带、打结方法正确	3		
	解袖口、塞袖，不污染	6		
	消毒双手范围、方法、浸泡时间正确	5		
	解衣领无污染	6		
	脱袖，双手退出，脱衣方法正确	6		
	挂衣方法正确	4		
终末质量标准（15分）	动作熟练、准确	3		
	保持衣领清洁；扣领扣时，袖口不触及衣领	3		
	不污染清洁面、帽子及面部	3		
	隔离衣无破损，长短合适，衣领盖住工作服	3		
	清洁面、污染面的概念清楚，隔离衣挂放符合要求	3		
总分（100分）		100		

第十六节　卧床患者床单元更换技术操作流程及评分标准

一、目的

1. 保持病床清洁，使患者感觉舒适。

2. 预防压疮等并发症的发生。

3. 保持环境美观、整洁。

二、评估

操作应在患者病情允许的前提下并做好以下评估后进行。

1. 患者的病情及生命体征、自理能力、合作程度、心理状况。

2. 患者引流管的情况，伤口的情况，护理治疗的情况。

三、准备

1. 护士 着装整齐，洗手。

2. 物品 清洁的大单、被单、中单、枕套各一，必要时备病号服，按顺序折叠好，清洁的湿扫床毛巾置于被服车上面；污物袋、污染毛巾浸泡桶置于被服车下面。

3. 环境 保持环境安静安全，减少人员走动，减少床上及周围杂物。

4. 体位 协取患者取平卧位。

四、方法

将用物携至床旁→核对患者姓名、床号→向患者解释操作的目的及配合方法→关闭门窗或屏风遮挡→移开床旁柜距床 20cm，移开床旁椅至床尾→固定床脚轮子→放下护栏→按需给予便器→松开被尾→观察病情及各引流管，并妥善放置→一手托住患者头，一手将枕头移向对侧→将患者双手交叉置于腹前→将近侧下肢屈曲置于对侧下肢（伸直）肢体上→一手放在患者肩下，一手放在臀下→将患者向远侧翻身侧卧→更换大单、中单→松开近侧中单和大单内卷于患者身下（过中线）→扫净床褥（从床头扫到床尾，由内到外）并拉平→取清洁大单对准中缝→将远侧大单上半幅内卷于患者身下→将近侧大单下半幅铺平整（由床头到床尾，包床角为直角）→展开中单→上层内卷于患者身下，下层平塞床垫下（中单上端距床头 45～55cm）→一手托住患者头颈部，一手将枕头向近侧移动→协助患者平卧位→放平下肢→拉起护栏→移至对侧放下护栏→同法让患者侧卧→撤出污染大单、中单于污物袋中（固定好引流管及治疗措施）→同法铺好对侧大单及中单→同法让患者平卧于清洁床单上→更换被套→解开被套系带→将被套上层向上内卷 1/3→将棉胎三叠成 S 形取出放置于椅子上→污染被套拉平盖于患者身上→取清洁被套置于污染被套上并将上层向上内卷 1/3→取 S 形棉胎置入→先展远侧，再展近侧，注意两角充实、系带→由上至下取出污染被套置于污物袋中→整理棉被→让患者取舒适卧位→将被尾平压床褥→更换枕套→一手托起患者头部，一手取出枕头放于床尾→取下污染的枕套置于污物袋中→更换清洁枕套、四角充实、开口背门→一手托起患者头部，一手将枕头置于患者头下，使患者舒适，观察病情及各种引流管、治疗措施→拉起护栏→桌椅归位→开窗通风→整理用物→洗手。

五、评价

1. 动作熟练、准确、节力。
2. 患者安全、保暖、舒适，保护患者隐私，无坠床。
3. 操作过程观察患者病情变化。

六、注意事项

1. 符合铺床的实用、耐用、舒适、安全的原则。
2. 床单中缝与床中线对齐，四角平整，紧扎。
3. 被头充实，盖被平整，两边内折对称。
4. 枕头平整、充实，开口背门。
5. 注意省时、节力。

6. 病室及患者单位环境整洁、美观。

7. 患者感到舒适、安全。

8. 与患者进行有效沟通，满足患者身心需要。

七、理论提问

1. 进行卧床患者床单元更换操作时应注意什么?

答：应注意观察患者病情，患者感到安全、舒适，注意节力。

2. 颅脑、脊椎部位牵引、手术或损伤的患者在翻身时应注意什么?

答：脊椎手术、损伤，颅骨、颈椎牵引的患者翻身时要用轴线翻身法，并且不能松开牵引。颅脑损伤或颅脑手术的患者，翻身时动作要轻柔，头部不可剧烈震动，以免引起脑疝和呼吸骤停。

3. 传染病患者污染的被单应如何处理?

答：传染病患者污染的被单须按规范消毒处理。

4. 有各种引流管时操作应注意什么?

答：应注意将各种引流管夹闭，妥善固定。

八、评分标准

见表 6 – 16 – 1。

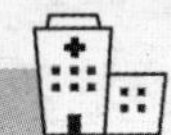

表 6-16-1 卧床患者床单元更换技术操作评分标准

项目	技术操作要求	分值	扣分及原因	实际扣分
准备质量标准（20分）	评估：了解患者的病情、生命体征、自理能力、合作程度、心理状况、引流管、伤口、护理治疗情况	8		
	护士：仪表端庄，洗手，戴口罩	3		
	物品：准备齐全、放置合理	3		
	环境：环境安排合理，关闭门窗	3		
	体位：协助患者取平卧位	3		
操作流程质量标准（60分）	查对、与患者沟通，翻身时注意患者安全、保暖，体位舒适	2		
	患者身上的引流管及治疗措施处理正确	2		
	操作中随时询问患者的感受	2		
	松开被尾、移动患者方法规范	4		
	逐层松单、扫床褥方法规范	4		
	大单平整、紧，放置规范（正反面位置），中线正	6		
	中单距床头 45～55cm，平整、紧	6		
	污染单取出方法正确及放置合理	4		
	更换被套方法规范，内外无褶皱	4		
	两角充实、外观美	4		
	取出污染被套方法正确	4		
	被筒对称，两侧齐床沿、中线正	6		
	被尾整齐，外观平整、美观	3		
	更换枕套方法规范	3		
	枕头放置位置方法正确、开口背门	3		
	整理床单元、桌椅归位，开窗通风	3		

续表

项目	技术操作要求	分值	扣分及原因	实际扣分
终末质量标准（20分）	污染单处理正确，各单平整，被套、枕套四角充盈	10		
	保护患者隐私、保暖	2		
	患者舒适、安全	3		
	动作准确、熟练、节力	5		
总分（100分）		100		

第十七节　患者约束带使用技术操作流程及评分标准

一、目的

1. 控制患者危险行为的发生（如自杀、自伤、极度兴奋冲动、有明显攻击行为），避免患者伤害他人或自伤。

2. 防止小儿、高热、谵妄、昏迷、躁动及危重患者因虚弱、意识不清或其他原因而发生坠床、撞伤、抓伤等意外，确保患者安全。

3. 确保治疗、护理的顺利进行。

二、评估

1. 病情、意识状态、肢体活动度，以及约束部位皮肤色泽、温度、完整性等。

2. 评估需要使用护具的种类及时间。

3. 向患者及家属解释约束的必要性，保护具的作用及使用方法，取得配合。

三、准备

1. 护士　仪表端庄，服装整洁，洗手，戴口罩。

2. 物品　①全身约束法：凡能用于包裹新生儿全身的物品皆可，如大毛巾、毛毯、大单等；②肢体、肩部约束法：保护带、海绵垫、绷带。

3. 环境　安静、舒适、整洁。

四、方法

携用物至床旁→核对→告知目的和方法。

1. 肩部约束法　暴露患者双肩→将患者双腋下垫海绵垫→将保护带置于患者双肩下→双侧分别穿过患者腋下→在背部交叉后分别固定于床头→置患者于舒适体位→整理床单元→洗手→记录→指导患者。

2. 肢体约束法　暴露患者腕部或踝部→用海绵垫包裹腕部或踝部→将保护带打成双套结套在海绵垫外，稍拉紧（不松脱即可）→将保护带系于两侧床旁→置患者于舒适体位→整理床单元→洗手→记录→指导患者。

3. 全身约束法（小儿）　大单/大毛巾折成自新生儿肩部至踝部长度→将新生儿置于中间→用靠近护士一侧的大单/大毛巾紧紧包裹新生儿同侧的手足至对侧，自新生儿腋窝下到身下→再将大单/大毛巾的另一侧包裹手臂及身体→紧掖于靠护士一侧身下（如新生儿过分活动，可用绷带系好）→置新生儿于舒适体位→整理床单元→洗手→记录→指导家属。

五、评价

1. 操作方法正确，动作熟练、轻巧、准确、稳重。

2. 与患者沟通语言恰当、态度和蔼。

3. 约束得当、体位舒适。

六、注意事项

1. 肢体处于功能位，约束带松紧适宜。

2. 观察约束部位的皮肤状况。每 2 小时松解约束带 1 次。

3. 准确记录并交接班，包括约束的原因、时间，约束带的数目。

七、理论提问

1. 患者约束带使用的目的是什么？

答：①对自伤、可能伤及他人的患者限制其身体或肢体的活动，确保患者安全，保证治疗护理顺利进行；②防止患者过度活动，以利于诊疗操作顺利进行或者防止损伤肢体。

2. 对约束患者如何进行指导？

答：①告知患者及家属实施约束的目的、方法、持续时间，使患者及家属理解使用保护具的重要性、安全性，征得同意方可使用；②告知患者及家属实施约束中，护士将随时观察约束部位皮肤有无损伤、颜色、温度，约束肢体末梢循环情况，定时松解；③约束期间保证肢体处于功能位，保持适当的活动度。

八、评分标准

见表 6－17－1。

表 6－17－1　患者约束带使用技术操作评分标准

<table>
<tr><th>项目</th><th colspan="2">技术操作要求</th><th>分值</th><th>扣分及原因</th><th>实际扣分</th></tr>
<tr><td rowspan="8">准备质量标准（25 分）</td><td rowspan="4">评估</td><td>患者病情、心理状态、意识状态、肢体活动度</td><td>3</td><td></td><td></td></tr>
<tr><td>约束部位皮肤色泽、温度及完整性</td><td>2</td><td></td><td></td></tr>
<tr><td>需要使用保护具的种类和持续时间</td><td>3</td><td></td><td></td></tr>
<tr><td>向患者和家属解释使用约束带的必要性，保护具类型和使用方法，取得患者及家属的配合</td><td>5</td><td></td><td></td></tr>
<tr><td rowspan="2">护士</td><td>仪表端庄，服装整洁</td><td>2</td><td></td><td></td></tr>
<tr><td>洗手、戴口罩</td><td>3</td><td></td><td></td></tr>
<tr><td colspan="2">物品：备齐用物、放置合理</td><td>5</td><td></td><td></td></tr>
<tr><td colspan="2">环境：安静、安全、舒适、清洁</td><td>2</td><td></td><td></td></tr>
<tr><td rowspan="11">操作流程质量标准（60 分）</td><td colspan="2">核对患者姓名、床号，解释操作目的</td><td>6</td><td></td><td></td></tr>
<tr><td rowspan="5">肢体约束法</td><td>暴露患者腕部或踝部</td><td>2</td><td></td><td></td></tr>
<tr><td>用海绵垫包裹腕部或踝部</td><td>4</td><td></td><td></td></tr>
<tr><td>将保护带打成双套结套在海绵垫外，稍拉紧，使之不松脱，将保护带系于两侧床沿</td><td>5</td><td></td><td></td></tr>
<tr><td>协助患者取舒适体位，整理床单元及用物</td><td>4</td><td></td><td></td></tr>
<tr><td>洗手、记录</td><td>3</td><td></td><td></td></tr>
<tr><td rowspan="5">肩部约束法</td><td>暴露患者双肩，将保护带置于患者双肩下</td><td>3</td><td></td><td></td></tr>
<tr><td>将患者双侧腋下垫海绵垫，双侧分别穿过患者腋下</td><td>5</td><td></td><td></td></tr>
<tr><td>在背部交叉后分别固定于床头</td><td>3</td><td></td><td></td></tr>
<tr><td>为患者取舒适体位，整理床单元及用物</td><td>4</td><td></td><td></td></tr>
<tr><td>洗手、记录</td><td>3</td><td></td><td></td></tr>
</table>

续表

<table>
<tr><th>项目</th><th colspan="2">技术操作要求</th><th>分值</th><th>扣分及原因</th><th>实际扣分</th></tr>
<tr><td rowspan="5">操作流程质量标准（60 分）</td><td rowspan="5">全身约束法（多用于新生儿的约束）</td><td>将大单折成自新生儿肩部至踝部的长度</td><td>3</td><td></td><td></td></tr>
<tr><td>将患儿放于中间，用靠近护士一侧的大单紧紧包裹新生儿同侧的手足至对侧，自新生儿腋窝下掖于身下</td><td>4</td><td></td><td></td></tr>
<tr><td>再将大单的另一侧包裹手臂及身体后，紧掖于靠近护士一侧身下，如新生儿过分活动，可用绷带系好</td><td>4</td><td></td><td></td></tr>
<tr><td>为患者取舒适体位、整理床单元及用物</td><td>4</td><td></td><td></td></tr>
<tr><td>洗手、记录</td><td>3</td><td></td><td></td></tr>
<tr><td rowspan="3">终末质量标准（15 分）</td><td colspan="2">操作方法正确，动作熟练、轻巧、准确、稳重</td><td>5</td><td></td><td></td></tr>
<tr><td colspan="2">与患者沟通语言恰当、态度和蔼</td><td>5</td><td></td><td></td></tr>
<tr><td colspan="2">理论知识掌握全面</td><td>5</td><td></td><td></td></tr>
<tr><td>总分（100 分）</td><td colspan="2"></td><td>100</td><td></td><td></td></tr>
</table>

第十八节　低分子肝素注射操作规范及评分标准

一、目的

低分子肝素钙是一种抗凝药物，临床上主要用于血栓性疾病的预防和治疗，用于静脉血栓形成中危和高度危险的情况，预防深静脉血栓性疾病，治疗已经形成的深静脉血栓。

二、评估

1. 了解药物的浓度、剂量、目的。

2. 患者身体状况、意识、配合情况，有无药物过敏史。

3. 详细询问患者的用药史、过敏史，以及全身各系统有无出血倾向（牙龈，鼻腔黏膜，咯血，痔疮，有无来月经）。

4. 每次用药前检查患者注射部位有无瘀斑、硬结、疼痛及其他不良反应。警惕出血的可能。

三、准备

1. 护士　护士着装整洁，洗手，戴口罩。

2. 物品　按医嘱备药，治疗盘，1ml 注射器，低分子量肝素钙 5000U 一支，安尔碘，棉签，快速手消毒液，污物缸，锐器盒，护理记录单，治疗车。

3. 环境　清洁、安全，光线适宜。

4. 体位　舒适，注意保暖。

5. 注射部位　一般选择腹壁脐周 U 形部位皮下注射，以脐下 5cm，左右 10cm 范围内，避开脐周 1 ~ 2cm，左右交替，2 次注射点间距 2cm。注射时保护隐私。

四、方法

处理查对医嘱→评估告知患者→根据医嘱备药→检查药液（药名、浓度剂量、失效期质量）→消毒密闭药瓶瓶塞→抽吸0.5ml 0.9%氯化钠于低分子肝素钙密封瓶内→溶解粉剂药液→抽吸药液→抽取后注射器放置于无菌治疗盘内→携用物至床旁查对患者床头卡、手腕带等→核对姓名并告知注射目的、药物名称及配合方法，必要时遮挡患者→协助患者平卧屈膝位或坐位→观察局部皮肤及注射部位有无硬结→安尔碘消毒（进针点为圆心，直径>5 cm）→待干→再次核对姓名→排气→用左手的拇指和示指以5~6cm捏起患者腹壁皮肤，形成褶皱→右手以握笔持针式在皮褶最高点快速垂直进针（深度为1/2~2/3，或者根据患者的胖瘦程度选择进针深度）→回抽有无回血→推注药液（>10秒），整个过程中应维持皮肤褶皱状态→观察患者反应→询问感受→注射完毕→停留10秒按进针反方向拔针（这样可以使药液基本扩散，皮下组织充分吸收针头前面的余液）→用棉签轻按穿刺处→垂直拔出注射器→嘱患者保持捏起皮肤→用手指的指腹轻压穿刺口大于5分钟→按压力度以皮肤下陷1cm为宜→不可揉擦，禁忌热敷，以防血管扩张，引起大面积的皮下淤血→再次核对→注射针头放入锐器盒内→注射器按规定弃于医用垃圾袋内→整理衣物、床单元→协助患者取舒适体位→告知患者注意事项→整理用物→消毒双手→执行单签名→记录→回治疗室按规定处理各种物品→洗手。

五、注意事项

1. 注射前无须排尽空气，由于低分子肝素钙注射剂量很小，如果按常规排气，会有药液残留在注射器中，导致药液剂量不足。同时由于排气不当药液往往从针头溢出，附于针头表面，在注射中误伤表皮毛细血管，导致局部皮肤瘀斑形成。因此注射前，针头朝下，空气弹至药液上方，垂直拔出针帽。注射结束后，空气正好填充于针乳头内，注射器中无药液残留。

2. 低分子量肝素使用禁忌证

（1）对低分子肝素钙过敏者。

（2）凝血功能障碍者。

（3）血小板减少症患者。

（4）脑血管出血或其他活动性出血者（除外弥散性血管内凝血）。

（5）重度或难以控制的高血压者。

（6）肝肾功能损伤者。

（7）严重的胃或十二指肠溃疡患者。

（8）急性、亚急性心内膜炎患者。

（9）糖尿病视网膜病变者。

（10）大脑颈内动脉 – 后交动脉动脉瘤患者。

（11）孕妇。

3. 不良反应的处理

（1）皮肤瘙痒、发红：用碘伏擦拭缓解症状。

（2）局部小血肿：自行吸收，冷敷。

（3）硬结：喜疗妥软膏涂抹。

（4）大面积血肿：立即报告医生停药，必要时进行穿刺抽吸或手术。

4. 加强健康宣教：应用低分子肝素钙时，护士除了严密观察病情外，还应教会患者重视，并进行自我检测，包括注意大便、尿液颜色，皮肤黏膜、牙龈有无出血倾向。用药期间嘱患者不要热敷腹部，以免增加出血危险性。勿抠鼻，用软毛刷牙。注意安全，尽量避免发生碰撞和跌倒，如有异常及时汇报。

六、评分标准

见表 6－18－1。

表 6－18－1　低分子肝素注射操作评分标准

<table>
<tr><th>项目</th><th colspan="2">技术操作要求</th><th>分值</th><th>扣分及原因</th><th>实际扣分</th></tr>
<tr><td rowspan="8">准备质量标准（20 分）</td><td rowspan="4">评估</td><td>药物的浓度、剂量、注射目的</td><td>3</td><td></td><td></td></tr>
<tr><td>患者身体状况、意识、配合情况，有无药物过敏史，注射部位的皮肤情况，如有无硬结等</td><td>2</td><td></td><td></td></tr>
<tr><td>详细询问患者全身各系统有无出血倾向（牙龈，鼻腔黏膜，咯血，痔疮，有无来月经）</td><td>2</td><td></td><td></td></tr>
<tr><td>每次用药前检查患者注射部位有无瘀斑、硬结、疼痛及其他不良反应。警惕出血的可能</td><td>3</td><td></td><td></td></tr>
<tr><td colspan="2">护士：着装整齐，洗手，戴口罩</td><td>2</td><td></td><td></td></tr>
<tr><td colspan="2">物品：备齐用物、放置合理</td><td>3</td><td></td><td></td></tr>
<tr><td colspan="2">环境：清洁、安全，光线适宜</td><td>2</td><td></td><td></td></tr>
<tr><td colspan="2">体位：取舒适体位，注意保暖，保护隐私</td><td>3</td><td></td><td></td></tr>
<tr><td rowspan="6">操作流程质量标准（60 分）</td><td colspan="2">处理医嘱，告知患者用药目的</td><td>5</td><td></td><td></td></tr>
<tr><td colspan="2">检查药物质量</td><td>5</td><td></td><td></td></tr>
<tr><td colspan="2">抽取药液剂量正确</td><td>5</td><td></td><td></td></tr>
<tr><td colspan="2">无菌技术操作原则</td><td>4</td><td></td><td></td></tr>
<tr><td colspan="2">“三查八对”，告知患者</td><td>4</td><td></td><td></td></tr>
<tr><td colspan="2">舒适体位</td><td>3</td><td></td><td></td></tr>
</table>

续表

项目	技术操作要求	分值	扣分及原因	实际扣分
操作流程质量标准（60分）	选择注射部位	3		
	消毒注射部位皮肤	4		
	再次查对	4		
	排气，进针无回血，推注药液	5		
	告知观察患者，询问感受	5		
	拔针，告知注意事项	5		
	整理床单元，协助患者取舒适卧位	5		
	整理用物，消毒双手，记录	3		
终末质量标准（20分）	执行“三查八对”	5		
	与患者沟通效果好	5		
	操作熟练、规范	5		
	药物剂量准确，注射部位恰当	5		
总分（100分）		100		

第十九节　间歇式充气压力泵操作规范及评分标准

一、目的

充气泵通过连接管向肢体护套内充气，从而使受控压力轻轻地按压肢体。这样有助于提高血液流速，促使过量的组织液及细胞间液回流，改善静脉淤滞，促进排泄。气泵工作周期是3分钟的自动计时循环，其中90秒为充气时间，90秒为放气时间。压力输出的调节范围为30～100mmHg。护套的充气过程呈交替式。

二、评估

1. 患者的年龄、意识状态、心理状态。
2. 治疗肢体活动及周围皮肤情况。

三、准备

1. 护士　着装整洁，洗手，戴口罩。
2. 物品准备　间歇式充气压力泵、一次性治疗巾。
3. 环境准备　安静舒适，适合操作，屏风遮挡。
4. 患者准备　告知患者操作的目的、治疗意义及配合要点。

四、方法

处理：查对医嘱→评估告知患者→根据医嘱准备间歇式充气压力泵→接通电源→检查压力泵→根据治疗部位选择合适型号的压力护套（包括单侧与双侧，上肢与下肢的选择）→将型号选择好的压力护套扣于患者合适肢体位置→将与压力护套相连的压力管的另一端连接到压力泵上→并确保在连接片听到一声“咔嚓”，证明护套和气泵是连接紧密的→打开气泵开关→绿色指示灯亮起，此时气泵开始进行短暂的自检运行→再次确定治疗部位→协助患者取舒适卧位→交代注意事项→停止压力泵→再次查对→告知患者原因→关闭机器开关→解开压力护套→拔下电源线→ 撤离机器→协助患者取舒适卧位→整理床单位→记录治疗时间→观察治疗肢体周围皮肤情况→整理用物。

五、适应证

1. 上肢和下肢的各种原发性和继发性水肿，同时也包括外伤水肿、慢性静脉功能不全、静脉炎后综合征以及急性和慢性伤口（包括腿部静脉溃疡和手术后伤口）。

2. 预防深静脉血栓（DVT）、静脉曲张。

3. 骨折、软组织损伤、髋关节置换术、其他骨伤患者。

4. 预防糖尿病引发的神经末梢炎。

5. 神经损伤、长期卧床及老年患者的康复。

6. 骨科、普外科、脑瘫等术后康复。

六、注意事项

1. 治疗前检查设备是否完好。

2. 治疗应在患者清醒的状态下进行，患者应无感觉障碍。

3. 治疗过程中应注意观察患肢的肤色变化情况，并询问患者的感觉，根据情况及时调整治疗剂量。

4. 禁忌证：在腿套区域有皮炎、静脉结孔（近期已动过腿部手术），近期进行皮肤移植，严重的动脉硬化或缺血萎缩性血管疾病；由充血性心力衰竭引发的下肢大面积水肿或肺水肿，安装心脏起搏器。

七、评分标准

见表 6 – 19 – 1。

表 6 – 19 – 1　间歇式充气压力泵操作评分标准

项目	技术操作要求		分值	扣分及原因	实际扣分
准备质量标准（20 分）	评估	患者的年龄、意识状态、心理状态	2		
		治疗肢体活动及周围皮肤情况	2		
	护士：着装整洁，洗手，戴口罩		2		

续表

项目	技术操作要求	分值	扣分及原因	实际扣分
准备质量标准（20分）	环境：安静舒适，适合操作，屏风遮挡	2		
	物品：器械车、间歇式充气压力泵、压力护套、压力充气管、电源线、一次性治疗巾	3		
	检查压力泵性能	2		
	将用物按使用顺序摆放在器械车上	2		
	患者：告知患者操作的目的、治疗意义及配合要点	5		
操作流程质量标准（60分）	携用物至患者床旁，核对床号、姓名，说明目的、方法及配合	4		
	评估周围环境、光照情况；评估患者意识及病情，询问患者需求并协助解决	4		
	接通电源，再次检查压力泵	3		
	将压力充气管与泵连接，并确保在连插扣住处听到一声“咔嚓”	4		
	将型号选择好的压力护套扣于患者合适肢体位置，充气囊置于患者的肢体下方。轻柔地将患者的肢体包裹，并安全扣好尼龙搭扣	6		
	将与压力泵相连的压力管的另一端连接到压力护套上，并确保在连接片听到一声“咔嚓”，证明护套和气泵是连接紧密的	6		
	打开气泵开关，绿色指示灯亮起，此时气泵开始进行短暂的自检运行	5		
	确定治疗部位	5		

续表

项目	技术操作要求	分值	扣分及原因	实际扣分
操作流程质量标准（60分）	整理床单位及用物，协助患者取舒适卧位，交代注意事项	6		
	规范洗手，记录	2		
	停止压力泵			
	（1）查对，告知患者原因，关闭机器开关	3		
	（2）解开压力护套	3		
	（3）拔下电源线，撤离机器	2		
	（4）协助患者取舒适卧位，整理床单元	2		
	（5）清洁机器，整理用物	3		
	（6）规范洗手记录	2		
终末质量标准（20分）	操作熟练，方法正确	10		
	以患者为中心，与患者交流时语言简练、表达清楚	5		
	用过的各种物品处理符合要求	5		
总分（100分）		100		

第二十节　患者院内转运操作规范及评分标准

一、目的

1. 护送不能行走或不能起床的患者出入院、手术、检查、治疗、转科。

2. 帮助患者下床活动，促进血液循环和体力恢复。

二、评估

1. 患者的病情、意识、生命体征、治疗用药、各类导管、损伤部位、配合程度、躯体活动能力和体重。

2. 转运的路程、时间和室外温度。

3. 危重患者转运前，应充分权衡获益与风险，风险大于获益时暂缓转运。

三、准备

1. 护士　着装整洁，洗手，戴口罩。

2. 物品

（1）轮椅或平车（各部件性能良好，平车上置以盖被和枕头）。

（2）转运交接单/检查单、快速手消毒液。

（3）按需准备：双层中单/医用滑移垫/医用转移板，毛毯、别针。

（4）必要时备：转运急救箱（内置：抢救药品、简易呼吸器、口咽通气管、吸痰管、注射器等），氧气袋/氧气瓶，监护仪，除颤仪，微量泵，转运呼吸机（所有设备仪器性能良好、储备电量充足）。

3. 环境　安全、宽敞，无障碍物。

4. 患者　取平卧位。清醒患者使其了解配合方法；躁动患者予适当约束或遵医嘱应用镇静药。

5. 特殊准备　危重患者应有医生共同转运；小儿应有监护人陪同；传染性疾病做好相应隔离措施。

四、方法

（一）转运

1. 轮椅转运（适用于不能行走，但能坐起的患者） 接转运通知→携转运交接单/检查单到病房核对患者信息，评估、解释、按需协助排便→洗手、戴口罩→检查轮椅性能完好（包括座椅、扶手、安全带、制动闸、脚踏板、车轮及轮胎充气情况）→转科患者须致电接收科室做好接收准备→携用物推轮椅至床旁→移开床旁椅，放下近侧床挡→使轮椅背与床尾平齐，椅面朝向床头→轮椅制动，翻起脚踏板（需要保暖时：毛毯平铺于轮椅，上端高过椅背 30cm）→扶患者床上坐起，协助穿衣→观察有无眩晕等不适→嘱患者以手掌撑于床面，双足垂床缘，维持坐姿→协助穿鞋（防滑）→嘱患者双手扶于护士肩上→护士双手环抱患者腰部，双腿前后分开，一脚置于患者两腿间，协助患者起身离床→站立稳定后转身，嘱患者用手扶住轮椅把手，坐于轮椅中，向后靠椅背→翻下脚踏板，嘱患者双足置于踏板上（需要保暖时：毛毯上端围在患者颈部，两侧围裹双臂，别针固定；余下部分围裹上身和下肢）→系安全带并调节松紧→询问患者感受，告知注意事项，松开制动闸，平稳缓慢推患者至目的地（推轮椅上坡时患者面向上坡方向；下坡时倒转轮椅，缓慢下行）。

2. 平车转运 接转运通知→携转运交接单/检查单到病房核对患者信息，评估、解释、按需协助排便→洗手、戴口罩→转科患者须致电接收科室做好接收准备（急、危重患者须通知电梯等待）→检查平车性能（包括平车面、护栏，护栏升降开关、制动闸、转向轮）→携用物推平车至床旁→ 移开床旁桌椅，手消，妥善安置各种管路并留有足够的长度，夹闭引流管→必要时充分清理呼吸道→协助穿衣裤→搬运（如转运过程中须持续监测和用药，由一人专门负责设备及输液装置的同步搬运）。

（1）挪动法（适用于肢体活动自如，能在床上配合的患者）：推平车与床平行并紧靠床边，大轮靠近床头→踩下制动闸，确认床和平车有效制动→调节床面高度与平车同一水平（如有落差则不超过 15cm）→协助患者缓慢平稳向平车移动，躺于平车中央→拉起床栏→系安全带。

（2）一人搬运法（适用于能在床上配合，体重较轻的患者）：推平车至床旁，大轮端靠近床尾，使平车与床呈钝角→踩下制动闸，确认床和平车有效制动，拉起对侧护栏→一臂自患者近侧腋下伸至对侧肩胛部，另一臂伸入患者双侧腘窝→患者双臂环绕搬运者肩部，双手交叉→搬运者抱起患者，稳步移动将患者放于平车中央→拉起床栏→系安全带。

（3）二人搬运法（适用于不能活动的患者）：推平车至床旁，大轮端靠近床尾，使平车与床呈钝角→踩下制动闸，确认床和平车有效制动，拉起对侧护栏→操作者 A、B 两人站于患者同侧床旁→协助患者双上肢交叉于胸前→A 一手伸于患者头、颈、肩下方，另一手伸至患者腰部下方；B 一手伸至患者臀部下方，另一手伸至患者膝部下方→由 A 发出口令，两人同时抬起患者至近侧床缘→ 再同时抬起患者，使患者身体稍向护士倾斜，稳步向平车移动，将患者放于平车中央→拉起床栏→系安全带。

（4）三人搬运法（适用于不能活动，体重较重的患者）：推平车至床旁，大轮端靠近床尾，使平车与床呈钝角→踩下制动闸，确认床和平车有效制动，拉起对侧护栏→操作者 A、B、C 三人站在患者同侧床旁→协助患者双上肢交叉于胸前→A 双手托住患者头、颈、肩及胸部；B 双手托住患者背、腰、臀部；C 双手托住患者膝部及双足→由 A 发出口令，三人同时抬起患者至近侧床缘→再同时抬起患者，使患者身体稍向护士倾斜，稳步向平车移动，将患者放于平车中央→拉起床栏→系安全带。

（5）四人搬运法（适用于颈、腰椎骨折，病情较重，体重超重的患者）：推平车与床平行并紧靠床边，大轮靠近床头→踩下制动闸，确认床和平车有效制动→调节床面高度与平车同一水平（如有落差不超过 15cm）→操作者 A、B 分别站于床头和床尾；C、D 分别站于病床和平车一侧→将双层中单放于患者腰、臀部下方→操作者 A 用“肩锁法”保护并固定患者头颈部，使颈椎、胸椎保持直线；B 抬起患者双足；C、D 分别抓住中单四角→由操作者 A 发出口令，四人同时抬起患者向平车移动，将患者放于平车中央—拉起床栏→系安全带。

（6）医用转移板（过床易）过床法：检查医用转移板完好→推平车与床平行并紧靠床边，大轮靠近床头→踩下制动闸，确定床和平车有效制动→调节床面高度与平车同水平（如有落差不超过 15cm）→两名操作者分别站于病床和平车两侧→A 将患者对侧上肢放于胸前，对侧下肢屈膝→扶住患者对侧肩部和臀部，将患者面向 A 侧翻 15°～30°（或将对侧大单拉起，协助患者侧卧面向自己）→B 将医用转移板光滑面朝上滑入患者身体下方 1/3 或 1/4 处（或置于大单下方）→A 将患者放平，托住患者近侧肩部和臀部，先向上用力，再缓缓向前推；B 托住患者肩部和臀部轻拉（或两人同时拉起大单，轻抬患者，借助转移板将患者平稳滑到接运车中间）→患者完全过床到平车上时同法取出转移板。

（二）运送

运送前再次评估患者情况：静脉输液通畅→妥善安置管路，引流管处于开放状态，引流袋位置低于引流出口，管路通畅无逆流→检查设备仪器运转正常→枕头置于头下，双臂放于胸前，盖好盖被，询问患者感受，告知转运中注意事项→再次确认双侧护栏、安全带松紧适宜，根据病情调节车头高度→转运医护人员位于患者右侧头部（便于观察病情变化，突发状况及时抢救），各种设备仪器置于患者左侧床缘与护栏之间，面向护士，妥善固定→松开平车制动闸，平车小轮在前，大轮在后→运送过程中确保患者头部处于高位→转运至目的地→双方护士共同确认患者信息（姓名、住院号、诊断、性别、年龄、过敏史等）→妥善安置各种管路并留有足够的长度，夹闭引流管→过床→连接监护仪和静脉输液→整理床单元→手消→记录。

（三）交接

妥善安置后，接收护士测量生命体征并记录→交接病情→输液治疗和特殊药品→手术、伤口情况→由上至下交接各种管路（深度、固定、通畅、引流液）→皮肤情况→手消→病历、影像资料、特殊物品→双方确认无误后签字。

五、评价

1. 操作方法正确，确保患者安全。

2. 操作中体现人文关怀，注意保暖和保护隐私，沟通合理有效。

3. 各导管位置正确，无脱落、受压，无液体逆流。

4. 转运中保证监测、治疗措施的连续性。

六、注意事项

1. 推轮椅上坡时患者面向上坡方向；下坡时倒转轮椅，缓慢下行。平车运送时应使患者头部处于较高位置，减轻不适。推行时小轮端在前，平稳缓慢推行。

2. 运送过程中医护人员应位于患者右侧头部，设备仪器置于患者左侧床缘与护栏之间，便于观察病情变化。出现严重并发症应就地抢救，同时与相关科室联系，以得到专科及时救治。如有家属同行，可位于平车前，方便观察道路、环境情况。

3. 须携带氧气时，一般情况使用氧气枕。若必须使用氧气瓶时，氧气瓶应放于专用放置处并加强固定，或由一人直立推行，不可随意卧放于平车上。

4. 运送过程中，颅脑损伤、颌面部外伤及昏迷患者，应将头偏向一侧，以防舌后坠；颈椎损伤者应用颈托固定，头部保持中立位；脊柱损伤者应保持脊柱平直。

5. 急、危重症患者转运前医护人员应进行充分评估，包括患者、转运人员、仪器、药品及转运环境和时间，并告知转运风险。

七、理论提问

1. 运送过程中应告知患者注意什么？

答：轮椅运送应告知患者肢体不可超越轮椅边缘；头、背部应向后靠住椅背；不可前倾、自行站起或下轮椅。平车运送时患者变换体位前要先告知护士，肢体不要超越平车边缘，如有不适及时告知医护。

2. 搬运过程中如何运用节力原则？

答：抬起患者时尽量使患者靠近搬运者身体，双下肢前后分开站立，扩大支撑面；微屈膝屈髋，降低重心，便于转身。

八、评分标准

见表6－20－1。

表 6－20－1　患者院内转运操作评分标准

项目	技术操作要求		分值						扣分原因	实际扣分
			轮椅	一人	二人	三人	四人	滑板		
准备质量标准（20 分）	评估	患者的病情、意识、生命体征、用药情况、各类导管、配合程度、损伤部位、躯体活动能力、体重和潜在风险	6							
		转运的路程、时间和室外温度	4							
	护士：着装整洁，洗手，戴口罩		3							
	物品：备齐用物、放置合理		3							
	环境：安全、宽敞，无障碍物		2							
	体位：平卧位		2							
操作流程质量标准（60 分）	检查轮椅/平车性能		3	3	3	3	3	3		
	携用物至床旁，轮椅/平车放置合理		4	4	4	4	4	4		
	核对患者信息，告知目的		2	3	3	3	2	2		
	踩制动闸		3	3	3	3	3	3		
	正确安置管路及输液		3	3	3	3	3	3		
	协助患者穿衣或中单包裹		2	2	2	2	2	2		
	搬运者站立位置正确，搬运部位正确，多人搬运时动作、口令正确		10	10	10	10	10	10		

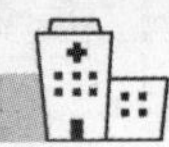

续表

项目	技术操作要求	分值						扣分原因	实际扣分
		轮椅	一人	二人	三人	四人	滑板		
操作流程质量标准（60分）	搬运过程中观察病情和护理正确	10	5	5	5	10	10		
	保护患者，搬运后患者体位正确舒适	4	5	5	5	4	4		
	检查管路及输液	3	4	4	4	3	3		
	拉起平车护栏，系安全带	3	4	4	4	3	3		
	告知注意事项	2	2	2	2	2	2		
	松开制动闸	2	2	2	2	2	2		
	转运	3	4	4	4	3	3		
	交接患者	2	2	2	2	2	2		
	整理用物	2	2	2	2	2	2		
	记录	2	2	2	2	2	2		
终末质量标准（20分）	操作方法正确，动作熟练、节力	5							
	患者安全、舒适	5							
	沟通合理有效	5							
	导管无脱落，位置正确，无液体逆流	5							
总分（100分）		100							

≪第七章

血管外科患者的康复护理指引

第一节　血管外科患者康复护理评估技术

血管外科康复护理的评估是对血管外科疾病和截肢后患者的功能障碍和状态以及临床的全部资料进行综合判断的过程。

一、康复护理的评估内容

（一）健康史评估

1. *有无吸烟史*　烟草中的尼古丁和一氧化碳，引起血管收缩及动脉痉挛，容易形成血栓，导致动脉丧失抗粥样硬化的能力。

2. *血中胆固醇及三酰甘油的浓度是否升高*　当血中的胆固醇及三酰甘油的浓度太高时，其容易沉积于血管内壁，使血管失去弹性，导致硬化。

3. *营养状况*　肥胖会增加心脏及血管的负担。

4. *活动情况*　运动可降低血中三酰甘油的浓度。

5. *心理状况*　当情绪紧张及感受到压力时，肾上腺皮质分泌去甲肾上腺素增加，导致血管收缩。

6. *职业*　长期站立、紧张的职业致使静脉血容易淤积在下肢。

（二）身体状况评估

1. 有无间歇性跛行　由于缺血、缺氧，造成疼痛性痉挛，迫使患者停止行走或运动。

2. 疼痛状况　有无静息痛。

3. 肢体颜色与温度　当肢体动脉因血栓或栓子阻塞以及狭窄时，肢体因血流不足而变得苍白或发冷。发红通常发生于长期缺氧或严重受寒之后，肢体发绀是由于血液中含氧量过少。

4. 营养性变化　周围血管的营养性变化是由于组织长期缺血与营养不良造成的，导致皮肤干燥、脱屑与趾甲脆裂等不良的变化。

5. 溃疡与组织坏死状况　腿部溃疡的原因有两种：其一，慢性动脉阻塞；其二，慢性静脉淤积。由于某些部位的血流完全阻塞或几乎完全阻塞，导致局部长期严重缺血，将造成组织坏死。

（三）辅助检查评估

1. 主要根据患者的症状　观察肢体外观颜色的改变、触摸肢体的温度与脉搏，最重要的一项检查便是触摸周围动脉的脉搏。

2. 皮肤温度检查　触摸比较两侧肢体的温度；将热水袋放在患者的腹部，观察两脚温度的反射性上升；将一脚浸入温水内，观察另一脚皮肤温度上升的情形。

3. 间歇性跛行试验　让患者行走或做一些其他种类的运动，直到疼痛出现为止。记录患者开始疼痛的时间及休息多久疼痛缓解的时间。

4. 多普勒超声仪　可测知血管的血流情形及其是否通畅。

5. 动脉造影术　把造影剂注入动脉内，以X线摄下血管分布图，由X线片上可看出由于动脉阻塞或狭窄所造成的血流异常。

6. 静脉造影术　将50ml造影剂注入深部或表浅静脉，然后在患者采取各种动作或运动时由上方摄下X线片。

（四）日常生活活动能力评估

在血管外科，主要用于对下肢截肢后患者的ADL评估。

（五）心理评估

运用心理学的理论和技术研究康复医学中的各种心理问题称为康复心理学。心理评估是测量心理现象的数量化手段。其目的是：了解患者心理方面有无异常。常用的评估技术包括智力测验、神经心理测验、人格测验、汉密尔顿焦虑量表、汉密尔顿抑郁量表、家庭环境量表及生活满意度评估量表等。

二、康复护理的评估方法

1. 交谈　交谈可获取患者基本情况，了解患者的健康状况、情绪和语言表达能力；并向患者介绍康复护理的内容及特点，使患者坚定康复信心，积极主动地参与治疗和护理活动。

2. 观察　是指护理人员利用其感官知觉而有技巧地收集有关患者状况、想法或感受等资料。观察可在交谈中或护理活动中进行。

3. 体检　常用的评估方法是视诊、触诊、叩诊和听诊。

4. 阅读　阅读病历及诊断报告等资料。

5. 填表　填表能迅速收集多方面的资料，省时省力。

6. 测验　能在短时间内观察各种情况（测试设置的情况）下患者的反应；情况标准化，结果易于比较。

三、康复护理效果的评估

康复护理效果评估的核心内容是患者的行为和身心健康的改善情况。

第二节 血管外科患者的康复护理措施

一、指导戒烟

向患者解释吸烟的危险，鼓励患者绝对戒烟。全面了解吸烟对于生命与肢体的危险，使患者有足够的动机永远戒绝香烟的诱惑。

二、预防足部与肢体损伤感染

血管外科患者由于循环不良，足部及肢体极易发生感染、溃疡及坏疽，甚至一旦发生病变便不易愈合，或完全无法愈合。所以，应指导患者如何避免肢体损伤与预防感染。

1. 每日以清水洗脚，指导患者使用水温计或手去试洗澡水的温度，以免烫伤。并检查脚趾之间是否有水疱、鸡眼或趾甲内生，修剪趾甲必须小心。

2. 不要赤脚走路，选择合脚的鞋袜，每日更换鞋子、袜子，预防真菌感染。冬天注意保暖。

3. 可用润滑剂以预防皮肤干燥、龟裂。皮肤感染、破溃时不可自行任意涂药，避免用力搔抓，应由医生诊治。

三、防止肢体血管受到压迫

避免穿着阻碍循环的衣物，座椅的高度以不使膝盖屈曲超过90°为宜，患者应睡在坚实的床垫上。

四、适当的休息和运动

1. 患者的休息和运动必须平衡，最好的运动是散步。运动时肌肉的收缩与放松，使血管也随着收缩与松弛，可促进动脉血液循环及静脉回流。

2. 养成活动踝关节及屈伸膝关节的习惯。

3. 指导患者做 Buerger 运动：利用改变姿势，被动地增加末梢血液循环，以促进侧支循环的运动，但不适用于有溃疡或坏疽的情况。

五、适当保暖

保暖可使血管扩张，并促进血液循环。室内温度保持在21～22℃。不可直接使用热水袋、电热毯或用热水泡脚，也不可以在电热器上暖脚。若要使四肢温暖，应将热水袋放在腹部。

六、适当的姿势

1. 动脉功能不全者，因为肢体含氧血不足而引起症状。指导患者在睡觉或休息时均抬高床头 15cm，以便血液易于流向下肢。

2. 静脉功能不全者，则因缺氧血液淤积于下肢，引起相应症状。指导患者经常将下肢抬高超过心脏的高度，垫高床尾20～30cm，并避免长期站立或坐姿。

3. 不论是动脉功能不全或静脉功能不全的患者，都应经常活动肢体或调节姿势，以免阻碍循环。

七、适当的营养

1. 合理饮食　应采取低热量、低糖及低脂肪性食物，可以预防动脉粥样硬化；多摄取维生素，以维持血管平滑肌的弹性；多摄取维生素 C，可促进伤口愈合，预防出血。鼓励患者多摄取水分，大量的水可促进循环、增进废物排泄、减低血液黏稠度，防止血栓形成。

2. 避免肥胖　过多的脂肪会增加患者动脉的负担，而无法及时供应组织血液，加重静脉淤血。

八、心理支持

尽量保护患者免于情绪激动，鼓励患者尽力使身心松弛，因为情绪激动会刺激交感神经，导致血管收缩。过度神经质者可请心理医生诊治。

第三节　空气波压力治疗仪的应用及护理

空气波压力治疗仪是近年来应用于血管外科的一种新型仪器。它能够显著促进静脉回流、加强动脉灌注、消除水肿、活血化瘀，达到改变肢体缺血缺氧状态的效果。

一、适应证

可用于原发性和继发性淋巴水肿、静脉功能不全、静脉曲张、混合性水肿、妊娠水肿、外伤骨折预防深静脉血栓、糖尿病引发的末梢神经炎、下肢溃疡（有或没有水肿）和动脉硬化所致缺血性疾病。

二、禁忌证

有下列情况时，禁忌使用：急性深静脉血栓形成（2 周内）、不稳定高血压、肺水肿、严重心功能不全、丹毒、深部血栓性静脉炎和急性炎症性皮肤病。

三、治疗方法

1. 结构　空气波压力治疗仪由主机、套筒和充气管道组成。

2. 使用方法　患者取平卧位，肢体尽量舒展放松，将患肢套入套筒内，根据病情选择不同的模式和压力。空气压力波治疗仪共有8种治疗模式，操作者可在8种模式中任选一种模式或多种模式，每次治疗时间为30分钟，每日3次，10天为一个疗程。

四、护理

1. 心理护理　消除患者的恐惧心理，使其能积极配合治疗。

2. 掌握指征　严格掌握适应证及禁忌证；做治疗前应仔细检查仪器是否完好无损，连接是否牢固，以免影响治疗。

3. 压力调节　切忌一开始就选用高压力，根据患者的舒适度适当调节。

4. 病情观察　加强巡视，定时检查仪器运行是否正常，患者有无不适等情况。

5. 安全护理　不要将充气管对着患者的五官部位，以免受伤；安有人工心脏的患者禁用；治疗部位内置有人工材料的患者，应在医生的指导下使用。

6. 仪器维护　仪器勿临近热源，避免阳光直射，以免引起仪器变形等；操作时应水平放置；清洁仪器应使用干毛巾擦拭，防止灰尘进入充气管道，以免操作失效。

五、健康教育

1. 心理指导　劳逸结合，保持心情愉快。

2. 饮食指导　水肿患者进低盐饮食，穿宽松、舒适衣裤。

3. 行为指导　适当活动，保护患肢，预防感染。

第四节　梯度压力弹力袜的应用及护理

梯度压力弹力袜（graduated compression stokings，GCS）是

根据人体生理特点，设计自下而上的压力系统，以促使静脉血液回流，有助于预防血栓形成，并且使用方便、疗效可靠。

一、适应证

1. 恢复下肢静脉手术后的功能，防止静脉曲张的再次复发。

2. 消除各种手术后的水肿，促进伤口愈合。

3. 消除妊娠晚期孕妇的下肢水肿，预防妇女生产后的下肢静脉曲张和深静脉血栓形成。

4. 消除下肢肿胀、酸痛，使变黑硬化的皮肤逐渐转好，溃疡皮肤愈合，使曲张程度较轻的迂曲静脉恢复原状。

5. 预防长期卧床患者的下肢深静脉血栓形成。

6. 对长时间站立、坐位、重体力劳动者可减轻下肢酸胀不适，预防下肢静脉曲张。

二、禁忌证

1. 腿部患有皮炎、静脉结扎（手术后即刻使用）、坏疽、近期进行皮肤移植者。

2. 由于严重的动脉硬化引起的腿部血液循环不良。

3. 由充血性心力衰竭引发的下肢大面积水肿或肺水肿。

4. 下肢严重变形。

三、使用方法

1. 为确保效果，准确测量腿部尺寸非常重要。测量腿部尺寸步骤如下：先测量腿后跟到臀弯的长度，其次测量小腿肚的长度，再测量脚后跟到膝盖弯的长度，最后测量大腿围长。根据尺寸对应选取合适的型号。

2. 穿弹力袜的最佳时间是在早上起床之时。在穿戴弹力袜前先将布袋辅助穿戴工具放在脚上，一手伸进袜筒，捏住袜头内二寸的部位，另一手把袜筒翻至袜跟；把绝大部分袜筒翻过来，展顺，以便脚能轻松地伸进袜头；由于辅助工具表面光滑、摩擦力小，弹力袜很容易在其辅助下顺腿部循序往回翻并向上拉，穿好后将弹力袜贴身拂平，然后再将该辅助工具取下来。

四、护理

1. GCS 保养　脱弹力袜时，手指协调抓住弹力袜的内外侧，顺腿脱下；特别注意在穿脱弹力袜时，不要刮伤弹力袜。

2. GCS 维护　必须确认合适的尺寸和正确的穿法，防止杂物造成弹力袜不必要的磨损，延长使用寿命。洗涤要用中性洗涤液，在温水中手洗，不要拧干，于阴凉处晾干。

3. 并发症的观察及护理　GCS 所引起的并发症，主要是能使受压部位的血供出现障碍。穿戴 GCS 时，尤其是患肢有较明显的肿胀者，须注意挑选或随时更换合适尺寸压力的 GCS，应避免松弛的 GCS 向踝部滑落，而使局部过度受压。

五、健康指导

1. 行为指导　按正确的方法穿戴和洗涤弹力袜。

2. 用药指导　弹力袜应在医护人员的指导下使用，同时遵医嘱按时服药。

3. 复查指导　穿着弹力袜时若感觉下肢胀痛等不适，应立即脱掉，并及时就诊。

第五节　医疗体育疗法患者的护理

医疗体育又称为体育疗法或运动疗法，具有主动性、全身性和自然性的特点，对周围血管病的治疗与康复有一定作用，尤其对周围动脉闭塞性病变所致的间歇性跛行有较好疗效。其治疗作用包括改善全身血液循环和新陈代谢，有益于疾病的康复；增强各组织及器官的功能活动，有利于正常功能的恢复；提高和发展身体的代偿功能。体育疗法必须在专业人员的指导下进行。

一、适应证

适用于临床Ⅰ～Ⅱ期的肢体动脉硬化性闭塞症、糖尿病性动脉硬化症及血栓闭塞性脉管炎等，也可用于动脉栓塞或血管损伤后所致的慢性肢体缺血。虽有缺血性溃疡或坏死，但无明显感染的Ⅲ期周围动脉闭塞性病变者，可行 Buerger 运动。

二、禁忌证

禁忌用于发热、肢体或创面有感染、血栓性静脉炎、深静脉血栓形成及动脉瘤患者，以防感染扩散、血栓脱落和大出血。

三、治疗方法

常用步行、功率自行车或活动平板锻炼、Buerger 运动等，可根据年龄、身体状况及病情选用。Gardner 等认为，应以步行为主要运动方式。Hiaat 等报道，行功率自行车锻炼，对间歇性跛行效果最好。

1. 步行　步行路段分平坦和坡度两种，前者多用。步行速度有慢速（70～100 步/分）、中速（100～120 步/分）和快速（120～140 步/分）三种，多用中、慢速。

2. 功率自行车或活动平板锻炼　在室内进行，利于医护人员监督或家属照顾，方法与步行类似。

3. Buerger 运动　①平躺床上，同时将双脚抬高 45°～60°，直至腿部皮肤发白、有刺激感为止，持续 1～3 分钟。②坐在床缘或椅子上，双腿自然下垂，脚跟踏在地面上。先进行踝部背屈与跖屈、左右摇摆的运动；然后将脚趾向上翘并尽量伸开，再往下收拢，每组动作持续3分钟，此时脚部肤色应该变为完全粉红色，如果肤色变蓝或疼痛，应立刻平躺并高举脚部，直到舒畅为止。③患者恢复平躺姿势，双腿放平，并覆盖保暖，卧床休息5分钟。④抬高脚趾、脚跟运动10次，完成运动。

四、护理

除Buerger运动外，其他运动方法应做好以下护理。

1. 运动处方的确定　应根据患者的年龄、性别、体质、病种、病情及有无合并症等综合确定，因人而异，循序渐进。运动强度与运动时间决定运动量。一般宜用小强度，运动时心率为100～110次/分，运动时间以30～60分钟为宜，运动频率以每日1～2次为宜，但每周不得少于3次。

2. 每次运动结束时间　一般认为，间歇性跛行患者，运动应达到接近最大疼痛时停止为好。若运动在30分钟内，出现最大疼痛，说明运动强度对该患者过大，应减低运动强度；若运动后出现最大疼痛时间大于60分钟，表明运动强度过小，应适当加大运动强度，使运动后出现接近最大疼痛时间，调整在30～60分钟为宜。

五、健康教育

1. 运动前　告知患者运动处方因人而异，运动量应循序渐进。

2. 运动时　初次运动时，应在医护人员的监护下进行，以便调整、确定运动处方。运动过程中，及时报告异常情况，以便处理。

3. 运动后　每次运动结束时，不应骤然停止，宜逐渐减速，最后终止。

第六节 血管性截肢患者的护理

一、术前评估

1. 健康史 询问患者有无周围血管疾病病史，并详细询问疾病的病因、症状、治疗经过及病情发展过程。了解患者有无过敏史、吸烟史。

2. 身体状况 观察患者全身状况；评估心、肺、肾等器官功能，判断潜在危险；评估患者肢体状况。

3. 辅助检查 实验室检查、X线检查、彩色多普勒检查。

4. 心理和社会支持状况 评估患者的心理反应和对截肢的态度，了解患者的家庭及社会支持能力。

二、术后评估

1. 手术情况 手术方式、范围和麻醉方式。

2. 局部伤口情况 有无局部切口渗血、渗液情况。

3. 患肢血液循环 患肢残端皮肤的温度、色泽、感觉的变化。

三、护理诊断/问题

1. 疼痛 与炎症、手术创伤、截肢后残端疼痛、幻肢痛有关。

2. 自理能力缺陷 与肢体缺如、生理功能障碍有关。

3. 自我形象紊乱 与肢体缺如、对自我缺乏信心有关。

4. 社交障碍 与心理障碍、生理功能低下有关。

5. 知识缺乏 缺乏功能锻炼、用拐及装配假肢等知识。

6. 潜在并发症 出血、感染、关节挛缩。

四、护理目标

1. 患者自诉疼痛缓解或减轻。

2. 患者生活需要能够得到满足，生活自理能力逐渐恢复。

3. 患者能正视现实，配合治疗与护理，充分发挥残肢的功能。

4. 患者社交活动增加。

5. 患者及家属了解功能锻炼的意义及方法，并了解使用拐杖和假肢的注意事项。

6. 患者术后无并发症发生。

五、护理措施

1. 术前护理

（1）心理护理：通过治疗性沟通，对患者耐心讲解截肢的必要性。同时还要做好家属的心理疏导，给予患者精神支持，使患者配合治疗。

（2）患肢护理：对坏疽肢体应加强换药，用无菌敷料包扎。指导患者健侧肢体选择合适的鞋袜。糖尿病患者应适当进行健侧肢体的运动，以促进血液循环，防止健侧糖尿病足坏死的发生。

（3）控制血糖：术前必须控制伴随疾病，如糖尿病、严重感染、水电解质失衡等。

（4）营养支持：术前应给予患者充分高热量、高蛋白、高维生素食物，以增加机体抵抗力，提高手术耐受力，促进术后伤口愈合。

（5）术前准备：按血管外科术前常规护理。

2. 术后护理

（1）执行全身麻醉或硬膜外麻醉术后常规护理。

（2）体位与活动：可抬高患肢，以促进静脉淋巴回流，但

2 天后应将肢体放平或固定于功能位置。病情稳定后应及早离床活动，进行全范围关节活动和肌力训练。

（3）病情观察：监测生命体征变化，观察残端伤口情况，有无肿胀、发红、水疱、皮肤坏死及并发感染的征象。床边常规备止血带和血管钳，若创口出血量大，立即在肢体近侧扎止血带或压迫颈动脉、股动脉。

（4）患肢护理：用弹性绷带包扎时应注意不能影响近端关节的活动，注意残肢血液循环。

（5）引流管护理：保持引流通畅，观察引流液的量、颜色、性质，一般术后 2 ~3 天拔除。

（6）药物护理：遵医嘱给予改善微循环、营养神经、抗感染的药物。

（7）疼痛护理：观察并记录疼痛性质、程度，分析疼痛原因，给予相应护理措施。

（8）康复护理：鼓励患者练习健肢的运动、残肢近侧部分肌肉的运动、残肢关节活动，可给予理疗等辅助措施。教会患者使用拐杖的知识。患者下床扶拐行走时注意保护，防止摔倒。

（9）安全护理：加强安全防护意识，安置护栏，指导床上翻身方法，夜间加强照顾，防止患者坠床、摔伤。

（10）心理护理：截肢术后应理解患者的感受，疏导患者的情绪，并指导家属调动社会支持系统，解除患者心理压力。

（11）并发症的观察及护理

①出血：观察残端伤口出血情况，一旦发生大出血，在局部止血的同时，遵医嘱迅速应用止血药物、扩容等防治休克的措施。

②感染：术后继续加强全身营养，积极治疗糖尿病，以消除引起伤口感染的危险因素。

③关节挛缩：术后可用支具、石膏托、皮肤牵引等方法将残

肢维持于伸展位或固定于功能位置。

六、护理评价

1. 患者疼痛是否缓解或减轻。

2. 患者的生活需要是否得到满足，是否达到最大限度的生活自理。

3. 患者是否能正视现实，配合治疗与护理，充分发挥残肢的功能。

4. 患者社交活动是否增加。

5. 患者能否说出功能锻炼的意义，能否正确使用拐杖或假肢。

6. 患者术后有无并发症的发生。

七、健康教育

1. 心理指导　帮助患者设计切实可行的生活方式，对患者的优点、积极的处世态度给予肯定和赞扬，使患者增强自信心，保持乐观、自强的心理状态。

2. 行为指导　单侧下肢截肢后肢体失去平衡，可引起骨盆倾斜和脊柱侧弯。应指导患者在镜前矫正站立或行走姿势，并采用早期安装临时假肢的方法保持正确的姿势。

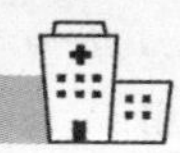

≪第八章

血管外科常用药物简介

药物治疗是治疗血管外科疾病的方法之一，必须做到既有效又安全。这就要求护士执行医嘱时不仅要做到“三查八对”，还要纠正医生或药师可能发生的失误，同时积极配合医生，做好疗效观察和不良反应的预防工作，根据病情的变化，提出合理的治疗意见。要做到这些，必须熟悉相关药理学知识，应用护理程序于药物治疗之中。

第一节　抗凝类

一、肝素（heparin）

（一）临床应用

1. 主要用于治疗周围血管血栓闭塞性疾病，如深静脉血栓形成以及动脉血栓栓塞和继发性血栓形成，急性肺动脉栓塞，急性心肌梗死，脑动脉血栓形成或栓塞疾病等。

2. 预防主要应用于周围动脉、静脉移植手术中和术后；预防血液在各种导管内凝固，如动-静脉插管、各种动静脉内长期留置导管等。

（二）护理注意事项

包括掌握各项实验室监测指标、并发症的观察与预防、了解抗凝药物的禁忌证。

1. 通过血液监控，维持血中稳定有效的浓度，减少因剂量小而抗凝不足或剂量大而导致出血。目前部分凝血活酶时间（APTT）是世界范围内应用最广泛的检测指标，用肝素后以延长1.5～2.5倍为宜。凝血酶原时间（PT）不应超过对照的1.3～1.5倍，相当于国际标准化比值（INR）2.0～3.0。监测时间一般要求每周监测一次，并以此为调整剂量标准，稳定后1～2周检查一次。

2. 并发症的观察及预防

（1）出血：观察有无牙龈出血、鼻出血、伤口渗血或血肿、泌尿道或消化道出血等症状。

（2）肝素的过敏反应：可表现为寒战、高热、阵咳、哮喘、鼻涕和荨麻疹等，严重者可出现过敏性休克，但罕见。

（3）其他不良反应：肝素可引起轻度肝功能损害，长期使用肝素还可引起骨质疏松。

3. 妊娠中期可以用肝素制剂，但不能用双香豆类制剂，因为双香豆类制剂可通过胎盘致胎儿颅内出血和胎盘内出血，而致胎儿死亡。

4. 应用肝素的疗程一般不宜过长。预防用肝素为5～7天，如需要长期抗凝预防，则宜过渡到口服抗凝药，或使用低分子量肝素。治疗用肝素不宜超过7天。

二、低分子肝素（low molecular weight heparin，LMWH）

（一）临床应用

1. 主要用于治疗急性深静脉血栓、肾功能衰竭行透析治疗时预防凝血、不稳定性冠状动脉疾病及预防与手术有关的血栓形成。

2. 预防用药每天只需要注射一次，治疗用药每天注射2次，每12小时1次。

（二）护理注意事项

1. 腹壁皮下注射或遵医嘱。

皮下注射注意事项：

（1）详细询问患者的过敏史和疾病史，如合并胃、十二指肠溃疡，血小板减少症和血小板缺陷，严重凝血系统疾病，视网膜血管病等病变均应慎用。注意个体差异，肾功能不良的患者药物半衰期长，易导致出血。同时注意药物配伍，与水杨酸类药合用，口服抗凝药，血浆增溶剂（右旋糖酐）等药物使用时，通过药物的交互作用，使抗凝作用增强，增加出血危险性，应检查血小板计数，严密观察有无出血、血小板减少。

（2）注射部位选择：腹部脐上5cm至脐下5cm为上下边界，左右为锁骨中线内外5cm范围（避开脐周1～2cm），左右交替注射，2次注射点间距2cm。注射时避开皮肤破损处，手术瘢痕及有斑或痣的部位。

（3）用药后观察：对用药超过7天的患者应加强观察。护士在用药期间及每次注射前后均应详细检查患者的局部出血情况及全身各系统有无出血倾向及其他不良反应，如腹部注射部位出现硬结、瘀斑、疼痛等，应警惕有出血可能。在使用过程中定期检测血小板计数、出凝血时间（BT）、部分凝血活酶时间（APTT）、纤维蛋白原（Fg）及肝、肾功能等，使凝血酶原时间（PT）维持在正常人的2倍左右，不仅能产生抗凝作用，且不引起明显出血。

2. 低分子量肝素出血副作用很少，而且比较轻。如果出现出血，也可以采用鱼精蛋白对抗，用量与普通肝素相同。

三、阿加曲班（argatroban）

（一）临床应用

适用于急性发作的深静脉血栓形成或动脉栓塞。不良反应主要为出血，如出血性脑梗死、脑出血、消化道出血，以及休克、过敏性休克等表现。出血患者禁用本品。

（二）护理注意事项

1. 掌握各项实验室监测指标，实验室监测结果可以作为溶栓程度参照指标，为预防出血并发症提供信息。

2. 给药2小时后或给药量改变后2小时监测APTT值。严密观察皮肤黏膜出血情况，须联合使用阿司匹林时应严密监测凝血功能。

3. 严格控制输液速度准确性，注意配伍禁忌。本药溶液与胺碘酮溶液混合后立即出现沉淀。

4. 下列患者慎用：①有出血可能性的患者，包括消化道溃疡、有脑出血既往史的患者、血小板减少的患者、严重糖尿病的患者等；②正在使用抗凝药物，具有抑制血小板聚集作用的药物，血栓溶解剂的患者；③患有严重肝功能障碍的患者。

5. 出血性疾病的患者；脑栓塞或有可能患脑栓塞的患者；伴有高度意识障碍的严重脑梗死的患者禁用。

四、华法林（warfarin）

（一）临床应用

主要用于预防血栓形成，治疗时间长，通常长达3～6个月或以上。一般先用肝素3～5天，同时并用口服抗凝药，停用肝素时，恰好口服抗凝药达到抗凝作用，此时可完全改用口服抗凝药维持疗效。一般每周要监测患者的凝血功能，保持INR在2.0～3.0范围内。

（二）护理注意事项

包括掌握各项实验室监测指标、并发症的观察与预防、了解抗凝药物的禁忌证。

1. 并发症的观察与预防

（1）出血：口服华法林出血副作用比较少，一般是镜下血尿、皮肤淤血、黏膜和结膜下出血，但也有因颅内、脊髓腔内和消化道出血而致死者，因而不容忽视。一旦出血严重，应立即停药。给予维生素 K_1 10mg 静脉注射后一般在 24 小时后恢复正常。

（2）华法林诱导的皮肤出血性坏死：是一种特殊的并发症，虽不多见，但应引起注意。女性较为多见，表现为臀部、乳腺、足趾和大腿皮肤的紫绿色损害，受损区和周围组织存在着清楚的界限，几天后损伤部位组织坏死，周围组织呈现红斑和肿胀。

2. 注意避免剧烈运动及情绪波动；老年患者注意控制血压，避免外伤碰撞。

3. 在治疗期间进食富含维生素 K 的食物时应尽量稳定。若大剂量食用或不稳定食用可引发华法林的并发症。

4. 若患者出现齿龈不明原因大量出血、无诱因鼻出血不止、无外伤情况下皮下淤血、黑便、呕吐、尿血等情况，请立即就医，由医生决定华法林是否需要减量或停药。

5. 加强对患者的用药教育和随访工作。叮嘱患者于每晚固定时间服药，漏服药物超过 4 小时不应补服。出院后的稳定期应定期监测 INR 值。

第二节　溶栓类

一、尿激酶（urokinase，UK）

（一）临床应用

主要用于肺栓塞及其他血栓栓塞性疾病，是目前国内应用最广泛的溶栓药。其不良反应较链激酶轻，无过敏反应。

（二）护理注意事项

1. 掌握各项实验室监测指标，实验室监测结果可以作为溶栓程度参照指标，为预防出血并发症提供信息。

2. 并发症的观察及预防

(1) 出血：是溶栓治疗的主要并发症。临床上表现为单纯局部渗血、皮下片状出血，甚至颅内出血。此时首先应立即停药。严重者可用纤溶抑制药，如氨甲苯酸（抗血溶芳酸，PAMBA）200～400mg，或氨甲环酸（止血环酸，AMCA）250～500mg，静脉注射。若血浆纤维蛋白原低于1g/L，而出血严重，则可静脉注射纤维蛋白原1～1.5g或输血浆。

(2) 了解禁忌证：有凝血功能障碍及出血倾向疾病的患者（如血液系统疾病、出血性眼疾、活动性消化道溃疡和肺结核咯血等）；近期内有手术或外伤者；严重高血压（>200/120mmHg）；近期内有链球菌感染者及9个月至1年以内曾应用过链激酶（SK）者，不能再用SK和SK同类制剂。因为体内SK抗体值高，会产生严重变态反应，溶栓效果也不佳。有严重过敏史者要慎用SK等制剂，妊娠晚期（有使胎盘早剥可能），产后5天以内，严重肝、肾疾病和体质不佳的70岁以上患者慎用。

3. 药品应置于冰箱冷藏、遮光保存；药液应现配现用，剩余药液应弃去，不能再用。

4. 常用量为50万～150万U，其中25万U在10分钟内静脉推注完毕后，余量可溶于5%葡萄糖注射液或生理盐水中2小时内静脉滴完；静脉滴注时，液体总量不应超过200ml。

5. 有出血、出血倾向或出血史，近期大手术或创口未愈，严重高血压、活动性溃疡、严重肝肾功能不全、空洞型肺结核及分娩后的患者均禁忌使用。

6. 主要不良反应有变态反应和出血。因此，注射药物前后应注意判断患者神志；询问大便情况；仔细检查全身皮肤，注意注射部位和手术后创口有无渗血等，并如实记录。如发现异常情况应立即报告医生停药，并积极配合医生做好相应处理。

7. 监测患者生命体征变化及病情进展，溶栓后前3天每天监测血小板计数、出凝血时间、凝血酶原时间、尿常规、大便常规与潜血试验，以后遵医嘱定期复查，并及时追查结果。

8. 防止损伤与出血，尽量减少肌内、动脉和静脉注射次数，以防注射部位出血；药物注射完毕局部按压5~10分钟。

9. 仔细聆听患者主诉，及时发现有无颅内出血、栓子脱落阻塞其他部位症状，及时报告医生，并给予相应处理。

10. 做好宣教工作，告知患者不可擅自服用吲哚美辛、保泰松或阿司匹林等，因为这些药物可改变血小板功能，加重出血倾向。

第三节　抗血小板类

抗血小板药物主要是抑制血小板在凝血反应和血栓形成途径中某一作用点，从而防止血栓形成。近年来，由于血小板超微结构血小板的黏附、聚集和释放功能，以及花生四烯酸、血栓素、前列腺素系统等研究的进展，抗血小板药在防治血栓形成方面取得较好疗效。

另据研究表明，血小板不仅在正常止血中起主要作用，而且对动脉粥样硬化的发展也起着重要作用。因此，抗血小板药物具有抗血栓和抗动脉粥样硬化双重作用，疗效持久，可长期服用，无出血危险，无须监测。

一、阿司匹林（aspirin）

（一）临床应用

1. 主要用于动脉血栓的预防及治疗；各种血管插管术及血管介入治疗术后可能发生血栓闭塞的情况；周围血管的动脉闭塞性疾病、高血凝状态、糖尿病、雷诺病、血栓性血小板减少性紫瘢等疾病。用药必须小剂量（美国 FDA 推荐量为 160～325mg/d），小剂量只抑制血栓素 A_2（TXA_2）的合成，对 PG_2 影响较小，因此可起抗凝血作用；如果应用大剂量则同时抑制 PCI_2 的合成，故出现促凝血作用，促进血栓形成。

2. 阿司匹林对男性作用效果远比女性明显。对已诊断为动脉硬化等血管病者预防给药明显可减少并发症及降低死亡率。

3. 对于无血管疾病人群预防用药无效。

4. 小剂量阿司匹林服用时，副作用少。

5. 长期服用时对消化道有刺激性，如食欲缺乏、恶心等，严重时可致消化道出血。消化性溃疡病者慎用。肠溶片可减少对胃的刺激。

6. 外科手术前，为安全起见，必须停用阿司匹林 1 周以上，否则容易出现手术创面的广泛渗血。

（二）护理注意事项

1. 用药过程中，应观察患者有无消化道出血、皮肤黏膜出血等症状。如有上述症状，应根据病情停用药物，并给予对症处理。

2. 掌握各项实验室监测指标，实验室监测结果可以作为溶栓程度参照指标，为预防出血并发症提供信息。

3. 注意药物使用禁忌证：对本药物过敏者；活动性消化性溃疡；出血体质；严重的肝、肾、心功能衰竭；与氨甲蝶呤合用；妊娠的最后 3 个月。

4. 手术前 1 周应停用，避免凝血功能障碍造成出血不止。

5. 潮解后不宜服用，严格遵医嘱坚持服药。

二、硫酸氢氯吡格雷片（clopidogrel hydrogen sulfate tablets）

（一）临床应用

用于近期发作的脑卒中、心肌梗死和确诊外周动脉疾病患者，该药可减少动脉粥样硬化性疾病的发生（如心肌梗死、脑卒中和血管性死亡）。

本药的血小板抑制作用是剂量依赖性的，这在一次口服给药2小时后可观察到。从第1天起，每天重复给药75mg，抑制ADP诱导血小板聚集，抑制作用在3～7天达到稳态。在稳态，每天服用本药75mg平均抑制水平维持在40%～60%，在治疗中止后一般约在5天内血小板聚集和出血时间逐渐回到基线。由于出血和血液学不良反应的危险性，在治疗过程中一旦出现出血的临床症状，就应立即考虑进行血细胞计数或其他适当的检查。

（二）护理注意事项

1. 使用本品的患者需手术时应告知主管医生。
2. 肝脏损伤、有出血倾向患者慎用。
3. 本药与阿司匹林长期合并使用。
4. 肾功能不全及老年患者使用本品时不需要调整剂量。
5. 如急需逆转本品的药理作用可进行血小板输注。

第四节　血管扩张类

一、罂粟碱（papaverine）

（一）临床应用

临床上用于治疗血管痉挛、血栓形成、动脉栓塞、间歇性跛行等。剂量为每次30～60mg，每天3次，最大量为每次20mg，每天3次，肌内或静脉注射。常见副作用有面色潮红、恶心、呕吐、头痛、肝功能损害。该药有成瘾性，不能长期应用。

（二）护理注意事项

1. 由于对脑及冠状血管扩张的作用不及对周围血管，可使中枢神经缺血区的血流进一步减少，出现“窃流现象”，用于心绞痛、新近心肌梗死或卒中时须谨慎。

2. 心功能不全时慎用，以免引起心功能抑制。

3. 青光眼患者要定期检查眼压。

4. 静脉大量应用能抑制房室和室内传导，并产生严重心律失常。

5. 须注意检查肝功能，尤其是患者有胃肠道症状或黄疸时。出现肝功能不全时应停药。

二、前列地尔注射液（alprostadil injection）

（一）临床应用

1. 用于慢性动脉闭塞症，如血栓闭塞性脉管炎、慢性动脉粥样硬化症所致的肢体慢性溃疡、微血管循环障碍所致的四肢静息性疼痛。

2. 用于先天性心脏病中暂时性地维持动脉血管开放，如动脉导管未闭的新生儿有充血性心力衰竭时，用本药可缓解低氧血症，保持导管血流以等候手术治疗时机。

3. 血管外科手术及体外循环时防止血栓形成。

4. 用于心绞痛、心肌梗死、视网膜中央静脉血栓等。

5. 治疗勃起功能障碍时，可局部注射或采用本药尿道栓制剂。

（二）护理注意事项

1. 用于治疗慢性动脉闭塞症、微小血管循环障碍的患者，停止给药后有可能再复发。

2. 严重心力衰竭、妊娠及可能妊娠妇女禁用；青光眼或眼压高、胃溃疡合并症、间质性肺炎患者慎用。

3. 本药与输液混合后应在 2 小时内使用，残液不能用；本药不能与输液以外的药品混合使用，避免与血浆增容剂（右旋糖酐、明胶制剂等）混合。

第五节 镇痛及镇静类

一、地佐辛注射液（dezocine injection）

（一）临床应用

需要使用阿片类镇痛药治疗的各种疼痛。

用法：肌内注射或使用微量泵泵入。

（二）护理注意事项

1. 对阿片类镇痛药过敏的患者禁用。

2. 使用过程中偶有恶心、呕吐、镇静及注射部位反应发生、头晕。偶见出汗、脸红、寒战、血红蛋白低、水肿、高血压、低血压等症状。

3. 地佐辛可使老年患者的精神状态发生改变，诱发谵妄。老年患者起始用药时应减量。

4. 地佐辛在肝脏进行深度代谢，由肾脏排泄，肝、肾功能不全的患者用药时应谨慎，注意观察用药后的反应。

二、地西泮注射液（diazepam injection）

（一）临床应用

1. 可用于抗癫痫和抗惊厥，静脉注射为治疗癫痫持续状态的首选药，对破伤风轻度阵发性惊厥也有效。

2. 静脉注射可用于全身麻醉的诱导和麻醉前给药。

用法：静脉注射及肌内注射。

（二）护理注意事项

1. 孕妇、妊娠期妇女、新生儿禁用或慎用。

2. 本品含苯甲醇，禁止用于儿童肌内注射。

3. 常见的不良反应有头晕、嗜睡、乏力等，大剂量可有震颤、共济失调。

4. 罕见的有皮疹，白细胞计数减少。

5. 个别患者发生兴奋，睡眠障碍，多语，甚至幻觉。

6. 长期连续用药可产生成瘾性和依赖性，停药可能发生撤药症状，表现为激动或忧郁。

第六节　降压及升压类

一、注射用硝普钠（sodium nitroprusside for injection）

（一）临床应用

1. 高血压急症，如高血压危象、高血压脑病、恶性高血压、嗜铬细胞瘤手术前后阵发性高血压的紧急降压，也可用于外科麻醉期间进行控制性降压。

2. 用于急性心力衰竭，包括急性肺水肿。亦用于急性心肌梗死或瓣膜（二尖瓣或主动脉瓣）关闭不全时的急性心力衰竭。

（二）护理注意事项

1. 肾功能不全而本品应用超过48～72小时者，每天须测定血浆中氰化物或硫氰酸盐，保持硫氰酸盐不超过100μg/ml；氰化物不超过3μmol/ml。

2. 下列情况慎用：脑血管或冠状动脉供血不足；麻醉中控制性降压时，应先纠正贫血或低血容量；脑病或其他颅内压增高；肝、肾功能不全；甲状腺功能过低；肺功能不全；维生素

B_{12}缺乏。

3. 老年人用本品须注意增龄时肾功能减退对本品排泄的影响，老年人对降压反应也比较敏感，故用量宜酌减。

4. 本品不可静脉注射，应缓慢滴注或使用微量输液泵。

5. 在用药期间，应经常监测血压。急性心肌梗死患者使用本品时须监测肺动脉舒张压。

6. 药液有局部刺激性，谨防外渗。

7. 如静脉滴注已达每分钟10μg/kg，经10分钟降压仍不满意，应考虑停用本品。

8. 左心衰竭伴低血压时，应用本品须同时加用心肌正性肌力药如多巴胺或多巴酚丁胺。

9. 偶尔出现耐药性，视为氰化物中毒先兆，减慢滴数即可消失。

二、硝酸甘油注射液（nityoglycerin injection）

（一）临床应用

1. 手术

（1）在心脏手术中，本品可用来迅速控制高血压。

（2）在外科手术过程中，本品可用来降低血压，保持一种可控性的低血压状态。

（3）在心脏血管手术过程中或术后，本品可用来控制心肌缺血。

2. 不稳定型心绞痛　对于不稳定型心绞痛，用β受体阻滞剂和舌下含硝酸盐制剂无效时，可以用本品治疗。

3. 隐匿性充血性心力衰竭　本品用于急性心肌梗死后继发的隐匿性充血性心力衰竭的治疗。

（二）护理注意事项

1. 心绞痛频繁发作的患者在大便前含服可预防发作。

2. 长期服用可产生耐药性。

3. 治疗期间，不可使用西地那非。

4. 应使用能有效缓解急性心绞痛的最小剂量，过量可能导致耐受现象。

5. 小剂量可能发生严重低血压，尤其在直立位时。

6. 应慎用于血容量不足或收缩压低的患者。

7. 如果出现视物模糊或口干，应停药。

8. 静脉滴注本品时，由于塑料输液器可吸附硝酸甘油，因此应采用不吸附本品的输液装置。

三、盐酸多巴胺注射液（dopamine hydrochloride injetion）

（一）临床应用

适用于心肌梗死、创伤、内毒素败血症、心脏手术、肾功能衰竭、充血性心力衰竭等引起的休克综合征。补充血容量后休克仍不能纠正者，尤其有少尿及周围血管阻力正常或较低的休克。由于本品可增加心排血量，也用于洋地黄和利尿药无效的心功能不全。

用法：静脉注射。

（二）护理注意事项

1. 本品宜避光，密闭保存。

2. 用药期间注意观察患者有无胸痛、呼吸困难、心悸、心律失常等症状，过量时可出现血压升高，此时应停药，必要时给予受体阻滞剂。

3. 交叉过敏反应：对其他拟交感胺类药高度敏感的患者，可能对本品也异常敏感。

4. 在滴注前必须稀释，稀释液的浓度取决于剂量及个体需要的液量；选用粗大的静脉输注，以防药液外溢，造成组织坏死。

5. 静滴时应控制每分钟滴速，滴注过程中注意观察患者血压及尿量。

6. 休克纠正时即减慢滴速；如在滴注多巴胺时血压继续下降或经调整剂量仍持续低血压，应停用多巴胺，改用更强的血管收缩药；突然停药可产生严重低血压，故停用时应逐渐递减。

四、呋塞米（furosemide）

（一）临床应用

适用于脑水肿合并左心衰竭或有肾功能不全者，肝硬化所致的水肿或腹水患者等。

用法：口服、肌内注射或静脉推注。

（二）护理注意事项

1. 药物应避光，保存于阴凉处。

2. 禁用于严重肾功能不全、伴有电解质紊乱、孕妇、小儿及对本品过敏者。

3. 主要不良反应有低钠血症、低钾血症、低血容量性休克、视物模糊、恶心等，应严密观察病情变化，遵医嘱定期抽血复查血常规、肾功能变化，并注意观察尿色、尿量，以防发生贫血、粒细胞减少、血尿等。

4. 合并心功能衰竭且不能进食者用药时应先补足血容量，监测血压、电解质变化；特别是在开始用药时，以防发生直立性低血压；老年人应用时还应注意警惕血管的血栓形成和栓塞症状，如注意有无肢体麻木、无力等。

5. 了解患者是否有肾功能不全或同时使用了其他耳毒性药物，注意观察有无耳鸣、头晕、眩晕及听力改变。

6. 本药常与甘露醇交替使用，以减少各自的不良反应。但不可与利尿酸同用。

7. 即使使用小剂量阿司匹林类药物也可能发生水杨酸盐中毒，故应尽量避免与阿司匹林类药物合用。

五、乌拉地尔注射液（urapidil hydrochloride injection）

（一）临床应用

用于治疗高血压危象（如血压急剧升高）、重度和极重度高血压以及难治性高血压；用于控制围术期高血压。

用法：静脉注射、持续静脉滴注或使用输液泵。

（二）护理注意事项

1. 溶液应在25℃以下保存，不使用过期药。

2. 本药不能与碱性液体混合，因其酸性性质可能引起溶液混浊或絮状物形成。

3. 用药后注意观察患者有无头痛、头晕、恶心、呕吐、出汗、乏力等症状，其原因多为血压降得太快所致，通常在数分钟内即可消失，一般无须中断治疗；过敏反应（如瘙痒、皮肤发红、皮疹等）少见。

4. 肝功能障碍患者、中度到重度肾功能不全患者、老年患者、合用西咪替丁的患者慎用本药。

5. 用药期间，注意观察患者血压变化，血压骤然下降可能引起心动过缓甚至心脏停搏。

6. 过敏患者及哺乳期妇女禁用。

7. 使用本品疗程一般不超过7天。

六、厄贝沙坦片（irbesartan）

（一）临床应用

主要用于治疗原发性高血压；合并高血压的2型糖尿病肾病的治疗。

用法：口服。

（二）护理注意事项

1. 本药宜在30℃以下干燥处保存。

2. 对本品过敏者禁用。

3. 使用本品过程中可能会发生高血钾，尤其是存在肾功能损害、由于糖尿病肾损害所致的明显蛋白尿或心力衰竭，密切监测血清钾水平。

4. 主动脉和二尖瓣狭窄及肥厚梗阻性心肌病患者使用本品时应谨慎。

七、苯磺酸氨氯地平片（amlodipine besylate tablets）

（一）临床应用

1. *治疗高血压病*　可单独使用本品治疗，也可与其他抗高血压药物合用。

2. *治疗慢性稳定型心绞痛及变异性心绞痛*　可单独使用本品治疗，也可与其他抗心绞痛药物合用。

用法：口服。

（二）护理注意事项

1. 药物过量可导致外周血管过度扩张，引起低血压，还可能出现反射性心动过速。发生药物过量后，必须监测血压，同时进行心脏和呼吸监测。一旦发生低血压，则采取支持疗法。

2. 极少数患者，特别是伴有严重冠状动脉阻塞性疾病的患者，在开始使用苯磺酸氨氯地平片治疗或增加剂量时，可出现心绞痛恶化或发生急性心肌梗死。

3. 对二氢吡啶类钙拮抗剂类药物过敏者和该品任何成分过敏者禁用。

4. 肝、肾功能受损患者应慎用。

第七节　高浓度电解质类

一、10%氯化钾注射液（potassium chloride）

（一）临床应用

电解质补充药，调节渗透压及酸碱平衡，保持神经肌肉系统正常的激动功能，维持心肌正常功能，参与细胞的新陈代谢和酶促反应等。

（二）护理注意事项

1. 口服对胃肠道刺激性较强，大量口服可引起肠绞痛及肠溃疡。遵医嘱合理用药，采用静脉滴注的方式用药。

2. 静脉炎：变更给药速度，注意观察患者皮肤的变化，倾听患者主诉，异常时汇报医生。

3. 高钾血症：密切观察患者血钾和生命体征的变化，遵医嘱给予排钾药物。

4. 密闭保存。

5. 因本品 pH <5，静脉滴注时应选择中心静脉导管或经外周静脉置入中心静脉导管（PICC）。

6. 补钾时浓度不超过 3.4g/L（45mmol/L），速度不超过 0.75g/h（10mmol/h），每日补钾量为 3～4.5g（40～60mmol）。

7. 见尿补钾，尿量应≥30ml/h。

二、10%氯化钠注射液（sodium chloride）

（一）临床应用

补充电解质，维持体液容量和渗透压的稳定。

（二）护理注意事项

1. 输液过多、过快可致水钠潴留，引起水肿、血压过高、心率加快、胸闷、呼吸困难。注意滴注速度，倾听患者主诉。

2. 高钠血症：密切观察患者血钠和生命体征的变化，记录尿量变化，必要时给予利尿药。

3. 密闭保存。

4. 儿童和老年患者用药应严格控制补液量和速度。

5. 使用时应注意药物的浓度及给药途径。

≪第九章

血管外科突发事件应急指引

第一节　主动脉夹层破裂出血时的应急预案

一、预防措施和主要准备

1. 及时巡视，严密观察患者的病情；对高危患者有预见性，及早发现病情变化，尽快采取急救措施。

2. 及时进行健康宣教，交代绝对卧床的重要性及饮食的注意事项。

3. 急救药品、物品做到“五定一及时”。

4. 必要时，迅速建立静脉通路，确保静脉输液通畅，有利于抢救工作的顺利进行。

二、应急流程

见图 9－1－1。

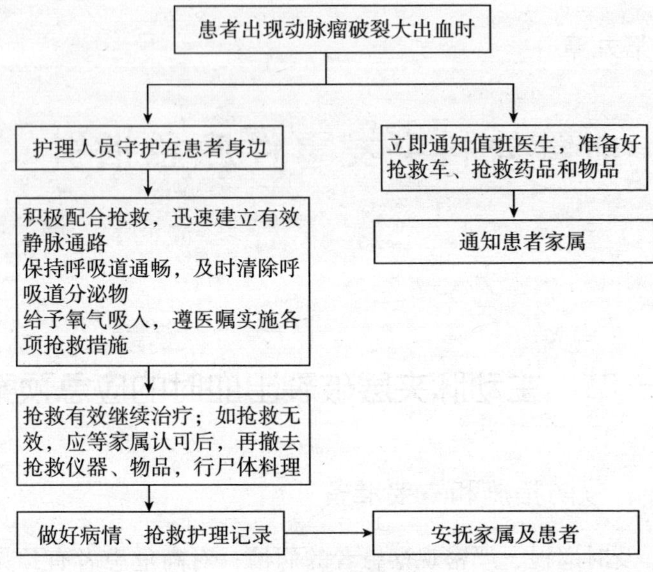

图 9－1－1　主动脉夹层破裂出血时的应急流程

第二节　肺栓塞的应急预案

一、预防措施和主要准备

1. 及时巡视，严密观察患者的病情；对高危患者有预见性，及早发现病情变化，尽快采取急救措施。

2. 及时进行健康宣教，告知绝对卧床及氧气吸入的重要性。

3. 急救药品、物品做到“五定一及时”。

4. 必要时，迅速建立静脉通路，确保静脉输液通畅，有利于抢救工作的顺利进行。

二、应急流程

见图 9－2－1。

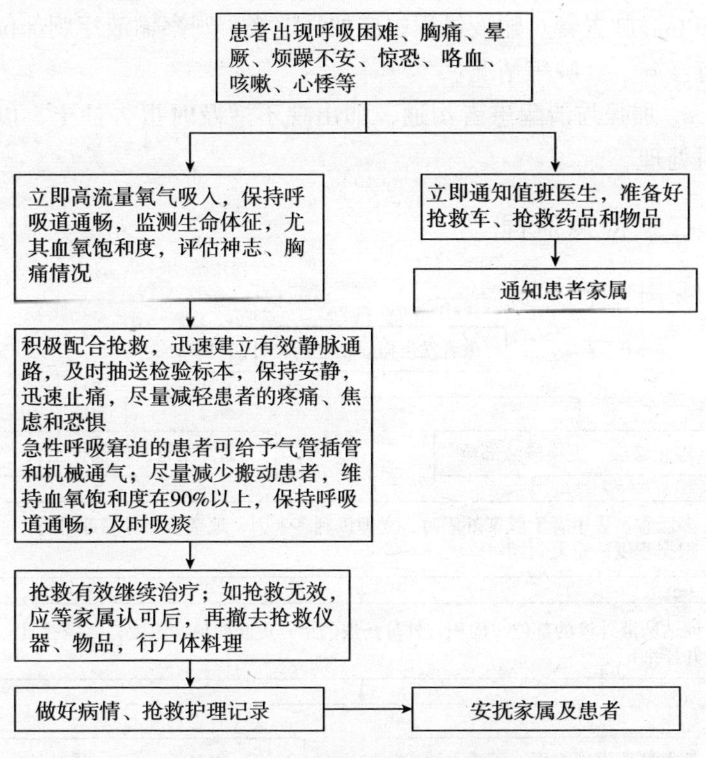

图 9－2－1　肺栓塞的应急流程

第三节　血管活性药物外渗的护理应急预案

一、预防措施和主要准备

1. 护士应掌握血管活性药物的名称、药理作用、剂量、输注方法及副作用。临床常用的血管活性药物有多巴胺、多巴酚丁胺、间羟胺、肾上腺素、去甲肾上腺素、硝酸甘油、硝普钠等。

2. 患者病情危重，使用大剂量或多种活性药物时，尽量选择中心静脉置管。输液过程中应加强巡视，观察输液穿刺部位是否有渗漏、红肿等情况。

3. 加强与清醒患者沟通，如出现不适及时报告护士，以便及时处理。

二、应急流程

见图 9－3－1。

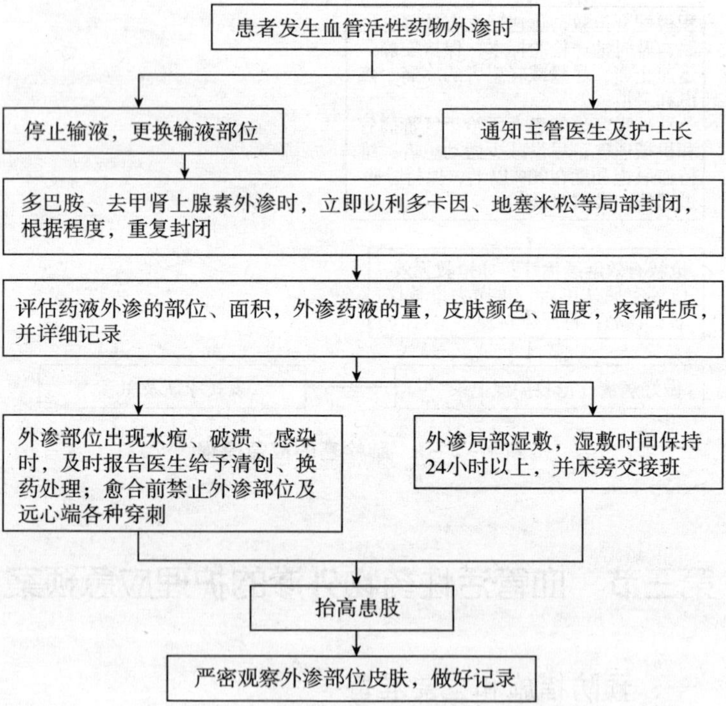

患者发生血管活性药物外渗时

→ 停止输液，更换输液部位

→ 通知主管医生及护士长

多巴胺、去甲肾上腺素外渗时，立即以利多卡因、地塞米松等局部封闭，根据程度，重复封闭

评估药液外渗的部位、面积，外渗药液的量，皮肤颜色、温度，疼痛性质，并详细记录

→ 外渗部位出现水疱、破溃、感染时，及时报告医生给予清创、换药处理；愈合前禁止外渗部位及远心端各种穿刺

→ 外渗局部湿敷，湿敷时间保持24小时以上，并床旁交接班

抬高患肢

严密观察外渗部位皮肤，做好记录

图 9－3－1　血管活性药物外渗的护理应急流程

第四节　中心静脉置管非预期性脱出的护理应急预案

一、预防措施和主要准备

1. 动、静脉置管前，应评估置管部位，尽量避免在关节处穿刺，酌情使用夹板或约束带。

2. 妥善固定置管，使用缝线固定穿刺针蝶翼，外加透明敷料固定。

3. 无延长管的置管尽量避免用直接三通管，可使用螺口延长管后再接三通管。

4. 须使用三通管着，务必紧锁三通管锁扣，防止脱落。

5. 指导患者正确摆放体位，翻身、过床等操作时动作应轻柔。

6. 对小儿、有精神症状、意识障碍的患者使用约束带约束双手，以防自行拽管。

7. 注意观察穿刺部位，及时发现置管移位。

8. 有条件者，应严密监测动脉波型及数据变化，及时发现置管脱出。

二、应急处理措施

1. 一旦发生置管脱出血管外，立即拔出，同时通知医生。

2. 按压穿刺部位，防止出血。动脉置管脱出者，易加压包扎穿刺部位 15 ~20 分钟，观察局部有无渗血、血肿；穿刺部位有出血时或周围皮肤发生变化时，遵医嘱予以处理。

3. 临时建立浅静脉通路。

4. 密切观察患者病情变化。

5. 做好护理记录。

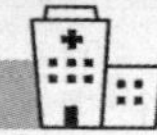

三、应急流程

见图 9－4－1。

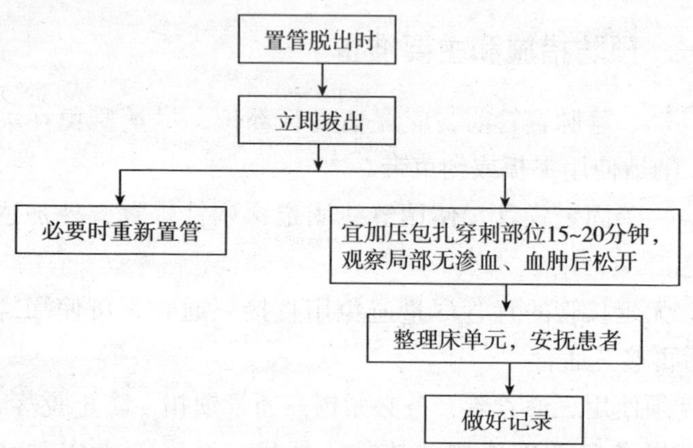

图 9－4－1　中心静脉置管非预期性脱出的护理应急流程

第五节　动静脉置管溶栓导管及鞘管滑脱的应急预案

一、预防措施和主要准备

1. 及时巡视，严密观察鞘管及透明敷料是否严密，弹力绷带是否加压固定。

2. 及时进行健康宣传，嘱患者术侧肢体严格制动，对于躁动不安的患者给予约束带。

3. 急救物品、药品做到“五定一及时”。

4. 必要时，迅速建立静脉通路，确保静脉输液畅通，有利于抢救工作的顺利进行。

二、应急流程

见图 9－5－1。

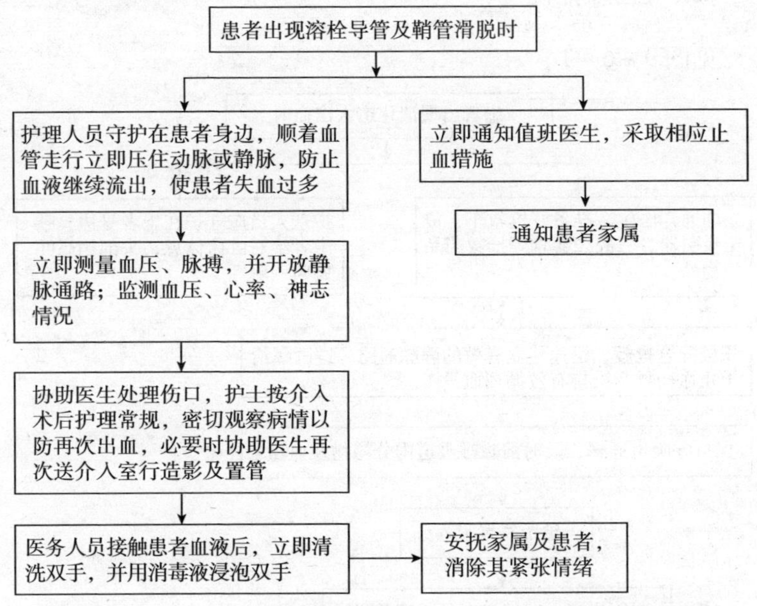

图 9－5－1　动静脉置管溶栓导管及鞘管滑脱的应急流程

第六节　住院患者发生消化道大出血时的护理应急预案

一、预防措施和主要准备

1. 及时巡视，严密观察患者的病情，及早发现病情变化。
2. 及时进行健康宣教，交代饮食的注意事项。
3. 急救药物、物品做到“五定一及时”。

4. 必要时，迅速建立静脉通路，确保静脉输液通畅，有利于抢救工作的顺利进行。

二、应急流程

见图9－6－1。

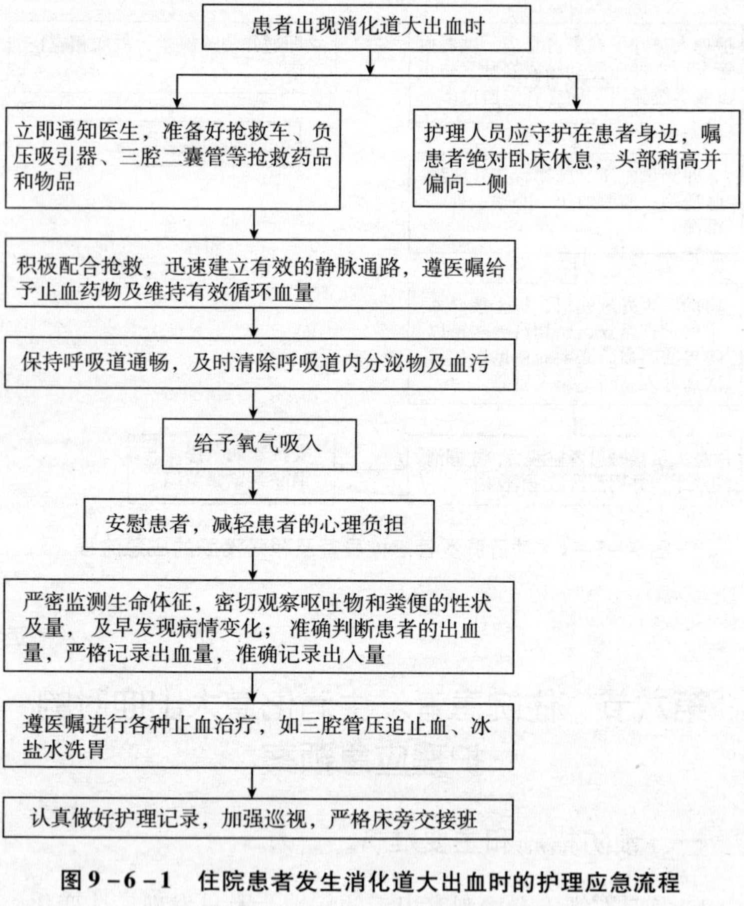

患者出现消化道大出血时

↓

立即通知医生，准备好抢救车、负压吸引器、三腔二囊管等抢救药品和物品

护理人员应守护在患者身边，嘱患者绝对卧床休息，头部稍高并偏向一侧

↓

积极配合抢救，迅速建立有效的静脉通路，遵医嘱给予止血药物及维持有效循环血量

↓

保持呼吸道通畅，及时清除呼吸道内分泌物及血污

↓

给予氧气吸入

↓

安慰患者，减轻患者的心理负担

↓

严密监测生命体征，密切观察呕吐物和粪便的性状及量，及早发现病情变化；准确判断患者的出血量，严格记录出血量，准确记录出入量

↓

遵医嘱进行各种止血治疗，如三腔管压迫止血、冰盐水洗胃

↓

认真做好护理记录，加强巡视，严格床旁交接班

图9－6－1　住院患者发生消化道大出血时的护理应急流程

第七节　患者突然发生病情变化的应急预案

一、预防措施和主要准备

1. 护理人员遵守护理规章制度，按时巡视，密切观察患者病情，及时发现病情变化。

2. 急救药品和物品保存完好，做到“五定一及时”。

二、应急流程

见图 9－7－1。

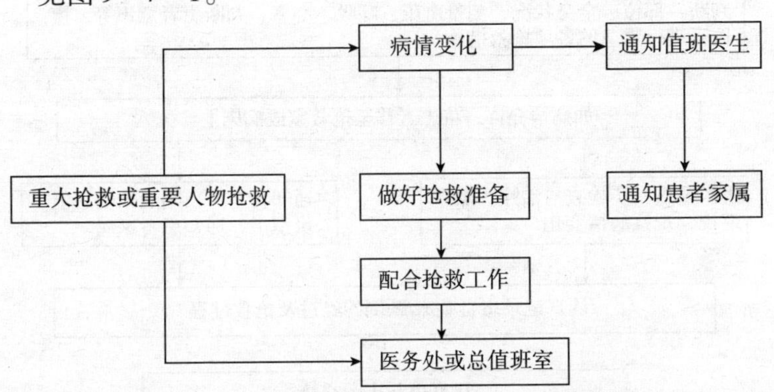

图 9－7－1　患者突然发生病情变化的应急流程

第八节　患者坠床/跌倒时的应急预案

一、预防措施和主要准备

1. 检查病房设施，不断改进和完善，做好安全防范，杜绝各类隐患的发生。

2. 护理人员严格执行级别护理和护理常规。

3. 加强巡视，密切观察患者病情，注意观察患者的意识及生命体征的变化。

4. 掌握患者的病情，及时记录患者的异常情况。

5. 履行告知义务，交代家属需要注意的事项。

二、应急流程

见图9－8－1。

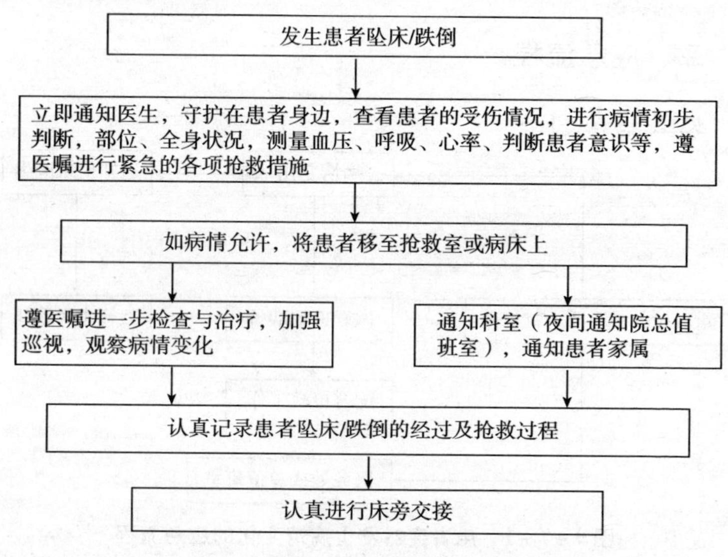

图9－8－1　患者坠床/跌倒时的应急流程

第九节　患者外出或外出不归的应急预案

一、预防措施和主要准备

做好入院宣教，按级别护理要求巡视，认真落实交接班制度。按《患者住院须知》告知患者应遵守医院的相关规定，服从管理，防止意外的发生。

二、应急流程

见图9－9－1。

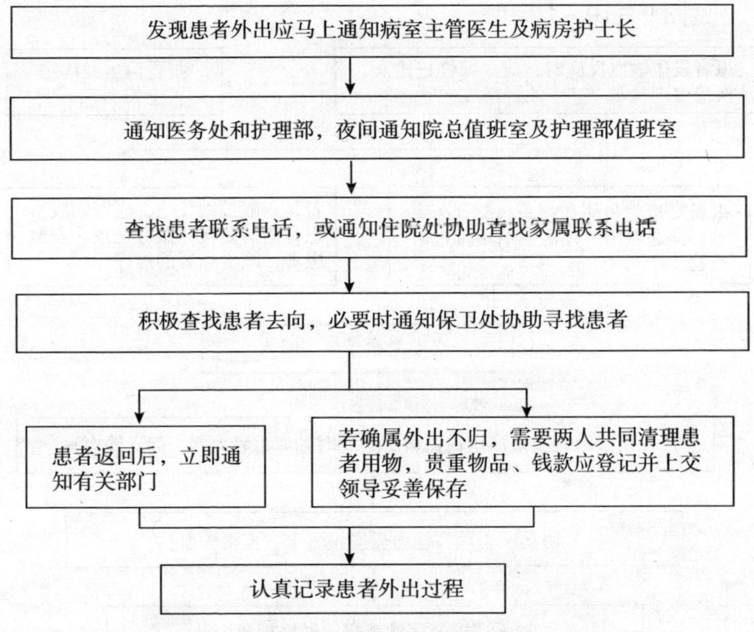

图9－9－1　患者外出或外出不归的应急流程

第十节　患者发生输血反应时的应急预案

一、预防措施和主要准备

1. 严格执行输血“三查八对”制度。
2. 严格执行临床输血管理制度。

3. 护理人员严格执行操作规程，严格无菌技术操作。

4. 按时巡视，密切观察患者病情，及时发现病情变化。

5. 急救药物、物品做到“五定一及时”。

二、应急流程

见图 9－10－1。

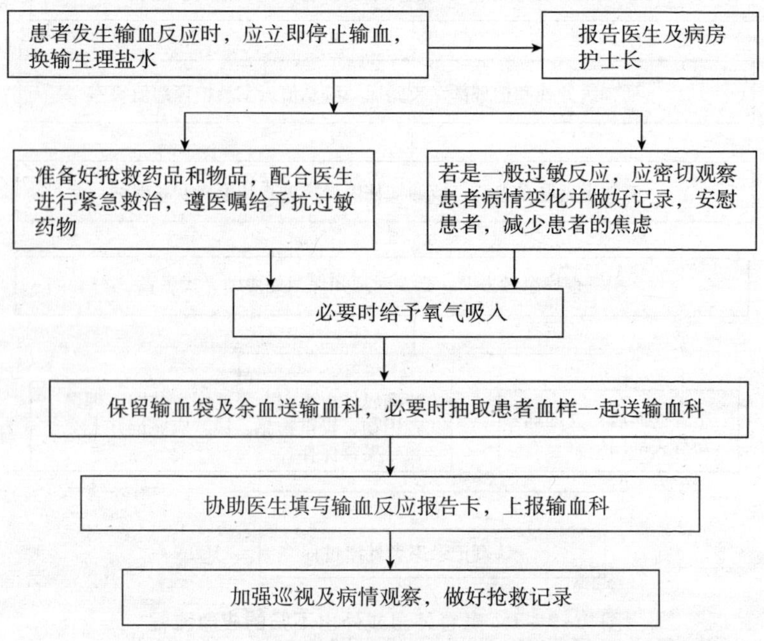

图 9－10－1　患者发生输血反应时的应急流程

第十一节　患者输液过程中出现肺水肿的应急预案

一、预防措施和主要准备

1. 认真执行医嘱，根据病情调节输液速度，做好护理记录。

2. 及时进行健康宣教，履行告知义务，交代输液中的注意事项。

3. 护理人员严格护理操作规程，严格无菌技术操作，取得患者的合作。

4. 按时巡视，密切观察患者病情，及时发现病情变化。

5. 急救药物、物品做到“五到一及时”。

二、应急流程图

见图 9－11－1。

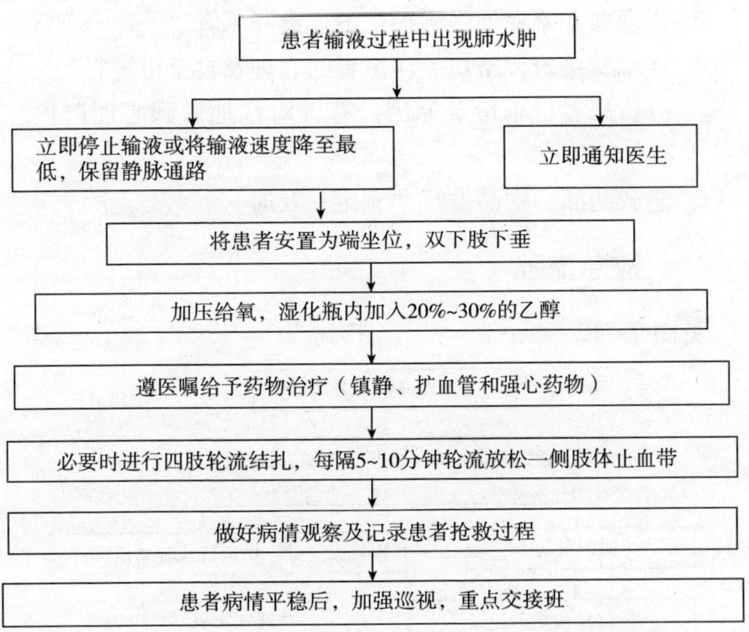

图 9－11－1　患者输液过程中出现肺水肿的应急流程

第十二节　患者有自杀倾向及出现自杀情况的应急预案

一、预防措施和主要准备

1. 发现患者有自杀倾向时，立即报告护士长、主管医生，通知家属。

2. 定时检查患者病室环境、床单位，查收锐利的刀器、超量的药物等危险物品，锁好门窗，尽可能消除自杀隐患。

3. 书面通知家属加强陪护，不得离开患者。

4. 详细交接班，密切关注患者的心理及自杀可疑行为。

5. 分析患者自杀可疑原因，有针对性地做到心理调护，尽量减少不良刺激。

6. 急救药品、物品做好“五定一及时”。

二、应急流程

见图 9－12－1。

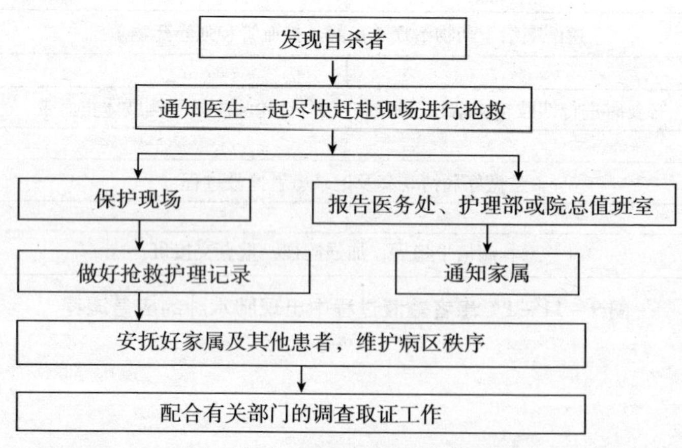

图 9－12－1　患者有自杀倾向及出现自杀情况的应急流程

第十三节　患者发生误吸时的护理应急预案

一、预防措施和主要准备

1. 住院患者发生误吸时，护理人员要根据其具体情况进行抢救处理。患者神志清醒：取站立身体前倾位，医护人员一手按压上腹部，另一手拍背。患者昏迷状态：让患者处于仰卧位，头偏向一侧，同时用负压吸引器进行吸引；也可让患者处于俯卧位，医护人员进行拍背。在抢救过程中要观察误吸患者面色、呼吸、神志等情况。同时呼叫其他医务人员。

2. 对患者进行负压吸引，快速吸出口鼻及呼吸道内吸入的异物。

3. 患者出现神志不清、呼吸心跳停止时，应立即进行胸外心脏按压、气管插管、人工呼吸、给氧、心电监护等心肺复苏抢救措施，遵医嘱给予抢救用药。

4. 护理人员应严密观察患者生命体征、神志和瞳孔变化，及时报告医生采取措施。

5. 患者病情好转，神志清醒，生命体征逐渐平稳后，护理人员应给患者：清洁口腔，整理床单元，更换脏床单及衣物，安慰患者和家属，给予心理护理。在抢救结束后 6 小时内，据实、准确地记录抢救过程。

6. 待患者病情完全平稳后，向患者详细了解发生误吸的原因，制订有效的预防措施，尽可能地防止以后再发生类似的问题和情况。

二、应急流程

见图 9－13－1。

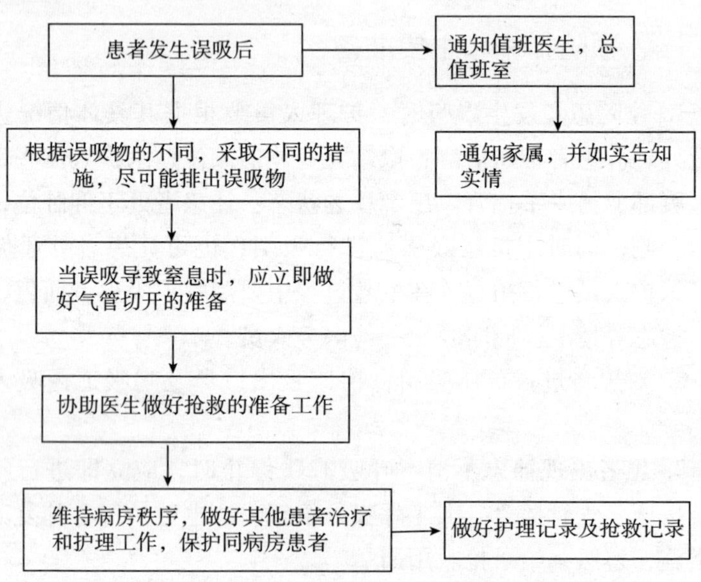

图 9－13－1　患者发生误吸时的护理应急流程

第十四节　胸腔闭式引流管非预期性脱出的护理应急预案

一、预防措施和主要准备

1. 立即嘱患者屏气，同时用手捏闭伤口皮肤，解释、安慰患者。

2. 取凡士林纱布及胶布封闭伤口（凡士林纱布两块，术后常规床边备用）。

3. 汇报医生，配合进一步处理。胸腔引流管连接处脱落或损坏，立即嘱患者屏气。

4. 同时止血钳双重交闭式引流（术后床边备用血管钳两把）。

5. 嘱患者正常呼吸，解释、安慰患者。

6. 按更换水封瓶操作流程更换整个引流装置，严格无菌操作。

7. 妥善固定胸管于床边。

8. 观察引流瓶内水柱波动情况。

9. 整理床单元，交代注意事项，床旁交接班，做好记录。

二、应急流程

见图 9－14－1。

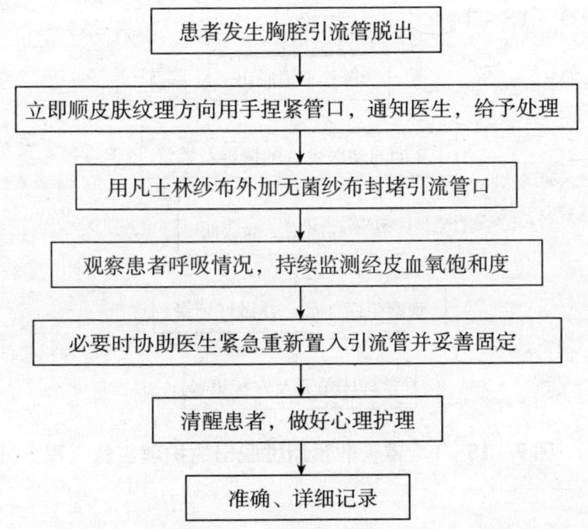

图 9－14－1　胸腔闭式引流管非预期性脱出的护理应急流程

第十五节　胃管非预期性脱出的护理应急预案

一、预防措施和主要准备

1. 置胃管后，应用胶布妥善固定，并记录胃管的插入深度。

2. 移动患者时，将胃管固定于衣领上，同时移动胃管及引流袋。

3. 妥善固定好外接引流袋，及时倾倒引流袋。

4. 更换引流袋、鼻饲、注药时，避免操作用力过大或过度牵拉胃管，防止脱出。

二、应急流程

见图 9－15－1。

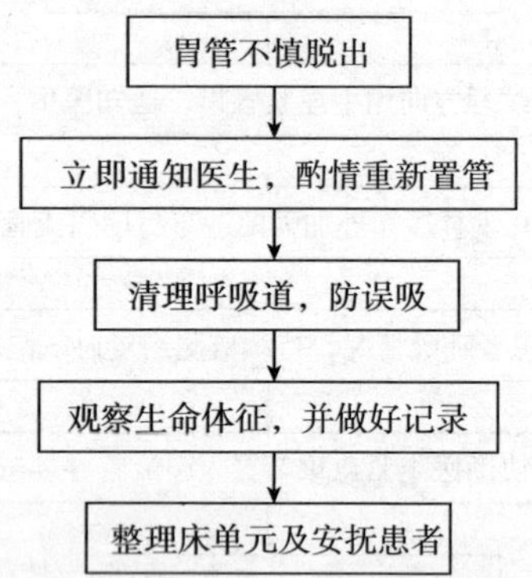

图 9－15－1　胃管非预期性脱出的护理应急流程

第十六节　患者发生躁动时的护理应急预案

一、预防措施和主要准备

1. 护理人员严格执行级别护理和护理常规。

2. 加强巡视，密切观察患者病情，注意观察患者的意识及生命体征的变化。

3. 了解患者的病情，及时记录患者的异常情况。

二、应急流程

见图 9－16－1。

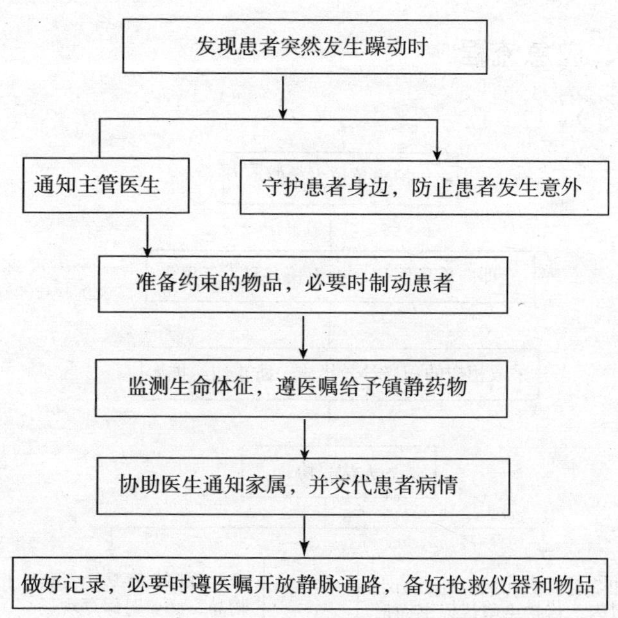

图 9－16－1　患者发生躁动时的护理应急流程

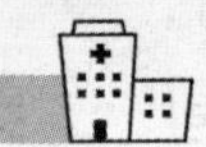

第十七节　护患争议的应急预案

一、预防措施和主要准备

1. 从生活上关心体贴患者，对患者的合理要求应尽量满足；对不合理的要求要耐心解释；热心、细致、认真地护理患者及对待家属。

2. 对存在护理争议隐患的患者，进行特殊交接班。

3. 对有可能导致护患矛盾激化、危及护患安全、扰乱正常医疗秩序的，应及时通知院总值班室和保卫处，以保障护患安全和正常医疗。

二、应急流程

见图 9 – 17 – 1。

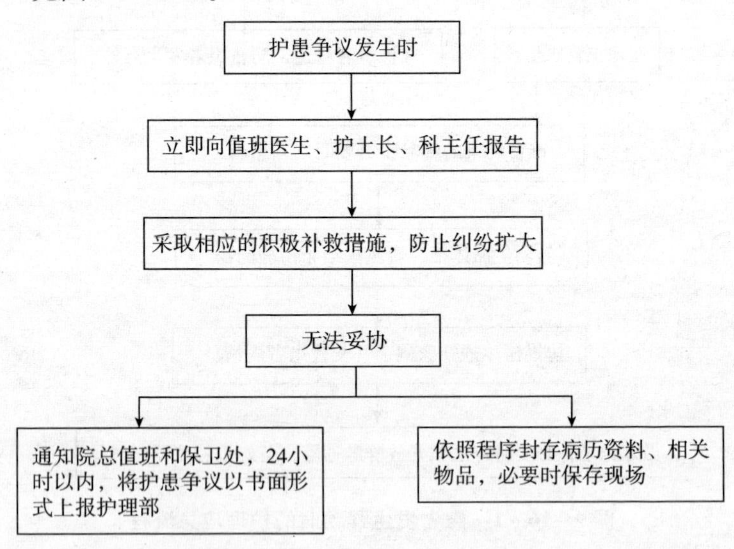

图 9 – 17 – 1　护患争议的应急流程

第十八节　医院感染暴发、流行的应急处置程序

一、预防措施和主要准备

1. 发现甲类或乙类传染病，在第一时间内通知上级领导及有关部门（医务处、护理部、院感染办公室等）。

2. 根据传染源的性质，立即采取相应的隔离措施。

3. 保护同病房的患者。

4. 患者使用的物品按消毒隔离处理。

5. 患者出院、转院后，应按传染源性质进行严格的终末消毒。

二、应急流程

见图 9－18－1。

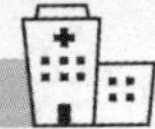

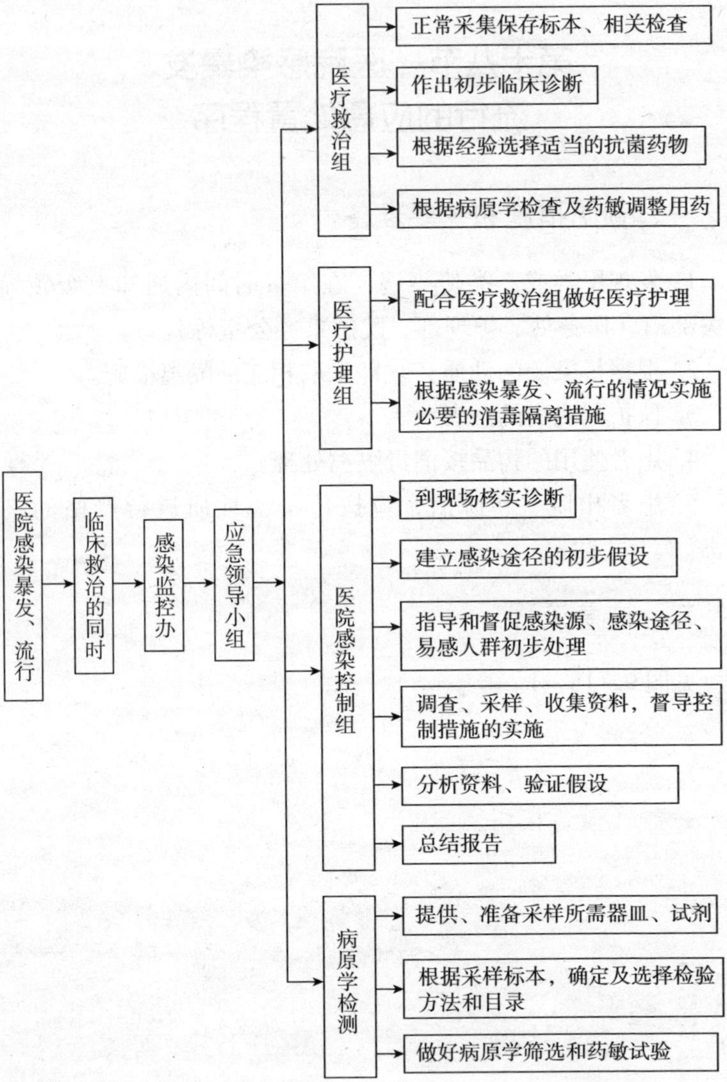

医院感染暴发、流行 → 临床救治的同时 → 感染监控办 → 应急领导小组 →

- 医疗救治组
  - 正常采集保存标本、相关检查
  - 作出初步临床诊断
  - 根据经验选择适当的抗菌药物
  - 根据病原学检查及药敏调整用药
- 医疗护理组
  - 配合医疗救治组做好医疗护理
  - 根据感染暴发、流行的情况实施必要的消毒隔离措施
- 医院感染控制组
  - 到现场核实诊断
  - 建立感染途径的初步假设
  - 指导和督促感染源、感染途径、易感人群初步处理
  - 调查、采样、收集资料，督导控制措施的实施
  - 分析资料、验证假设
  - 总结报告
- 病原学检测
  - 提供、准备采样所需器皿、试剂
  - 根据采样标本，确定及选择检验方法和目录
  - 做好病原学筛选和药敏试验

图 9-18-1　医院感染暴发、流行的应急处置流程

≪第十章

常见仪器设备的维修与保养

第一节　血管外科设备使用与保养制度

一、设备使用管理制度

医疗设备在使用过程中如何采用科学的方法管理是做好设备管理的关键，尽可能地提高医疗设备的使用率，使卫生资源得到充分利用，是医疗设备管理的重要内涵。

1. 使用科室必须建立完善的使用管理制度，实行专管专用、使用责任制。

2. 建立设备使用登记制度，严格执行操作规程。

3. 统计设备使用情况报表，并按期交到设备科进行统计分析。

4. 对专管共用设备，实现资源共享，尽量提高设备的使用率。

5. 使用科室应爱护设备，做好日常保养工作，发现设备故障等异常情况及时报设备科处理。

二、设备保养管理制度

加强医疗设备保养，降低设备使用过程中的故障，提高经济效益。

1. 由各医疗科室对本科室的各种医疗设备做好一级保养，即每月定期对设备进行除尘和存放保养，保证设备清洁程度达80%以上。

2. 设备科维修人员定期与各科室设备操作人员一起对设备进行通电试机，校对和调整设备的各种合格标准参数，保证完好使用率。

3. 当医疗科室发现设备在使用中出现异常情况，应及时断电，关机停止使用，控制设备的损坏程度。

4. 设备发生故障后，各医疗科室应及时通知设备科派专业维修人员前往检修或送到设备科检修。

5. 维修人员接到医疗科室通知后，应尽快对设备进行事故分析检查和修复。

6. 各医疗科室固定设备操作人员，严格按操作规程操作，经常与设备科加强联系，和维修人员紧密配合，做好设备的保养工作。

第二节　心电监护仪的维护与保养

一、设备的清洁（清洁剂可用稀释的肥皂水）

1. 清洁的步骤

（1）关闭监护仪，断开与交流电的连接。

（2）清洁主机和外部。

（3）清洁显示屏。

（4）清洁电缆和传感器。

（5）将清洁的部分用干爽的布揩干或风干。

2. 主机外部的清洁方法

（1）用预先浸有软性洗涤液的布擦拭主机。

（2）用洁净的干布揩干。

3. 显示屏的清洁方法

（1）用10%的漂白液或肥皂水擦拭显示屏。

（2）用洁净的干布揩干。

4. 电缆的清洁方法

（1）用75%乙醇擦拭电缆外表面，注意不要使液体流入电缆插接处。每次使用后用75%乙醇清洁血氧探头表面，不能将探头全部浸入液体中。

（2）用洁净的干布揩干。

（3）如果导线上有胶布等的残留物，使用胶带去污剂擦拭效果较好，用后将导线妥善放置好。

（4）过长的导线可弯成较大的圆圈扎起，放置塑料袋或布袋内以保持清洁、整齐，便于使用。一次性使用的零件必须丢弃，不能洗净后准备再用。

5. 袖带的清洁方法

（1）拿掉橡胶袋。

（2）用肥皂水清洗并漂洗干净，在空气中晾干。

（3）用75%乙醇浸泡30分钟或用含氯消毒液浸泡15～20分钟后，再用清水漂洗干净，在空气中晾干备用（特殊情况处理时）。

（4）重新插入橡胶袋。

二、设备的维护

1. 密切观察心电图波形，及时处理干扰和电极脱落。

2. 正确设定报警界限，不能关闭报警声音。

3. 对躁动患者应固定好电极和导线，避免电极脱位以及导线打折缠绕。

4. 按照患者的体位与需要及时调整监护仪的导线，使导线的长度、摆放位置等能够满足患者的需要。

5. 停机时先向患者说明，取得合作后关机，断开电源。

6. 保持监护仪在日常使用中的清洁，若遇污染应按仪器使用说明书建议使用的消毒剂与消毒方法进行消毒。

7. 设专人管理，保证监护仪的正常使用。

8. 监护仪应放置在固定位置，便于清点与使用，并妥善保管好仪器使用说明书。

9. 定期对监护仪的各项检测指标进行稳定性测试，并保存好合格记录。

10. 监护仪出现故障时应及时与维修人员联系，进行检修并保存好维修记录。

第三节 微量泵的维护与保养

1. 环境温度在 -5 ~ 40℃，湿度不大于 80%，注意远离火源和热源。

2. 保持清洁干燥，使用完毕后用清水擦拭，如有血液等污染时用 500mg/L 含氯消毒液擦拭。

3. 报警提示

(1) 当注射器中药水仅剩 1.5ml 左右时，泵上残留提示灯亮，并同时发出间断报警声，报警声可通过按消音键消除。

(2) 注射完毕报警：当注射器中药水注射完毕，注射完毕报警指示灯亮（EMPTY）并发出连续报警声，此时泵进入保持静脉开通（KVO）速度（0.5ml/h），报警声可通过按消音键消除。1 分钟后如还没有处理，报警又起。

(3) 阻塞报警：当针头或输液管路堵塞，泵上发出间断声光报警，此时系统释放压力，压力释放完后转为连续声光报警，间断报警时按消音键可消去警声，连续报警时按消音键同时消去声、光报警并恢复报警前工作状态。

(4) 限制量提示：当泵输出量达到所设定的限制量时，泵上发出间断提示声，此时泵停止输出，LED 显示器同步交替显示速率数值和限制量数值。在显示限制量时伴有提示声，提示声可按消音键消除，2 分钟后如没有进行处理提示声又响。

(5) 电源线脱落报警：电源开关打开，如没有接上电源或使用中途电源线脱落，泵会发出间断报警声，报警声可通过按消音键消除。

(6) 电池欠压报警：当电池电压不足，泵会发出间断声光报警。

(7) 改变固定夹在泵上的安装位置，可使泵夹在垂直式水平放置的支杆或床挡上。

(8) 当低电压报警时，应及时将泵接通交流电源进行充电或关机，否则电池中电耗尽就无法再重复充电。内置电池在使用完后充电，否则电池会因记忆效应而降低使用寿命。充电时应将泵后面的电源开关置于“OFF”，接上交流电源，泵内置电池即自动充电。注意充电时不要间断，应为连续 16 小时。

第四节 输液泵的维护与保养

1. 每天连续使用 8 ~ 10 小时，须更换泵内输液器位置，以保持较高的输液精度。连续使用 24 小时应更换输液器。

2. 保持气泡探头清洁，输液过程中避免药液流入输液泵泵片内和门轴内及气泡探头上。

3. 每日用 75% 乙醇清洁显示器，清水擦拭机身及导线，清洁显示器前先关闭触摸屏和显示器电源。

4. 使用结束后，关闭仪器，用 75% 乙醇擦拭仪器机身及导线。被血液、痰液、呕吐物等污染时，用含 500mg/L 含氯消毒剂擦拭。

5. 长期不使用时，应每隔 3 个月将输液泵插电源线充电 24 小时，以免电池因自动放电而报废。

第五节　简易呼吸气囊的维护与保养

一、注意事项

1. 选择适宜通气量　挤压球囊时应注意潮气量适中，通气量以见到胸廓起伏即可，为 400 ~ 600ml。

2. 选择适当呼吸频率　美国心脏协会 2010 年建议，如果存在脉搏，每 5 ~ 6 秒给予 1 次呼吸（10 ~ 12 次/分）；如果没有脉搏，使用 30:2 的比例进行按压通气；如果有高级呼吸道，每分钟给予 8 ~ 10 次呼吸；如果患者尚有微弱呼吸，应注意挤压球囊的频次和患者呼吸的协调，尽量在患者吸气时挤压气囊，防止在患者呼气时挤压气囊。

3. 监测病情变化　使用简易呼吸器过程中，应密切观察患者通气效果、胸腹起伏、皮肤颜色、听诊呼吸音、生命体征和血氧饱和度等参数。

二、简易呼吸器的清洁与维护

1. 保持简易呼吸器清洁干燥，固定放置在急救柜最下层抽屉内。

2. 固定专人检查简易呼吸器各部件及功能，确保处于备用状态。

3. 使用前应按操作流程要求再次检查简易呼吸器是否处于备用状态。

4. 一般患者使用后，面罩及球体用 1:500 含氯消毒剂浸泡消毒后备用。

5. 如遇传染病患者或污染严重时，将面罩、简易呼吸器各部件依次打开，送供应室消毒。

6. 如遇单向阀被呕吐物、分泌物污染时，按照以下顺序处理：

（1）快速用力压缩球体数次，将污物吹出。

（2）用清水冲洗干净，然后送供应室消毒。

7. 消毒后各部件应完全干燥并检查有无损坏，将各部件依次组装测试完好后备用。

第六节 气压治疗仪的维护与保养

1. 护套和充气导管可用常规消毒方式进行消毒，但不要用乙醇进行消毒，以免老化。

2. 护套和充气导管不使用时，应放在通风干燥的地方，防潮、防高温；不要把护套放在炉子、烟火等易燃受热处；不要接触针头、剪子等尖锐物品，避免导致损坏。

3. 如果没有套上护套，就不要注入空气，不要用仪器以外的任何器械注入空气。

4. 不使用的护套应保管在清洁之处。冬季避免放在低温环境中，否则护套容易僵硬并有可能损坏。

5. 禁止洗涤护套，有可能损坏护套，应用湿布轻拭。

6. 如遇气压治疗仪不能正常工作，应联系专业维修人员维修，切勿自行开箱维修。

第七节　HYJ-Ⅲ型微波治疗机的维护与保养

一、日常检查项目

1. 输出电缆导体是否断折、接头是否松动、接头有无锈蚀损坏。

2. 面板上的按钮是否灵活、可靠。

3. 电源线是否破损，更换电源保险管时必须将交流电源插头拔下。

4. 应每周用万用表检查一次输出电缆的连续性。

以上维护由使用者自查。根据合同或用户要求，公司可向用户提供元器件清单、仪器电路图等资料。

二、设备的保养

1. 设备如 1 个月以上未使用，开机前应对磁控管预热 10 分钟以上方可启动微波输出。

2. 日常设备应放在通风良好、气候干燥、灰尘少的地方。

3. 如设备发生故障，应立即关机，停止治疗并报修。

4. 保修期内未经制造商同意，用户不得自行修理，否则自动失去保修权利，制造商对此引起的后果不负法律责任。

第八节　指夹式脉搏血氧仪的维护与保养

1. 在给患者使用之前请将血氧仪的表面擦洗干净。

2. 清洁血氧仪可使用最常用的医院清洁液和非腐蚀性洗涤剂。避免使用乙醇基、氨基或丙酮基清洁剂。

3. 血氧仪的外壳应保持不受尘土的污染，可用无绒软布或用清洁剂浸润的海绵进行擦拭。

4. 在血氧仪的使用中，正常情况下不需要特殊的维护和保养。

5. 如果长时间不用请取出里面的电池。

6. 运输贮存条件：环境温度范围为 -40 ~ 55℃；相对湿度范围为 ≤93%，且无冷凝现象；大气压力范围为 500 ~ 1060kPa。

7. 本产品应贮存在干燥、无强烈日光、无腐蚀性气体和通风良好的室内，潮湿的环境可能会影响产品的寿命，甚至损坏产品。

8. 使用期限 2 年。

9. 本设备无报警功能，不可作为报警设备使用，不能连续监测。

10. 本产品经校准显示功能血氧饱和度，且不能用于评价脉搏血氧探头和脉搏血氧监护仪的准确度。

第九节　电动吸引器的维护与保养

1. 定期检查橡胶连接管、储气罐和储液瓶塞的密封性，及时发现老化、损坏并更换。

2. 如果负压不符合要求，在排除其他原因后，应考虑更换空气泵隔膜。

3. 使用缓冲瓶时，注意不要使缓冲瓶的液位超过吸入管。如果液体由于疏忽流入防回流阀，吸引力就会消失。此时需要停机排倒液体，将各部分冲净重新装好后方可使用。

4. 如无特殊需要，不要拧紧“负压调节”旋钮。这样就避免了机器负荷，也是可避免因吸力过大而引起的事故。

5. 机器未切断电源时，非电工人员不得触摸盒内零件。

6. 当机器停止使用时，请拔下电源。

7. 如遇电动吸引器不能正常工作，应联系专业维修人员维修。

≪第十一章

血管外科常见检查、检验

第一节　常见检查

一、影像增强检查

（一）观察要点

1. 患者生命体征及面色变化。

2. 造影剂注射部位有无外渗。

（二）常见并发症

1. 变态反应（过敏性休克）。

2. 造影剂外渗。

（三）处理措施

1. 变态反应　一旦出现变态反应立即停止注射，保留血管内的针头，以便及时推注抢救药物。

（1）轻度反应：恶心、呕吐，全身有发热感，可不做特殊处理，患者会自行缓解。

（2）中度反应：胸闷、气急、全身荨麻疹、喉头痉挛等，应立即停药，静脉推注地塞米松注射液 10～20mg，密切观察病情。

2. 过敏性休克　全身严重荨麻疹、喉头水肿、呼吸困难、血压下降等。

（1）立即停药，就地平卧，高流量吸氧并注意保暖。

（2）立即皮下注射 0.1% 盐酸肾上腺素 1ml。

（3）经静脉通道快速给予抗组胺药物治疗，补充血容量、纠正酸中毒、应用升压药及呼吸兴奋剂。

（4）心脏骤停者立即给予心肺复苏。

（5）通知急诊科及有关科室展开进一步的急救处理。病情稳定后，送监护室继续治疗。

3. 造影剂外渗处理　注药过程中，一旦发现造影剂外渗，立即停止注射并拔针。拔针前尽量回抽外渗液，用棉签按压穿刺部位，避免血液外渗加重局部肿胀。造影剂外渗处理详见表 11－1－1。

表 11－1－1　造影剂外渗时的临床表现及处理方法

外渗程度	临床表现	处理方法
轻者，范围局限表现	表现为针刺局部皮丘样肿胀	抬高患肢
较重者	表现为穿刺部位肿胀，皮肤苍白	1. 抬高患肢 2. 按照 1:1 的比例把硫酸镁粉与水混合，制作成 50% 的溶液湿敷，然后泡湿纱布片或药棉，敷在患处
重者	肿胀可累及整个上肢软组织，皮肤可出现水疱，甚至有发生肌肉坏死的可能	1. 如局部破溃，应按外科换药处理；严重者，行静脉切开 2. 抬高患肢

二、血管造影

（一）观察要点

1. 穿刺部位伤口及穿刺肢体远端的皮肤、温度和足背动脉搏动情况。

2. 患者生命体征及小便的颜色、量、性质。

（二）常见并发症

1. 穿刺点出血。

2. 肾功能不全。

3. 血栓。

（三）处理措施

1. 穿刺点出血　穿刺点出血的处理措施详见表 11－1－2。

表 11－1－2　穿刺点出血的处理措施

方式	处理措施
动脉造影	1. 术后平卧位，术肢制动 12 小时，卧床休息 24 小时；如使用血管封堵器封堵伤口，术肢至少制动 6 小时；特殊患者根据医嘱执行制动时间和卧床时间
	2. 动脉穿刺处用无菌纱布覆盖自黏绷带加压包扎，术后密切观察患者穿刺伤口有无血肿及渗血、渗液；观察腹股沟及下腹部有无肿胀、疼痛，足背动脉搏动情况；必要时通知医生，并每班做好记录
	3. 按医嘱正确合理使用抗凝药物，抽取血标本，监测凝血指标
静脉造影	1. 静脉穿刺处，给予自黏绷带加压包扎，遵医嘱术侧制动 6 小时
	2. 观察穿刺处有无渗血、渗液和皮下积液，以及末梢皮肤温度和血运情况，发现异常及时报告医生
	3. 按医嘱正确合理使用抗凝药物，抽取血标本，监测凝血指标

2. 肾功能不全

(1) 可进食者，嘱患者多饮水（严重心力衰竭患者除外）；不可进食者，合理安排补液速度，促进造影剂尽快排出。

(2) 密切观察患者尿量情况。

(3) 评估患者肾功能（尿素、肌酐等）的动态变化。

3. 血栓　严密观察患肢或穿刺侧肢体疼痛、皮肤温度、血运及足背、胫后动脉搏动情况，正确合理使用抗凝、祛聚药物。

三、踝肱指数

(一) 概念

踝肱指数（ankle brachial index，ABI）一般是踝部动脉收缩压与肱动脉收缩压的比值，是一种可重复和最易于进行的客观确定肢体动脉缺血严重程度的检查方法。

(二) 测量方法

测量 ABI 的工具包括血压袖带（12cm×40cm）和连续波形多普勒探头。测量双上臂的血压，记录最高收缩压。用绑在小腿的血压袖带和夹指的多普勒探头检测足背动脉和胫后动脉，公式为：

ABI＝踝部收缩压/臂部的收缩压

(三) 数值分析（表 11-1-3）

ABI 正常值为 0.9≤ABI≤1.3。

表 11-1-3　ABI 值及临床意义

ABI 指数	意义
0.5≤ABI≤0.8	间歇性跛行
<0.5	静息痛
<0.1	肢体坏死

（四）局限性

ABI 存在一些局限，在有严重动脉中层钙化，如高龄、糖尿病患者和肾病中末期的患者，伴有远端腹主动脉或髂总动脉的狭窄或闭塞、锁骨下动脉狭窄闭塞等疾病情况下可能导致不正常的 ABI 值。在这些病例中，ABI 不能用来作为诊断依据。

第二节　常见检验及临床意义

专科常见检验及临床意义详见表 11－2－1。

表 11－2－1　专科常见检验及临床意义

项目	正常值	临床意义	
		高于正常范围	低于正常范围
凝血酶原时间（PT）	12～16s	血循环中抗凝物质，如口服抗凝药物、肝素、纤维蛋白（原）降解产物等	口服避孕药，高凝状态和患有血栓性疾病
活化部分凝血活酶时间（APTT）	27.6s	血循环中抗凝物质，如口服抗凝药物肝素、纤维蛋白（原）降解产物等	口服避孕药，高凝状态和患有血栓性疾病
凝血酶时间（TT）	17.6s	见于肝素增多或有类肝素药物质存在	血标本有微小凝块或钙离子存在时

续表

项目	正常值	临床意义	
		高于正常范围	低于正常范围
血浆纤维蛋白原（FIB）	2～4g/L	1. 感染：毒血症、肺炎、肺结核及长期的局部炎症 2. 无菌炎症：肾病综合征、风湿热、风湿性关节炎、恶性肿瘤 3. 其他：如外科手术、放射治疗、月经期、妊娠期也可见轻度增高	见于弥散性血管内凝血（DIC）、原发性纤维症、重症肝炎和肝硬化，也见于溶栓治疗
血小板计数（Plt）	（100～300）×10^9/L	原发性血小板增多常见于骨髓增生性疾病，如慢性粒细胞白血病、真性红细胞增多症、原发性血小板增多症等；血小板增多症常见于急慢性炎症、缺铁性疾病及癌症患者	常见于血小板生成障碍，如再生障碍性贫血、急性白血病、急性放射病等；血小板破坏增多，如原发性血小板减少性紫癜，脾功能亢进，消耗过度，如DIC；家族性血小板减少，如巨大血小板综合征等

续表

项目	正常值	临床意义	
		高于正常范围	低于正常范围
血红蛋白（Hb）	成年男性 120～160g/L；成年女性 110～150g/L；新生儿 170～200g/L；青少年 110～160g/L	1. 生理性增多：见于高原居民、胎儿和新生儿，或剧烈劳动、恐惧、冷水浴后等 2. 病理性增多：由于促红细胞生成素代偿性增多所致，见于严重的先天性及后天性心肺疾病和血管畸形，如法洛四联症、发绀型先天性心脏病、阻塞性肺气肿、肺源性心脏病、肺动静脉瘘以及携氧能力低的异常血红蛋白病等	1. 生理性减少：3 个月的婴儿至 15 岁以下的儿童，因生长发育迅速而致造血原料相对不足，红细胞和血红蛋白可较正常低 10%～20%；妊娠中后期，由于孕妇血容量增加时，血液稀释；老年人由于骨髓造血功能逐渐减低，均可导致红细胞和血红蛋白含量减少 2. 病理性减少： （1）贫血：轻度，血红蛋白 > 90g/L；中度，血红蛋白 60～90g/L；重度，血红蛋白 30～60g/L；极度，血红蛋白 < 30g/L （2）失血：急性失血或消化道溃疡钩虫病的慢性失血所致的贫血

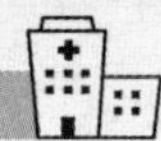

续表

项目	正常值	临床意义	
		高于正常范围	低于正常范围
C 反应蛋白（CRP）	≤10mg/L	1. 成年人术后阶段 2. 急性胰腺炎、阑尾炎、心肌梗死、痛风 3. 生殖器感染、盆腔炎 4. 肺部感染	
B 型尿钠肽（BNP）	0～38pg/ml	心力衰竭的指征	
白细胞计数	（4.0～10.0）×10^9/L	常见炎性感染、出血、中毒、白血病等	1. 细菌感染（伤寒、副伤寒） 2. 病毒感染（流感、风疹、麻疹） 3. 脾功能亢进 4. 放、化疗后

续表

项目	正常值	临床意义	
		高于正常范围	低于正常范围
血脂	1. 总胆固醇：2. 8 ~5. 17mmol/L 2. 三酰甘油：0. 56 ~1. 7mmol/L 3. 胆固醇：2. 8 ~5. 17mmol/L 4. 高密度脂蛋白 男性：0. 96 ~1. 15mmol/L 女性：0. 9 ~1. 55mmol/L 5. 低密度脂蛋白：0 ~3. 1mmol/L	1. 原发性与先天性和遗传有关，是由于单基因缺陷或多基因缺陷，使参与脂蛋白转运和代谢的受体、酶或载脂蛋白异常所致，或由于环境因素（饮食、营养、药物）和通过未知的机制而致 2. 继发性多发生于代谢性紊乱疾病（糖尿病、高血压病、黏液性水肿、甲状腺功能低下、肥胖，肝肾疾病、肾上腺皮质功能亢进），或与其他因素，如年龄、性别、季节、饮酒、吸烟、饮食、体力活动、精神、紧张、情绪活动等有关	营养不良
血糖	空腹：3. 9 ~6. 1mmol/L	1. 糖尿病 2. 食糖过多 3. 感冒、外伤、手术应激等	1. 降糖药物过度 2. 严重饥饿

第三节　常用监测指标

一、心电图

心电图的监测指标及处理详见表 11－3－1。

表 11－3－1　心电图的监测指标及处理

名称	图形	描述	处理
正常心电图		P 波的方向：Ⅰ、Ⅱ、aVF 导联中直立，aVF 导联中倒置 P－R 间期：0.12～0.20s P－P 间期：互差＜0.12s 频率为每分钟 60～100 次	
心房颤动心电图	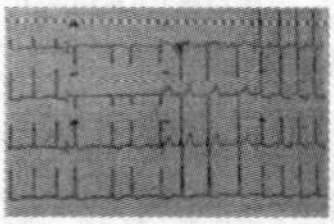	导联 P 波消失，而代之以 f 波 f 波大小不一、形态不同、间隔不整 频率为每分钟 450～600 次 R－R 间期绝对不整，QRS 波不增宽；心室率多增快，但通常每分钟＜160 次	1. β 受体阻滞药 2. 钙通道拮抗药 3. 洋地黄类 4. 胺碘酮 5. 电复律 6. 导管消融治疗

续表

名称	图形	描述	处理
心室颤动心电图	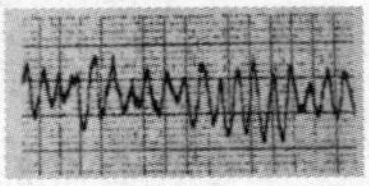	QRS－T 波群消失 代之以快速，而不均匀的幅度大小不一的颤动波 速率在每分钟 250 ~ 500 次 心脏停跳前的短暂征象	1. 直流电复律和除颤 2. 利多卡因静脉注射；若是洋地黄中毒引起的室颤，应用苯妥英钠静脉注射 3. 若条件允许可插入临时起搏导管进行右室起搏
窦性心动过速	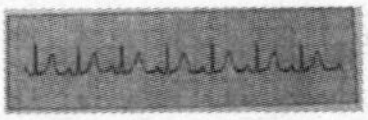	P 波：P_{II} 直立，P_{aVR} 倒置，P 波较正常的窦性心律振幅稍高 P－R 间期：0. 12 ~ 0. 20s P－P 间期：可有轻度不规则 QRS 波：形态时限正常 心房率和心室率相等 成年人频率为每分钟 100 ~ 160 次，多在每分钟 130 次左右，个别可达每分钟 160 ~ 180 次	1. 有生理或心外因素所致者，大都不需要特殊治疗 2. 选用 β 受体阻滞药

续表

名称	图形	描述	处理
窦性心动过缓		P 波在Ⅰ、Ⅱ、aVF、V_3 ~ V_5 导联中直立，在 aVR 导联中倒置 PR 间期：0.12 ~ 0.20s PP 间期：> 1.0s。即心房率 < 60 次/分（成人）常伴有窦性心律不齐	1. 窦性心动过缓，如心率不低于每分钟 50 次，无症状者无须治疗 2. 如心率低于每分钟 50 次，且出现症状者可用提高心率药物（如阿托品、麻黄碱或异丙肾上腺素），或可考虑安装起搏器 3. 显著窦性心律过缓伴窦性停搏且出现晕厥者应安装人工心脏

二、血压

血压值的监测指标及处理详见表 11 – 3 – 2。

表 11 – 3 – 2　血压值的临床意义及处理

项目	数值	临床意义	处理
正常血压	收缩压： 90 ~ 140mmHg 舒张压： 60 ~ 90mmHg		

续表

项目	数值	临床意义	处理
高血压	收缩压≥140mmHg 或≥舒张压≥90mmHg	1. 情绪激动、紧张、运动等 2. 继发性或症状性高血压如慢性肾炎、冠心病	1. 药物治疗 2. 治疗原发病 3. 做好饮食及活动宣教
低血压	收缩压≤90mmHg 或舒张压≤60mmHg	如出血、休克、心肌梗死、急性心脏压塞	1. 药物治疗 2. 积极处理原发病，如休克、创伤等 3. 补充血容量

注：1mmHg = 0.133kPa

三、血氧饱和度

（一）概念

血氧饱和度是指血红蛋白被氧饱和的百分比，即血红蛋白的氧含量与氧结合量之比乘以 100，主要取决于动脉血氧分压（PaO_2）。血氧饱和度间接反映血液氧分压的大小，是了解血红蛋白氧含量程度和血红蛋白系统缓冲能力的指标。它受血液氧压与血液酸碱度影响。

（二）临床意义

血氧饱和度的临床意义详见表 11 – 3 – 3。

表 11-3-3　血氧饱和度的临床意义

血氧饱和度	临床意义
减低：$PaO_2 < 80mmHg$	见于肺气肿等缺氧性肺部疾病、循环性缺氧、组织性缺氧
升高	见于高压氧治疗

注：1mmHg = 0.133kPa

（三）操作步骤

1. 准备好脉搏血氧饱和度监测仪，将监测模块及导线与多功能监护仪连接，检测仪器功能是否完好。

2. 清洁患者局部皮肤及指（趾）甲。

3. 将传感器正确安放于患者手指、足趾或耳郭处，使其光源透过局部组织，保证接触良好。

4. 根据患者病情调整波幅及报警界限。

（四）测量注意事项

1. 告知患者不可随意摘取传感器。

2. 告知患者和家属避免在监测仪附近使用手机，以免干扰监测波形。

3. 患者发生休克、体温过低、使用血管活性药物、贫血、涂抹指甲油、灰指甲等可以影响监测结果。

4. 微循环障碍者，医护人员应经常更改皮肤监测部位，防止指端缺血、缺氧造成皮肤坏死。

四、中心静脉压

（一）概念

中心静脉压（central venous pressure，CVP）是指右心房及上、下腔静脉胸腔段的压力，正常值为 0.49 ~ 1.18kPa（5 ~

$12cmH_2O$）。如 CVP < 0. 49kPa（$5cmH_2O$）表示血容量不足，应迅速补充血容量；而 CVP > 1. 18kPa（$12cmH_2O$），则表示容量血管过度收缩或有心力衰竭的可能，应控制输液速度或采取其他相应措施。

（二）临床意义

中心静脉压的临床意义详见表 11－3－4。

表 11－3－4 中心静脉压的临床意义

CVP	BP	临床意义
↑	↑	心功能不全或血容量相对过多
↑	正常	容量血管过度收缩
正常	↓	心功能不全或血容量不足
↓	正常	血容量不足
↓	↓	血容量严重不足

（三）操作步骤

1. 静脉选择：经锁骨下静脉或右颈内静脉穿刺插管至上腔静脉；经右侧腹股沟大隐静脉插管至下腔静脉。一般认为上腔静脉测压较下腔静脉测压更能准确反映右房压力，尤其在腹内压增高等情况下。

2. 中心静脉压测定装置：用一直径 0. 8 ~1. 0cm 的玻璃管和刻有“cm”的标尺一起固定在输液架上，接上“三通”开关与连接管，一端与输液器相连，另一端连接中心静脉导管。有条件的医院可用心电监护仪，通过换能器、放大器和显示仪，显示压力波形于记录数据。

3. 插管前将连接管及静脉导管内充满液体，排空气泡，测压管内充液，使液面高于预计的静脉压上。

4. 无论经锁骨下静脉、颈内静脉，经外周静脉穿刺中心静脉置管 PICC（不适用三腔瓣膜式导管）时，导管尖端均应达胸腔处。打开“三通”开关，使中心静脉压管与静脉导管相通后，测压内液体迅速下降，当液体降至一定水平不再下降时，液平面在量尺上的读数即为中心静脉压。不测压时，转动“三通”开关，使输液导管与静脉导管相通，以补液并保持静脉导管的通畅。

5. 测 CVP 时，应选择乳酸钠林格液。

（四）测量注意事项

1. CVP 管可作为输液途径，未测压时可保持持续输液。

2. 测量时，只能通过液面下降测压，不可让静脉血回流入监测管道。

3. 防止空气进入。当 CVP 为负值时，很容易吸入空气，导致空气栓塞。

4. 防感染，穿刺部位每日消毒一次，测压管每日更换。有污染时，随时更换。在中心静脉测压管与补液通道的“三通”处应用无菌纱布覆盖。

5. 测量时，嘱患者平卧，测压管零点，平腋中线，与患者右心房保持在同一水平上。患者改变体位时要重新调节零点。

6. 监测 CVP 的补液通道不能输入血管活性药物和收缩血管的药物，以免测压时药物输入中断或输入过快，引起病情变化。

7. 如使用呼吸机正压通气 PEP 治疗，吸气压 >2.45kPa（25cmH_2O）时，胸内压增加，会影响 CVP 值，测压时可暂脱呼吸机。

8. 咳嗽、吸痰、呕吐、躁动、抽搐均影响 CVP 值，应在安静后 10～15 分钟后监测。

9. 如怀疑有管腔堵塞时，不能强冲注，先回抽，无法抽吸动，只能拔除，以防止血块栓塞。

10. CVP 高于或低于正常范围时，应及时报告医生进行处理。

≪第十二章

血管外科常见评分表

第一节　入院评估单

入院评估单见表 12－1－1。

表 12－1－1　昆明市延安医院入院评估单

自理能力评估														
等级	进食	洗澡	修饰	穿衣	控制大便	控制小便	如厕	床椅转移	平地行走	上下楼梯	总分		自理能力分级	护理措施
完全独立	10	5	5	10	10	10	10	15	15	10		H	重度依赖：≤40 分	
需部分帮助	5	0	0	5	5	5	5	10	10	5		M	中度依赖：41～60 分	
需极大帮助	0	–	–	0	0	0	0	5	5	0		L	轻度依赖：61～99 分	
完全依赖	–	–	–	–	–	–	–	0	0	–		N	无需依赖：100 分	
分值														

备注：1. 对照“评分标准”填写相应分值，“自理能力分级”“护理措施”使用相应字母或符号表示；

2. 轻度依赖每周评估一次，中度依赖每三天评估一次，重度依赖须每天评估；

3. 护理措施：①晨/晚间护理　②对非禁食患者协助进食/水　③卧位护理　④排泄护理　⑤床上温水擦浴　⑥其他________

续表

压疮评估										
分值	意识状况	活动能力	肢体活动度	进食状况	失禁/皮肤受潮	皮肤情况	总分	自理能力分级		护理措施
4	清醒/嗜睡	行动自如	完全能动	进食足够	皮肤干燥	正常状况		H	高危险：≤12 分	
3	意识不清	步行需扶助	有些限制	进食不足	偶有受潮	颜色异常		M	中危险：13～18 分	
2	昏睡	能够起床	极度限制	进食量少	常有受潮	温度异常		L	低危险：19～23 分	
1	昏迷	长期卧床	不能活动	不能进食	一直受潮	缺水/水肿		N	无危险：24 分	
分值										

备注：1. 对照“评分标准”填写相应分值，“危险等级”“护理措施”使用相应字母或符号表示；

2. 无危险、低危险每周评估一次，中危险及其以上须每天评估直至患者出院；

3. 护理措施：①床单元整洁干燥　②Q2h 翻身　③使用气垫床、海绵垫　④营养支持治疗　⑤尿失禁护理　⑥大便失禁护理　⑦局部减压　⑧其他________

续表

导管评估																				
Ⅰ类导管						Ⅱ类导管					Ⅲ类导管				意识		其他		总分	护理措施
胸管	T管	口鼻插管	气管插管	动静脉插管	脑室引流管	引流管	负压球	深静脉导管	三腔管	造瘘管	输液管	胃管	氧气管	导尿管	烦躁	意识不清	幼儿	不配合		
3	3	3	3	3	3	2	2	2	2	2	1	1	1	1	4	3	2	2		

备注：1. 低危险：<5分；中危险：5~10分；高危险：>10分。低危险每周评估一次，中危险及以上根据患者的实际情况动态评估。

2. 评估项目空白栏内填写分值，“护理措施”使用相应字母或符号表示。

3. 护理措施：①加强固定　②使用约束带　③安全教育　④其他________

续表

跌倒/坠床评估																						
意识状态				使用药物					排泄异常		跌倒病床	坠床病史	视觉退化	听觉退化	体位性低血压	眩晕或虚弱	行动障碍	年龄≥65岁	年龄≤6岁	吸烟或饮酒	总分	护理措施
意识丧失	癫痫史	意识混乱	无方向感	镇静药	降压药	降血糖药	利尿药	导泻药	尿频	腹泻												
3				1					1		3		1		2	1	1	1	2	1		

备注：1. 低危险：1 分；中危险：2 分；高危险：≥3 分。中危险每周评估一次，高危险每天评估一次。

2. 评估项目空白栏内填写分值，“护理措施”使用相应字母或符号表示。

3. 护理措施：①使用床栏　②使用约束带　③安全教育　④使用安全警示标识　⑤家属陪伴　⑥巡视　⑦其他________

第二节 VTE 风险与预防评估表

见表 12－2－1。

表 12－2－1 住院患者静脉血栓栓塞症（VTE）风险与预防评估表

姓名	性别	年龄	病例号
住院日期			

1. VTE 风险评估

1 分项	2 分项	3 分项
□年龄 41～60（岁） □肥胖(体质指数≥ 25kg/m^2) □不明原因反复流产史 □妊娠或产褥期 □服用避孕药或雌激素替代治疗 □因内科疾病卧床（<3 天） □下肢水肿 □下肢静脉曲张 □炎性肠病史（溃疡性结肠炎、克罗恩病） □严重的肺部疾病（1 个月内） □肺功能异常（FEV$_1$%<50%） □心力衰竭（1 个月内） □脓毒血症（1 月内） □小手术（<45 分钟）	□年龄 61～74 岁 □卧床 >3 天 □恶性肿瘤 □腹腔镜手术（>45 分钟） □关节镜手术 □其他大手术（>45 分钟） □中心静脉置管	□年龄≥75 岁 □VTE 家族史 □既往 VTE 病史 □肝素诱导的血小板减少症 □已知的血栓形成倾向（包括抗凝血酶缺乏症、蛋白 C 或 S 缺乏、Leiden V 因子、凝血酶原 G20210A 突变、抗磷脂抗体综合征等） 5 分项 □脑卒中（1 个月内） □急性脊髓损伤（瘫痪）(1 个月内) □择期髋或膝关节置换术 □或髋关节、骨盆或下肢骨折多发性创伤（1 个月内）
总评分＝ 低危 ＝ 0～2 分 中危 3～4 分 高危≥5 分 护士签名:		

2. 出血风险评估 存在下列因素者，同时具有高出血风险，药物预防须慎重。

□活动性出血 □3 个月内有出血事件 □活动性胃肠溃疡 □严重肾功能或肝功能衰竭 □血小板计数 < $50 \times 10^9/L$ □已知、未治疗的出血疾病	□腹部手术：术前贫血 □复杂手术（联合手术、分离难度高或超过一个吻合术） □胰十二指肠切除术：败血症、胰瘘、手术部位出血 □肝切除术：原发性肝癌、术前血红蛋白和血小板计数低
□未控制的高血压 □腰椎穿刺、硬膜外或椎管内麻醉术前 4 小时至术后 12 小时 □同时使用抗凝药、抗血小板治疗或溶栓药物 □凝血功能障碍	□心脏手术：体外循环时间较长 □胸部手术：全肺切除术或扩张切除术 □开颅手术 □脊柱手术 □脊柱外伤 □游离皮瓣重建手术

3. VTE 预防处方

低危	VTE 中－高危，出血风险高	VTE 中－高危，出血风险低
□早期活动 □不进行任何预防措施	□间歇充气加压泵（IPC） □分级加压弹力袜（GCS） □其他：______（注明） □不进行任何预防措施	□机械预防措施（IPC 或 GCS） □低分子肝素 □普通肝素 □磺达肝癸钠 □利伐沙班 □达比加群 □阿哌沙班 □其他：______（注明） □不进行任何预防措施
评估日期：	评估时间：	医生签名：

第三节 患者疼痛评价量表

一、语言评价量表（VDS）

具体做法：把一条直线等分成五份，0 = 无痛，1 = 微痛，2 = 中度疼痛，3 = 重度疼痛，4 = 剧痛。患者根据自身疼痛程度选择合适的描述。

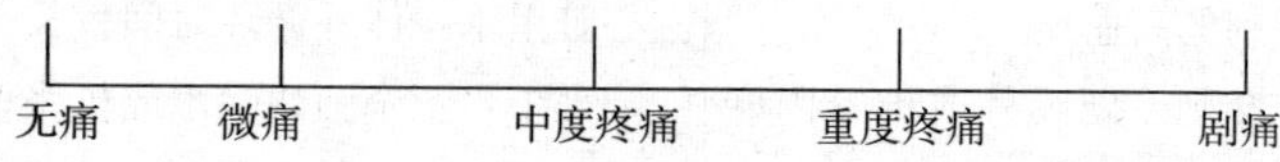

二、视觉模糊评分（VAS）

具体做法：画一条长线（一般长 100mm），线上不应有标记、数字或词语，以免影响评估结果。保证患者理解两个端点的意义非常重要，一端代表无痛，另一端代表剧痛，让患者在线上最能反映自己疼痛程度之处画一交叉线。

无痛　　　　中度疼痛　　　　剧痛

三、面部疼痛表情量表（FS - R）

此方法适用于任何年龄，没有特定的文化背景要求及性别要求，各种急、慢性疼痛的患者，特别是老年人、儿童以及表达能力丧失者，该法最初是为了评估儿童疼痛而设计的，最后在使用中因其实用性而逐步扩大了使用范围。它由 6 个脸谱构成，从微笑（代表没有疼痛）到最后痛苦的哭泣（代表无法忍受的疼痛）。

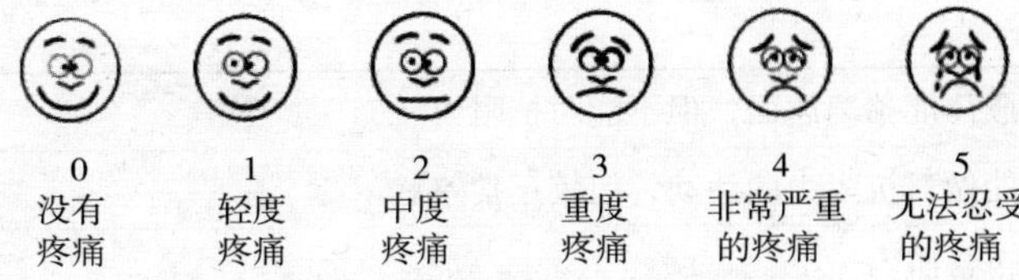

四、主诉疼痛分级法（VRS）

让患者根据自身感受说出，即语言描述评分法。这种方法患者容易理解，但不够精确。其具体方法是将疼痛划分为4级：①无疼痛；②轻微疼痛；③中度疼痛；④剧烈疼痛。

0级：无疼痛。

Ⅰ级（轻度）：有疼痛但可忍受，生活正常，睡眠无干扰。

Ⅱ级（中度）：疼痛明显，不能忍受，要求服用镇痛药物，睡眠受干扰。

Ⅲ级（重度）：疼痛剧烈，不能忍受，须用镇痛药物，睡眠受严重干扰，可伴自主神经紊乱或被动体位。

第四节　肌力评定量表

肌力的分级见表12－4－1。

表12－4－1　肌力的分级

0级	肌肉无任何收缩现象（完全瘫痪）
1级	肌肉可轻微收缩但不能活动关节，仅在触摸肌肉时有感觉
2级	肌肉收缩可引起关节活动，但不能对抗地心引力，肢体不能抬离床面

续表

3 级	肢体能抬离床面，但不能对抗阻力
4 级	能做对抗阻力的活动，但较正常差
5 级	正常肌力

第五节　深静脉血栓的临床特征评分

深静脉血栓的临床特征评分见表 12－5－1。

表 12－5－1　深静脉血栓的临床特征评分（Wells 评分）

病历及临床表现	评分
肿瘤	1
瘫痪或近期下肢石膏固定	1
近期卧床 >3 天或近 4 周内大手术	1
沿深静脉走行的局部压痛	1
全下肢水肿	1
与健侧相比，小腿肿胀 >3cm	1
既往 DVT 病史	1
凹陷性水肿（有症状侧下肢）	1
有浅静脉的侧支循环（非静脉曲张）	1
类似或与下肢深静脉血栓相近的诊断	－2

临床可能性	评分
低度	≤0 分
中度	1～2 分
高度	≥3 分

*若双侧下肢均有症状，以症状严重的一侧为

第六节　血管外科专科肢体功能评定表

血管外科专科肢体功能评定表见表 12－6－1。

表 12－6－1　血管外科专科肢体功能评定表

姓名：　　性别：　　年龄：　　床号：　　住院号：　　诊断：

序号	日期	肌力		水肿		疼痛		色素沉着		溃疡大小		功能丧失		跛行		足背动脉		签名	
		上肢	下肢	上肢	下肢	上肢	下肢	上肢	下肢	上肢	下肢	上肢	下肢	左	右	左	右	医生	患者

评定标准：

	项目	标 准
1	肌力	1 = 肌力 0 级；2 = 肌力 1 级；3 = 肌力 2 级；4 = 肌力 3 级；5 = 肌力 4 级；6 = 肌力 5 级
2	水肿	0 = 无；1 = 轻度/中度；2 = 重度/ 凹陷，非凹陷；3 = 水疱
3	疼痛	0 = 无；1 = 轻度/中度；2 = 重度，需要止痛
4	色素沉着	0 = 无；1 = 局限性；2 = 广泛性
5	溃疡大小	0 = 无（或不愈）；1 = <2cm；2 = >2cm（直径）
6	功能丧失	0 = 无症状；1 = 有症状，不需要辅助设施而有功能；2 = 依赖辅助设施
7	跛行	0 = 无；1 = 轻度/中度；2 = 重度
8	足背动脉	A0 = 消失；A + = 减弱；A + + = 正常；A + + + = 增强

≪第十三章

院内静脉血栓栓塞症防治与管理指引

第一节　院内 VTE 防治专项护理管理小组构架

为进一步推进院内静脉血栓栓塞症（VTE）的防治工作，加强并落实 VTE 院内防治管理，根据昆明市延安医院 VTE 防治工作整体安排，特成立昆明市延安医院 VTE 防治专项护理管理小组。

一、VTE 防治专项护理结构

管理小组由护士长（组长）、骨干、组员，科室血栓防治联络员组成。

二、VTE 防治专项护理管理小组成员职责

1. 在护理部的领导下，组长负责对科室 VTE 防治的护理管理，根据医院整体工作规划制定管理小组工作目标，并组织管理小组成员积极开展工作。

2. 骨干在组长的带领下组织、实施 VTE 防治的各项护理管理和实践工作，并制定、修订 VTE 防治的各项护理工作制度：指导并督导管理小组成员开展工作。

3. 组员在组长、骨干的领导下落实各项工作，定期收集、分析 VTE 防治工作中的质量评价指标，开展持续质量管理工作。

4. 联络员负责做好 VTE 防治护理专项管理小组的各项工作会议记录；科室静脉血栓防治相关护理规范的培训和指导；相关标准的落实，并在组长、骨干的指导下落实各项协调工作。

三、VTE 防治专项护理管理小组工作开展

1. VTE 防治专项护理管理小组为协调、服务的管理平台，依托于护理部开展工作。

2. VTE 防治专项护理管理小组每半年召开协调会一次，由组长召集，联络员负责通知所有管理小组成员参加。

3. 协调会围绕当前一段时间院内 VTE 防治亟须解决的问题展开，包括但不限于护理人员 VTE 防治技能提升、VTE 防治护理管理流程优化、VTE 防治护理管理。

第二节　院内 VTE 防治的护理管理

一、概念

VTE 是包括深静脉血栓形成（DVT）和肺栓塞（PTE）在内的一组血栓栓塞性疾病，由遗传、环境及行为等多种危险因素共同作用。DVT 是引起 PTE 的主要血栓来源，DVT 多发于下肢或骨盆深静脉，脱落后随血流循环进入肺动脉及其分支并发生阻塞，故 PTE 常为 DVT 的合并症。由于 PTE 与 DVT 在发病机制上存在相互关联，两者是同一种疾病在不同部位的表现，也是同一疾病的不同阶段，因此统称为 VTE。为及时识别患者静脉血栓风险，提前采取干预措施，减少肺栓塞、深静脉血栓事件的发生，进一步保障患者安全，促进患者早日康复，特制定本制度。

二、静脉血栓风险评估对象

对于有下列情况之一者，护士均应及时进行评估，以筛查高危人群进行重点预防。

（1）年龄>40 岁且肥胖（BMI≥25）。

（2）卧床≥72 小时。

（3）急性创伤。

（4）中心静脉置管。

（5）行外科手术且有脑卒中、心肌梗死、静脉血栓、静脉曲张、骨折史或凝血功能异常等，以及其他可能有血液缓慢、血液黏稠度增高、血管内皮受损的患者。

三、静脉血栓风险评估时间

1. 入院 24 小时内对患者进行首次评估。

2. 手术患者（含介入手术）术后 6 小时内、转科患者 6 小时应进行再次评估。

3. 患者病情发生变化时：活动能力下降、感染、严重腹泻、脑梗死、心肌梗死、肺功能障碍、血液相关检查结果变化时，应及时评估。

四、评估工具选择

外科建议选择 Caprini 评分量表进行 VTE 风险评估，如各专科已有 VTE 防治指南，则遵循指南选择 Caprini 评分量表进行 VTE 分险评估；如各专科没有 VTE 防治指南，则遵循指南选择相应评估工具进行风险评估，包括 RAPT 评估表、Wells 评估表等。

五、静脉血栓风险评估结果判定及预防措施

1. 0~2 分　低危。

尽早活动，物理预防，加强健康宣教，告知患者及家属并签字。

2. 3~4 分　中危。

床头黄色标识，抬高肢体，尽早活动，物理预防，通知医生必要时预防抗凝治疗，告知患者及家属并签字。

3. ≥5 分　高危。

床头红色标识，抬高肢体，通知医生与家属沟通并签署预防抗凝同意书；预防抗凝治疗加物理预防，告知患者及家属并签字。

六、医护沟通机制与流程

推行医护一体化 VTE 防治机制，医护相互协作、有效沟通、职责明确是有效预防院内 VTE 发生的关键。

1. 患者入院时首先由护士进行 VTE 风险评估，根据风险评估分层给予患者相应的告知及健康指导，同时必须与主管医生进行有效沟通。

2. 对 VTE 风险评估为低危患者，护士应指导 VTE 的基础预防，同时追踪医生在 24 小时内完成 VTE 风险评估的再确认及出血风险评估并给出预防处方。

3. 对 VTE 风险评估为中、高危患者，护士应给予相应告知并签字，同时追踪医生在 8 小时内完成 VTE 风险评估的再确认及出血风险评估并给出预防处方，护士应及时执行预防措施及保证措施的有效性。

4. 医护应对住院患者的 VTE 相关因素及症状密切观察，按规范进行风险评估，当患者病情变化时，再次评估后应立即告知

主管医生并做好记录，主管医生应在2小时内完成VTE风险评估的再确认、出血风险评估，必要时与Wells评分确定VTE的可能性，并给出预防处方或治疗方案，护士应及时执行和密切观察患者病情变化。

5. 护士在患者出院随访时，发现有疑似VTE相关症状或相关高危因素，应联系住院期间的主管医生，给予相关的预防指导或治疗建议，并须持续随访至高危因素或症状消失。

七、VTE的具体预防方法

可以分为药物预防和非药物预防两个方面。

1. 非药物预防

（1）活动：对于明确无VTE的患者，应鼓励其尽早下床进行积极的活动，可以减少VTE的发生；对于非严重内科疾病和活动不受限的小手术患者，仅须鼓励及早活动即可，无须应用药物；对于不能下床活动的患者，根据病情指导或协助患者床上进行下肢泵运动。

（2）机械性预防方法：VTE预防的机械方法可增加静脉血流和减少下肢静脉淤血，常用用具/仪器有：梯度压力弹力袜（GCS）、间断气囊压迫（IPC）装置、下肢静脉泵（VFP）、腔静脉滤器（IVCF）等。

（3）腔静脉滤器：为防止深静脉近端大块血栓脱落阻塞肺动脉时考虑放置腔静脉滤器，但不建议常规植入腔静脉滤器作为预防措施。是否使用腔静脉滤器以及安置何种滤器须由专科医生决定。

2. 药物预防　普通肝素：低分子肝素，如依诺肝素钠（克赛）、低分子肝素钙（速碧林）；维生素K拮抗药，主要是华法林；选择性Xa因子抑制剂，主要是磺达肝癸钠和利伐沙班，适应证为预防骨科术后的VTE。

3. 禁忌使用低分子肝素预防 VTE 的情况　对肝素及低分子肝素过敏；严重的凝血障碍；有低分子肝素或肝素诱导的血小板减少病史（以往有血小板计数明显下降史）；活动性消化道溃疡或有出血倾向的器官损伤；急性感染性心内膜炎（心内膜炎置换术所致的感染除外）；肾/肝功能损害；出血性脑卒中；难以控制的动脉高压；消化道溃疡史；糖尿病性视网膜病变。

八、静脉血栓发生后的处理措施

根据患者有无静脉血栓的危险因素、临床表现进行临床评估。

1. VTE 的症状

（1）深静脉血栓的主要症状：有肢体不对称肿胀、疼痛、发热等。但临床上有些患者可以毫无上述局部症状，而以肺栓塞为首发症状。

（2）肺栓塞的常见症状

①不明原因的呼吸困难及气促，尤以活动后明显，为肺栓塞最常见的症状。胸痛，可以为胸膜炎性或心绞痛样疼痛，故有时易被误诊为心绞痛，可以为肺栓塞唯一或首发症状。

②其他症状，如烦躁不安、恐惧甚至濒死感，咯血（常为少量咯血），咳嗽和心悸等。肺栓塞的症状多种多样，其严重程度也因为患者的心肺功能、栓子的大小部位、数量的不同而有很大差别。患者如果出现上述不适又无法用其他常见疾病解释时应想到 VTE 的可能，应及时通知医生，以免延误病情诊治。

2. VTE 发生后的处理

（1）对无明显诱因出现的上肢和/或下肢肿胀，临床怀疑 DVT 的患者行四肢静脉超声检查：如果四肢静脉超声等检查发现 DVT，立刻进行抗凝治疗，并请血管外科会诊。

（2）对临床疑诊 PTE 的患者应立即请呼吸内科肺栓塞专业

组进行会诊；对临床疑诊外周 DVT 的患者应立即请血管外科会诊；对术后急性大面积 PTE（呼吸心跳骤停、休克或低血压）的患者应立即请麻醉科、ICU、呼吸内科肺栓塞专业组进行会诊，协助诊断。

第三节　院内 VET 防治处理流程

一、外科住院患者 VTE 防治流程

见图 13－3－1。

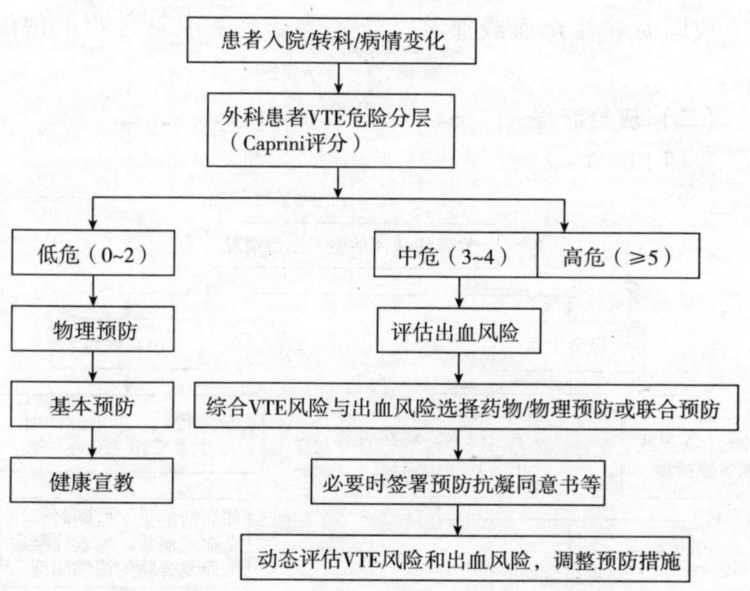

图 13－3－1　外科住院患者 VTE 防治流程

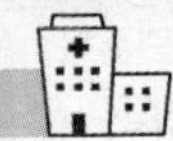

二、口服华法林出血

（一）应急预案

1. 观察患者出血情况，包括量、性质、颜色等。

2. 密切观察病情变化，严密监测生命体征，有无意识障碍等。

3. 迅速开通静脉通路并及时抽送检验标本。

4. 迅速给氧，氧流量为4～6L/min，并注意保持气道通畅。

5. 如出血轻微，可停药1～2天或减少维持量。如出血严重，立即停药，并静脉注射维生素K_1 20～50mg对抗。如病情危重，应同时输注全血或血浆，或输注凝血酶原复合物的浓缩制剂。

（二）应急流程

见图13－3－2。

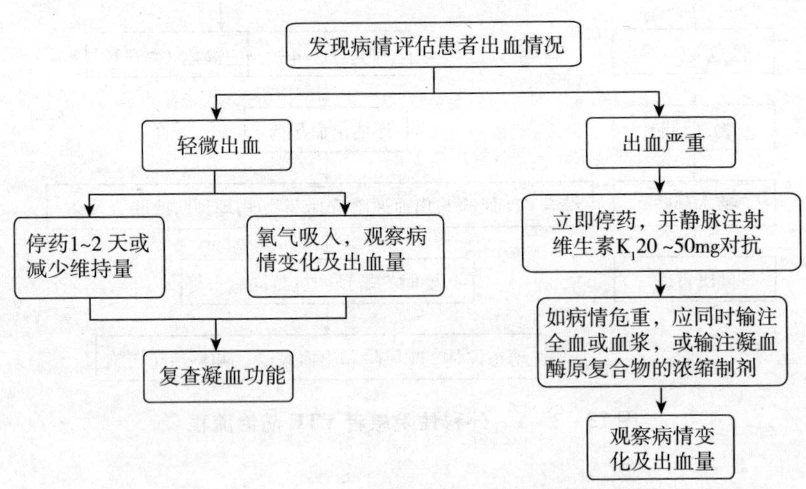

图13－3－2　口服华法林出血的应急流程

三、注射低分子肝素后出血

（一）应急预案

1. 观察患者出血情况，包括量、性质、颜色等。

2. 密切观察病情变化，严密监测生命体征，有无意识障碍等。

3. 迅速开通静脉通路并及时抽送检验标本。

4. 迅速给氧，氧流量为4～6L/min，并注意保持气道通畅。

5. 肝素出血发生率为10%，表现为皮肤、黏膜、注射处出血，血尿和胃肠道出血等。如出血不严重，可减量或延长注射间歇时间。严重出血时暂停用药，静脉注射鱼精蛋白对抗。

（二）应急流程

见图13－3－3。

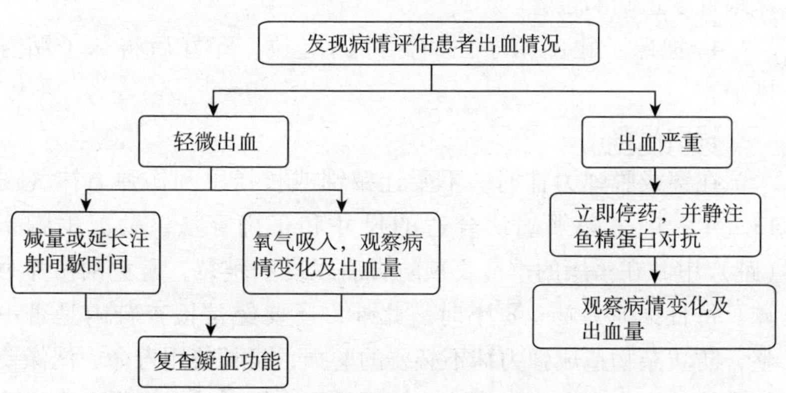

图13－3－3 注射低分子肝素后出血的应急流程

第四节　院内 VTE 防治宣教

一、弹力袜的使用方法及保养

穿梯度压力弹力袜的最佳时间是在早上起床之时，因为此时腿部血管系统处于启动最大功能的状态，肿胀还没有发生。

1. 一手伸进袜筒，捏住袜头内二寸的部位，另一手把袜筒翻至袜跟。

2. 把绝大部分袜筒翻过来、展顺，以便脚能轻松地伸进袜头。

3. 两手拇指撑在袜内侧，四指抓住袜身，把脚伸入袜内，两手拇指向外撑紧袜子，四指与拇指协调把袜子拉向踝部，并把袜跟置于正确的位置。

4. 把袜子腿部循序往回翻并向上拉，穿好后将袜子贴身拂平。

特别注意：

在穿或脱弹力袜时，不要让钻饰或长指甲刮伤弹力袜（图 13－4－1）。必须确认合适的尺寸和正确穿法，勤剪手脚指（趾）甲，在干燥的季节要预防脚后跟皮肤皲裂，避免刮伤弹力袜。每日穿弹力袜 >8 小时。此外，还要经常检查鞋内是否平整，防止杂物造成弹力袜不必要的磨损，延长使用寿命。洗涤要用中性洗涤剂在温水中水洗，不要拧干，用手挤或用干毛巾吸除多余的水分，于阴凉处晾干，勿置于阳光下或人工热源下晾晒或烘烤。任何高质量的产品，只有精心地照料才能延长其使用寿命，达到最佳的使用效果。

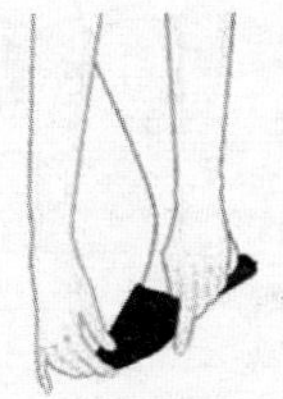

1.在脚上套好专用袜套

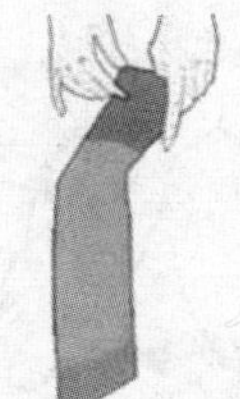

2.将袜子外翻至脚后跟部

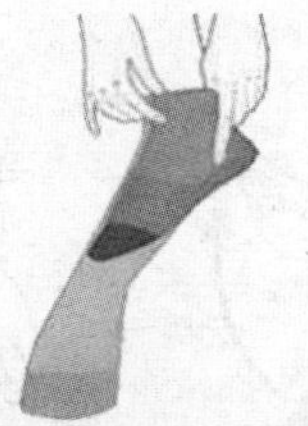

3.两手拇指撑开袜子，拉至脚背并调整好脚后跟部位

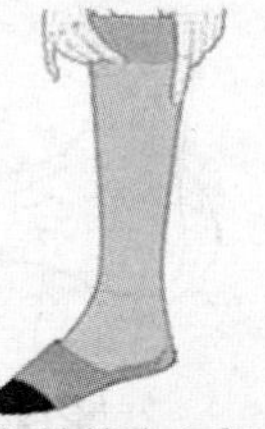

4.把袜筒往上翻，拇指在内，四指在外，逐步向上以“Z”字形上提

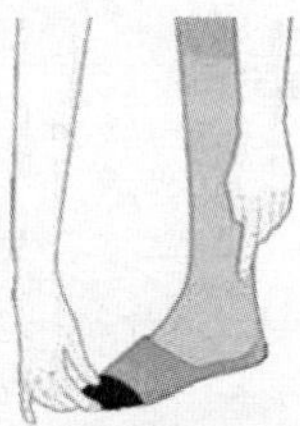

5.从袜子开口处，轻轻拉出专用袜套，穿着完毕

图 13-4-1

二、踝泵运动

1. *踝泵运动的作用原理* 跖屈（脚尖朝下）时，小腿三头肌收缩变短，胫骨前肌放松伸长；背伸（脚尖朝上）时，胫骨前肌收缩变短，小腿三头肌放松伸长。肌肉收缩时，血液和淋巴液受挤压回流；肌肉放松时，新鲜血液补充。通过这样简单的屈伸脚踝，可以有效促进整个下肢的血液循环。环行动作原理类似。踝关节的跖屈、内翻、背伸、外翻组合在一起的“环绕运动”，对增加股静脉血流峰速度比单独进行踝泵练习效果更好。

2. *踝泵运动的方法* 踝泵运动分为屈伸和绕环两组动作。

（1）屈伸动作：患者躺或坐在床上，下肢伸展，大腿放松，缓缓勾起脚尖，尽力使脚尖朝向自己，至最大限度时保持 10 秒，然后脚尖缓缓下压，至最大限度时保持 10 秒钟，然后放松，这样一组动作完成。稍休息后再次进行下一组动作。反复地屈伸踝关节，每小时练习 5 分钟，每天练 5～8 次（图 13-4-2）。

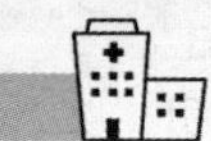

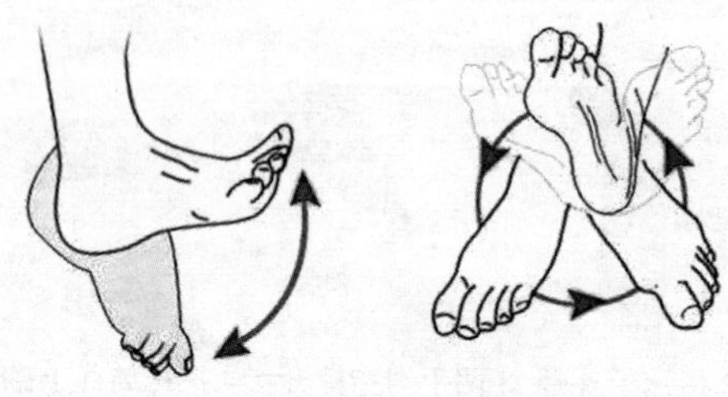

图 13－4－2　屈伸动作

（2）绕环动作：患者躺或坐在床上，下肢伸展，大腿放松，以踝关节为中心，脚趾做 360°绕环，尽力保持动作幅度最大。绕环，可以使更多的肌肉得到运动。

3. 注意事项　手术后，因长时间静卧，血液循环不畅，肌腱会有不同程度的萎缩，绕环动作的幅度会受限，甚至出现疼痛感。如体力不够，或疼痛感剧烈，只做屈伸动作效果也不错。疼痛减轻后，再加做绕环动作会加快肢体功能的恢复。

踝泵运动练习看似简单，但对预防、帮助消退下肢伤病、术后肿胀作用非常大。一般下肢手术麻醉消退之后就可以进行练习（踝关节术后、足部有石膏固定除外）。刚开始练习时用较小的力量，逐渐适应后再增加强度。练习中如感觉疼痛明显，可减少练习的时间、次数。

三、预防下肢深静脉血栓的饮食宣教

1. 多吃富含维生素的食品，如富含维生素 C 的新鲜水果、西红柿、山楂等；富含维生素 B_6 的豆制品、乳类、蛋类；富含维生素 E 的绿叶蔬菜、豆类等。

2. 多吃优质蛋白质，如牛奶、鸡鸭、鱼类、蛋类（蛋黄应少吃）、豆制品，少吃猪、牛、羊肉，且以瘦肉为好。

3. 多吃富含纤维素多的食物，如芹菜、粗粮等，增加胃肠蠕动，保持大便通畅。

4. 多饮水，可促进循环，增进废物排泄，降低血液黏稠度，防止血栓形成。

5. 低脂（禁用肥肉、蛋黄、脑）饮食，忌食辛辣肥腻之品。

6. 少吃或不吃动物脂肪和动物内脏，如肥肉、肥肠、肚，因这些食品含有较高的胆固醇及饱和脂肪酸，容易加重动脉硬化。

7. 饮食应以清淡为主，避免过咸，最好不吃咸菜。

8. 避免喝咖啡、浓茶等刺激性饮料。

四、抗凝治疗如何自我管理

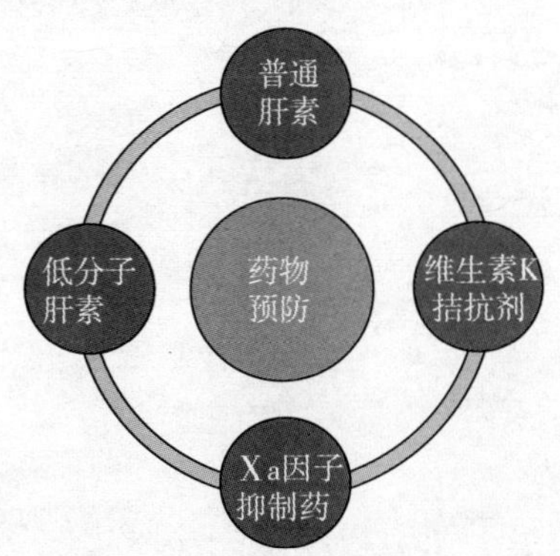

【小贴士】

长期服用华法林的不良反应：华法林，适用于防治血栓栓塞性疾病，半衰期长，作用时间久，可能出现皮肤黏膜出血、牙龈出血、血尿、黑便、呕血等；服用时间为每天 1 次，在相同时间不能擅自停药或增减剂量。开始服用华法林后，遵医嘱定期抽血检查凝血功能，特别是服用开始的 3 个月，需要反复调整用药剂量。经一段时间治疗，我们对一些饮食和药物要提高警惕，因为

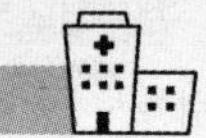

它们很可能使华法林浓度波动，增加出血风险或使抗凝强度降低，如感冒药、消炎止痛药、抗心律失常药、富含维生素 K 的食物等。若服药期间发生出血，立即至医院就诊。

附　录

血管外科常见疾病护理质量评价标准

昆明市延安医院

主动脉夹层护理质量评价标准——血管外科专用表格

<table>
<tr><td colspan="6">监管科室______　监管时间：202＿年＿月＿日＿时　监管人员______责任护士：______</td><td>整改时间______</td><td colspan="3">持续监管时间______</td></tr>
<tr><td rowspan="2">检查项目</td><td rowspan="2" colspan="3">检查内容</td><td rowspan="2">分值</td><td rowspan="2">扣分</td><td rowspan="2">监管情况</td><td rowspan="2">整改情况</td><td colspan="3">持续改进情况</td></tr>
<tr><td>完成</td><td>基本完成</td><td>未完成</td></tr>
<tr><td rowspan="3">结构（15分）</td><td colspan="3">1. 病房环境整洁、安静</td><td>5</td><td></td><td></td><td></td><td></td><td></td><td></td></tr>
<tr><td colspan="3">2. 仪器设备管理规范</td><td>5</td><td></td><td></td><td></td><td></td><td></td><td></td></tr>
<tr><td colspan="3">3. 药品管理规范</td><td>5</td><td></td><td></td><td></td><td></td><td></td><td></td></tr>
<tr><td rowspan="6">过程（75分）</td><td rowspan="6">1. 住院评估（22分）</td><td colspan="2">①自理能力评估</td><td>2</td><td></td><td></td><td></td><td></td><td></td><td></td></tr>
<tr><td colspan="2">②压疮评估/皮肤情况评估</td><td>3</td><td></td><td></td><td></td><td></td><td></td><td></td></tr>
<tr><td colspan="2">③跌倒/坠床风险评估</td><td>2</td><td></td><td></td><td></td><td></td><td></td><td></td></tr>
<tr><td colspan="2">④管路滑脱风险评估</td><td>3</td><td></td><td></td><td></td><td></td><td></td><td></td></tr>
<tr><td colspan="2">⑤心理/睡眠评估</td><td>2</td><td></td><td></td><td></td><td></td><td></td><td></td></tr>
<tr><td>⑥专科评估</td><td>外科住院患者VTE风险与预防评估表</td><td>10</td><td></td><td></td><td></td><td></td><td></td><td></td></tr>
</table>

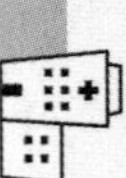

续表

检查项目	检查内容		分值	扣分	监管情况	整改情况	持续改进情况		
							完成	基本完成	未完成
2. 专科护理常规（53分）	（1）神经系统	生命体征变化观察及处置	2						
		观察意识、瞳孔	2						
		摆放合理的体位	1						
		观察肢体活动情况	1						
		评估患者疼痛部位及性质	2						
		躁动患者的安全保护	2						
		使用镇痛、镇静药物的效果评价	1						
	（2）循环系统	严密监测血压变化	2						
		失血性休克观察及处置	2						
		使用特殊药物的效果评价	2						
		观察四肢动脉血液循环情况	2						
	（3）呼吸系统	按需吸氧，监测血氧饱和度变化	2						
		听诊双肺呼吸音，预防肺部感染	2						
		规范雾化吸入	1						
		做好气管插管的护理	2						

续表

检查项目	检查内容			分值	扣分	监管情况	整改情况	持续改进情况		
								完成	基本完成	未完成
		（4）管道护理	头部管道的固定位置正确、稳妥	2						
			定时挤压引流管，保持通畅	2						
			引流液性状、颜色、量的观察处置	2						
			伤口敷料的观察	2						
		（5）消化系统	及早行营养支持，必要时留置胃管	1						
			呕吐和腹泻症状的观察及处置	1						
			呕吐物、胃液和大便性状、颜色、量的观察及处置	1						
		（6）泌尿系统	留置导尿管，预防泌尿系统感染	1						
			尿量、尿色的观察及处置	1						
		（7）其他	夯实基础护理	1						
			监测血糖，使用正确的降糖药物	1						
			康复功能锻炼	1						
			观察四肢血液循环	2						
			个体化心理护理	1						
			出院宣教	1						

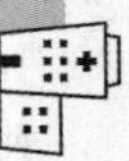

续表

检查项目	检查内容		分值	扣分	监管情况	整改情况	持续改进情况		
							完成	基本完成	未完成
	3. 管理记录	记录及时、准确、无涂改、无空项	2						
	4. 感染控制	①手卫生落实	2						
		②垃圾分类处置	1						
		③多耐患者处置	2						
结果（10分）	1. 患者结局	无相关并发症发生	5						
	2. 总体评价	优秀（90～100） 良（80～89） 中（70～79） 及格（60～69） 不及格（<60）	5						
总分			100		总得分____分 护士长签名______		监管人员签名______		

昆明市延安医院

腹主动脉瘤护理质量评价标准——血管外科专用表格

监管科室______ 监管时间：202 __年__月__日__时 监管人员______ 责任护士：______ 整改时间______ 持续监管时间______

检查项目	检查内容			分值	扣分	监管情况	整改情况	持续改进情况		
								完成	基本完成	未完成
结构（15分）	1. 病房环境整洁、安静			5						
	2. 仪器设备管理规范			5						
	3. 药品管理规范			5						
过程（75分）	1. 住院评估（22分）	①自理能力评估		2						
		②压疮评估/皮肤情况评估		3						
		③跌倒/坠床风险评估		2						
		④管路滑脱风险评估		3						
		⑤心理/睡眠评估		2						
		⑥专科评估	外科住院患者 VTE 风险与预防评估表	10						

续表

检查项目	检查内容			分值	扣分	监管情况	整改情况	持续改进情况		
								完成	基本完成	未完成
	2. 专科护理常规（53分）	（1）神经系统	生命体征变化观察及处置	2						
			观察意识、瞳孔	2						
			摆放合理的体位	1						
			观察肢体活动情况	1						
			评估患者疼痛部位及性质	2						
			躁动患者的安全保护	2						
			使用镇痛、镇静药物的效果评价	1						
		（2）循环系统	严密监测血压变化	2						
			失血性休克观察及处置	2						
			使用特殊药物的效果评价	2						
			观察四肢动脉血液循环情况	2						
		（3）呼吸系统	按需吸氧，监测血氧饱和度变化	2						
			听诊双肺呼吸音，预防肺部感染	2						
			规范雾化吸入	1						
			做好气管插管的护理	2						

续表

检查项目	检查内容			分值	扣分	监管情况	整改情况	持续改进情况		
								完成	基本完成	未完成
		（4）管道护理	头部管道的固定位置正确、稳妥	2						
			定时挤压引流管，保持通畅	2						
			引流液性状、颜色、量的观察处置	2						
			伤口敷料的观察	2						
		（5）消化系统	及早行营养支持，必要时留置胃管	1						
			呕吐和腹泻症状的观察及处置	1						
			呕吐物、胃液和大便性状、颜色、量的观察及处置	1						
		（6）泌尿系统	留置导尿管，预防泌尿系统感染	1						
			尿量、尿色的观察及处置	1						
		（7）其他	夯实基础护理	1						
			监测血糖，使用正确的降糖药物	1						
			康复功能锻炼	1						
			观察四肢血液循环	2						
			个体化心理护理	1						
			出院宣教	1						

续表

检查项目	检查内容		分值	扣分	监管情况	整改情况	持续改进情况		
							完成	基本完成	未完成
	3. 管理记录	记录及时、准确、无涂改、无空项	2						
	4. 感染控制	①手卫生落实	2						
		②垃圾分类处置	1						
		③多耐患者处置	2						
结果（10分）	1. 患者结局	无相关并发症发生	5						
	2. 总体评价	优秀（90～100） 良（80～89） 中（70～79） 及格（60～69） 不及格（<60）	5						
总分			100	总得分____分 护士长签名______			监管人员签名______		

昆明市延安医院
急性动脉栓塞护理质量评价标准——血管外科专用表格

监管科室______　监管时间：202 __年__月__日__时　监管人员______责任护士：______　整改时间______　持续监管时间______

检查项目	检查内容			分值	扣分	监管情况	整改情况	持续改进情况		
								完成	基本完成	未完成
结构（15分）	1. 病房环境整洁、安静			5						
	2. 仪器设备管理规范			5						
	3. 药品管理规范			5						
过程（75分）	1. 住院评估（22分）	①自理能力评估		2						
		②压疮评估/皮肤情况评估		3						
		③跌倒/坠床风险评估		2						
		④管路滑脱风险评估		3						
		⑤心理/睡眠评估		2						
		⑥专科评估	外科住院患者 VTE 风险与预防评估表	7						
			肢体功能评定表	3						

续表

检查项目	检查内容			分值	扣分	监管情况	整改情况	持续改进情况		
								完成	基本完成	未完成
	2. 专科护理常规（53分）	（1）神经系统	生命体征变化观察及处置	2						
			观察意识、瞳孔	2						
			摆放合理的体位	2						
			观察肢体活动情况	2						
			使用镇痛、镇静药物的效果评价	2						
		（2）循环系统	严密监测血压变化	2						
			使用特殊药物的效果评价	3						
			严密监测下肢末梢循环	2						
		（3）呼吸系统	按需吸氧，监测血氧饱和度变化	2						
			听诊双肺呼吸音，预防肺部感染	1						
			严密观察患者呼吸情况	1						
			规范雾化吸入	1						

续表

检查项目	检查内容			分值	扣分	监管情况	整改情况	持续改进情况		
								完成	基本完成	未完成
		(4) 管道护理	严格卧床休息，做好穿刺肢体的制动	2						
			穿刺点有无渗血、血肿的观察及处置	2						
			肢体末端循环、双侧皮温和足背动脉搏动状况的观察及处置	2						
		(5) 抗凝/扩血管药物	遵医嘱给抗凝/扩血管药物	3						
			药物疗效及不良反应的观察及处置	3						
		(6) 消化系统	行营养支持	1						
			呕吐和腹泻症状的观察及处置	1						
			多饮水，促进造影剂排出	2						
		(7) 泌尿系统	留置导尿管，预防泌尿系统感染	1						
			尿量、尿色的观察及处置	1						

续表

检查项目	检查内容		分值	扣分	监管情况	整改情况	持续改进情况		
							完成	基本完成	未完成
	（8）其他	夯实基础护理	1						
		监测血糖，使用正确的降糖药物	1						
		康复功能锻炼	1						
		并发症观察及处置	1						
		个体化心理护理	1						
		出院宣教	1						
	3. 管理记录	记录及时、准确、无涂改、无空项	2						
	4. 感染控制	①手卫生落实	2						
		②垃圾分类处置	1						
		③多耐患者处置	2						
结果（10分）	1. 患者结局	无相关并发症发生	5						
	2. 总体评价	优秀（90～100） 良（80～89） 中（70～79） 及格（60～69） 不及格（<60）	5						
总分			100	总得分____分 护士长签名______			监管人员签名______		

昆明市延安医院

颈动脉狭窄护理质量评价标准——血管外科专用表格

监管科室______ 监管时间：202 __年__月__日__时 监管人员______责任护士：______ 整改时间______ 持续监管时间______

检查项目	检查内容			分值	扣分	监管情况	整改情况	持续改进情况		
								完成	基本完成	未完成
结构（15 分）	1. 病房环境整洁、安静			5						
	2. 仪器设备管理规范			5						
	3. 药品管理规范			5						
过程（75 分）	1. 住院评估（22 分）	①自理能力评估		2						
		②压疮评估/皮肤情况评估		3						
		③跌倒/坠床风险评估		2						
		④管路滑脱风险评估		3						
		⑤心理/睡眠评估		2						
		⑥专科评估	外科住院患者 VTE 风险与预防评估表	7						
			肢体功能评定表	3						

续表

检查项目	检查内容			分值	扣分	监管情况	整改情况	持续改进情况		
								完成	基本完成	未完成
	2. 专科护理常规（53分）	（1）神经系统	生命体征变化观察及处置	2						
			观察意识、瞳孔	2						
			语言、面部的观察	2						
			头晕患者的安全护理	2						
		（2）循环系统	严密监测脑供血不足情况	2						
			使用抗凝药物的效果评价	3						
			严密监测四肢活动情况	2						
		（3）呼吸系统	按需吸氧，监测血氧饱和度变化	2						
		（4）切口护理	术后卧床休息	2						
			切口有无渗血、血肿的观察及处置	2						
			肢体末端循环、双侧皮温和足背动脉搏动状况的观察及处置	2						

续表

检查项目	检查内容			分值	扣分	监管情况	整改情况	持续改进情况		
								完成	基本完成	未完成
		(5) 抗凝/扩血管药物	遵医嘱给抗凝/扩血管药物	3						
			药物疗效及不良反应的观察及处置	3						
		(6) 消化系统	及早行营养支持治疗	2						
			呕吐和大便的观察及处置	2						
		(7) 泌尿系统	留置导尿管，预防泌尿系统感染	1						
			尿量、尿色的观察及处置	1						
		(8) 其他	夯实基础护理	1						
			监测血糖，使用正确的降糖药物	2						
			下床活动的注意事项	2						
			并发症观察及处置	2						
			个体化心理护理	2						
			出院宣教	2						

续表

检查项目	检查内容		分值	扣分	监管情况	整改情况	持续改进情况		
							完成	基本完成	未完成
	3. 管理记录	记录及时、准确、无涂改、无空项	2						
	4. 感染控制	①手卫生落实	2						
		②垃圾分类处置	1						
		③多耐患者处置	2						
结果（10分）	1. 患者结局	无相关并发症发生	5						
	2. 总体评价	优秀（90～100） 良（80～89） 中（70～79） 及格（60～69） 不及格（<60）	5						
总分			100		总得分____分 护士长签名______		监管人员签名______		

昆明市延安医院

下肢深静脉血栓护理质量评价标准——血管外科专用表格

监管科室______　监管时间：202 __年__月__日__时　监管人员______责任护士：______　整改时间______　持续监管时间______

检查项目	检查内容			分值	扣分	监管情况	整改情况	持续改进情况		
								完成	基本完成	未完成
结构（15 分）	1. 病房环境整洁、安静			5						
	2. 仪器设备管理规范			5						
	3. 药品管理规范			5						
过程（75 分）	1. 住院评估（22 分）	①自理能力评估		2						
		②压疮评估/皮肤情况评估		3						
		③跌倒/坠床风险评估		2						
		④管路滑脱风险评估		3						
		⑤心理/睡眠评估		2						
		⑥专科评估	外科住院患者 VTE 风险与预防评估表	7						
			肢体功能评定表	3						

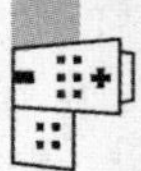

续表

检查项目	检查内容			分值	扣分	监管情况	整改情况	持续改进情况		
								完成	基本完成	未完成
	2. 专科护理常规（53分）	（1）神经系统	生命体征变化观察及处置	2						
			观察意识、瞳孔	2						
			摆放合理的体位	2						
			观察肢体活动情况	2						
			使用镇痛、镇静药物的效果评价	2						
		（2）循环系统	严密监测肢体周径	2						
			使用特殊药物的效果评价	3						
			严密监测下肢末梢循环	2						
		（3）呼吸系统	按需吸氧，监测血氧饱和度变化	2						
			听诊双肺呼吸音，预防肺部感染	1						
			严密观察患者呼吸情况	1						
			规范雾化吸入	1						

续表

检查项目	检查内容			分值	扣分	监管情况	整改情况	持续改进情况		
								完成	基本完成	未完成
		(4)管道护理	严格卧床休息，做好穿刺肢体的制动	2						
			穿刺点有无渗血、血肿的观察及处置	2						
			肢体末端循环、双侧皮温和足背动脉搏动状况的观察及处置	2						
		(5)抗凝/扩血管药物	遵医嘱给予抗凝/扩血管药物	3						
			药物疗效及不良反应的观察及处置	3						
		(6)消化系统	行营养支持	1						
			呕吐和腹泻症状的观察及处置	1						
			多饮水，促进造影剂排出	2						
		(7)泌尿系统	留置导尿管，预防泌尿系统感染	1						
			尿量、尿色的观察及处置	1						

续表

检查项目	检查内容			分值	扣分	监管情况	整改情况	持续改进情况		
								完成	基本完成	未完成
		（8）其他	夯实基础护理	1						
			监测血糖，使用正确的降糖药物	1						
			康复功能锻炼	1						
			并发症观察及处置	1						
			个体化心理护理	1						
			出院宣教	1						
	3. 管理记录	记录及时、准确、无涂改、无空项		2						
	4. 感染控制	①手卫生落实		2						
		②垃圾分类处置		1						
		③多耐患者处置		2						
结果（10分）	1. 患者结局	无相关并发症发生		5						
	2. 总体评价	优秀（90～100） 良（80～89） 中（70～79） 及格（60～69） 不及格（<60）		5						
总分				100		总得分____分 护士长签名______		监管人员签名______		

昆明市延安医院

下肢静脉曲张护理质量评价标准——血管外科专用表格

监管科室______ 监管时间：202 __年__月__日__时 监管人员______责任护士：______ 整改时间______ 持续监管时间______

检查项目	检查内容			分值	扣分	监管情况	整改情况	持续改进情况		
								完成	基本完成	未完成
结构（15 分）	1. 病房环境整洁、安静			5						
	2. 仪器设备管理规范			5						
	3. 药品管理规范			5						
过程（75 分）	1. 住院评估（22 分）	①自理能力评估		2						
		②压疮评估/皮肤情况评估		3						
		③跌倒/坠床风险评估		2						
		④管路滑脱风险评估		3						
		⑤心理/睡眠评估		2						
		⑥专科评估	外科住院患者 VTE 风险与预防评估表	7						
			肢体功能评定表	3						

续表

检查项目	检查内容			分值	扣分	监管情况	整改情况	持续改进情况		
								完成	基本完成	未完成
	2. 专科护理常规（53分）	（1）神经系统	生命体征变化观察及处置	2						
			观察意识、瞳孔	2						
			语言、面部的观察	2						
			观察肢体活动情况	2						
		（2）循环系统	注意下肢保暖，避免曲张静脉破溃出血	2						
			使用抗凝药物的效果评价	3						
			严密监测四肢活动情况	2						
		（3）呼吸系统	按需吸氧，监测血氧饱和度变化	2						
		（4）切口护理	术后卧床休息，做好抬高患肢	2						
			切口有无渗血、血肿的观察及处置	2						
			肢体末端循环、双侧皮温和足背动脉搏动状况的观察及处置	2						

续表

检查项目	检查内容			分值	扣分	监管情况	整改情况	持续改进情况		
								完成	基本完成	未完成
		(5) 抗凝/扩血管药物	遵医嘱给予抗凝/扩血管药物	3						
			药物疗效及不良反应的观察及处置	3						
		(6) 功能锻炼	尽早下床活动	2						
			督促患者行踝泵运动	2						
			行气压治疗	2						
		(7) 泌尿系统	留置导尿管，预防泌尿系统感染	1						
			尿量、尿色的观察及处置	1						
		(8) 其他	夯实基础护理	1						
			监测血糖，使用正确的降糖药物	1						
			弹力袜的使用及注意事项	2						
			并发症观察及处置	2						
			个体化心理护理	1						
			出院宣教	2						

续表

检查项目		检查内容	分值	扣分	监管情况	整改情况	持续改进情况		
							完成	基本完成	未完成
	3. 管理记录	记录及时、准确、无涂改、无空项	2						
	4. 感染控制	①手卫生落实	2						
		②垃圾分类处置	1						
		③多耐患者处置	2						
结果（10分）	1. 患者结局	无相关并发症发生	5						
	2. 总体评价	优秀（90～100） 良（80～89） 中（70～79） 及格（60～69） 不及格（<60）	5						
		总分	100		总得分____分	护士长签名______	监管人员签名______		

昆明市延安医院

危重患者护理质量评价标准——血管外科专用表格

项目	检查内容	分值	扣分标准
护理管理（12分）	1. 及时建立危重患者评估单	2	一项不符合扣1分
	2. 按医嘱严格控制陪属	2	
	3. 护理标识统一	3	一项不符合扣1分
	4. 制订护理计划	5	一项不符合扣2分
基础护理（32分）	5. 危重患者不佩戴首饰及贵重物品	2	一项不符合扣1分
	6. 腕带佩戴正确，项目填写齐全、规范	4	一项不符合扣1分
	7. 床单元整洁、干燥，床下无杂物	4	
	8. 卧位：正确、舒适、安全、保持肢体功能位；昏迷患者建立翻身卡；躁动患者有防护措施，必要时使用约束带	4	
	9. 做好患者的生活护理，做到“三短”［头发、胡须、指（趾）甲］“七洁”（面部、口腔、皮肤、头发、手足、会阴、肛门）、“四无”（无压疮、无烫伤、无坠床、无口腔炎）	10	一床未做到扣2分
	10. 患者口腔清洁，无异味	4	一床未做到扣2分
	11. 卧床、重症患者应予定时生活护理，保持患者清洁、舒适	4	

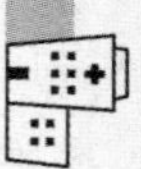

续表

项目	检查内容	分值	扣分标准
病情观察及护理（56分）	12. 掌握患者“十知道”：（1）患者基本情况；（2）主要诊断；（3）主要病情；（4）主要阳性体征及阳性检查结果；（5）主要护理问题及护理措施；（6）治疗措施：主要用药及目的、手术名称和日期；（7）饮食；（8）心理状态；（9）病情变化的观察要点；（10）潜在并发症	20	一项不知道扣2分
	13. 密切观察病情变化，护理措施具体，准确记录生命体征、病情变化（包括阳性指标）及出入量	8	一项不符合扣2分
	14. 静脉输液通畅，无外渗	5	一项不符合扣2分
	15. 保证呼吸道通畅，协助排痰，雾化吸入方法规范	8	一项不符合扣2分
	16. 各种引流管通畅，固定妥善，放置正确；密切观察引流情况并准确记录；两种及以上管道标识清楚	10	一项不符合扣2分
	17. 准确、及时执行医嘱，抢救物品、器械备齐、完好	5	一项不合格扣2分

昆明市延安医院

血管外科护理服务质量评价标准——血管外科专用表格

项目		检查内容	分值	扣分标准
护患沟通（18分）	接待患者	1. 新患者入院时护士及时接待；护士接待热情，及时做好“五测”并通知医生	4	询问患者或家属，接待不及时、不热情各扣2分
	主动介绍	2. 责任护士及时向患者或家属进行入院宣教，并介绍自我、主管医生、护士长、病区环境	2	询问患者或家属一项不知道扣2分
	健康及安全指导	3. 护士长在相应的时间内到患者床前自我介绍	2	
		4. 根据疾病特点给予相应的饮食指导	4	询问患者或家属一项不知道扣2分
		5. 根据疾病与患者入院评估情况给予相应的安全指导	3	
		6. 介绍疾病知识、特殊治疗及检查中的注意事项	3	
礼仪服务（10分）	护士着装、行为举止规范	7. 护理人员着装规范	3	一人着装不规范扣1分，询问患者或家属“四轻”中有一项未做到扣1分
		8. 做到四轻：说话轻、操作轻、关门轻、走路轻	3	
	态度端正	9. 耐心主动解答患者提出的疑问，不训斥患者	4	不能耐心解答扣2分，训斥患者扣全值

续表

项目		检查内容	分值	扣分标准
护理质量（60分）	基础护理（24分）	10. 病区安静、环境整洁、空气新鲜	2	现场看，询问患者或家属，由家属独自完成扣5分；床单元有大便、血迹每床扣2分；体位错误扣2分，其他一项未做到扣1分
		11. 床单元整洁、干燥、平整、无破损，床下无物品堆放	3	
		12. 床头柜上物品摆放整齐	1	
		13. 晨晚间扫床，整理床单元	3	
		14. 住院患者做到“三短”“六洁”“四无”，卧位舒适并与病情相符	5	
		15. 送开水到患者床前，协助生活不能自理的患者服药、进食及生活护理	6	
		16. 按时发放陪护床	2	
		17. 出院后床单元严格实施终末处理，取消住院患者所有标识	2	
	专科护理（20分）	18. 病重、病危及一级护理患者“十知道”	4	问责任护士（病重、病危或一级护理的患者）“十知道”回答不全少一项扣2分；医嘱执行错误扣3分；无翻身卡及不能按时翻身的各扣2分，其他一项未做到扣1分
		19. 病重、病危患者护理记录内容完整、具体；输液时有输液巡视卡，执行后护士签名及时间	2	
		20. 按要求巡视病房，及时处理患者和家属提出的问题	3	
		21. 按时测量生命体征，执行医嘱准确、及时、无误；护理记录及时、准确、规范；出入量记录准确、无误	3	
		22. 根据医嘱正确指导患者服药	2	

续表

项目		检查内容	分值	扣分标准
		23. 不能自主翻身的患者应建立翻身卡，护士按时给予翻身	3	
		24. 健康指导：护士根据专科疾病特点给予相应的指导	3	询问患者或家属，不了解扣全值，了解不全扣2分
	护理安全（16分）	25. 护理标识三统一	2	现场查看，询问患者或家属，一项措施未落实扣2分；标识不统一扣1分；不知晓应急预案扣4分，知晓不全扣2分
		26. 入院患者按护理级别佩戴腕带，操作时认真核对	4	
		27. 两种以上管道标识清楚、保持通畅、妥善固定，记录准确无误，管道与引流袋按规范定期更换	3	
		28. 各种温馨提示悬挂位置醒目，并告知患者及家属；坠床/跌倒与压疮上报及时，护理措施到位	3	
		29. 护士知晓其专科应急预案	4	
护理管理（12分）	执行力	30. 护士知晓护理服务规范内容并落实	4	护士不知晓扣全值，知晓不全扣2分；未落实扣全值，不到位扣3分
	科学调配人力	31. 排班情况：排班模式合理，实行弹性排班	3	查看责任护士分管患者数是否合理，上班时间是否适合患者需要，一项不合要求扣2分，护士不认同扣1分
	患者满意度	32. 患者满意度≥95%	5	患者及家属投诉不满意的护士扣3分，投诉到医院的经核实扣5分

参考文献

［1］ 曹伟新，李乐之．外科护理学［M］．北京：人民卫生出版社，2012.

［2］ 胡德英，田莳．血管外科护理学［M］．北京：中国协和医科大学出版社，2008.

［3］ 罗艳丽，马玉奎．血管外科护理手册［M］．北京：科学出版社，2016.

［4］ 李海燕，景再平，毛燕君，等．血管外科实用护理手册［M］．上海：第二军医大学出版社，2015.

［5］ 陈玉娟．探讨心理护理在外科护理工作中的重要作用［J］．当代医药论丛，2014，12（7）：124.

［6］ 董瑞兰，吴芬芬．血管外科围手术期病人的心理护理［J］．世界最新医学信息文摘，2015，15（72）：195.

［7］ 刘俐，李芸，谢徐萍．疼痛科护理手册［M］．北京：科学出版社，2013.

［8］ 刘彦钊．心理护理在外科护理工作中的效果分析［J］．世界最新医学信息文摘，2016，16（11）：289－291.

［9］ 杨瑛，李瑞，何斌，等．多学科团队护理模式在 Stanford B 型主动脉夹层住院病人中的应用研究［J］．昆明医科大学学报，2019，40（2）：145－148.

［10］ 中华医学会呼吸病学分会肺栓塞与肺血管病学组．肺血栓栓塞症诊治与预防指南［J］．中华医学杂志，2018（98）：1060－1087.

［11］ 刘雪莲，晏圆婷，蒋丽虹．护理质量与安全全过程质量控制手册［M］．北京：军事医学科学出版社，2015.

［12］ 黄英，王媛，刘雪莲．急诊医学科护理工作指引［M］．沈阳：辽宁科学技术出版社，2017.

[13] 李艳，刘雪莲，黄英．重症医学科专科护理服务能力与管理指引［M］．沈阳：辽宁科学技术出版社，2018.

[14] 王丽，刘雪莲，金艳．神经外科专科护理服务能力与管理指引［M］．沈阳：辽宁科学技术出版社，2019.

[15] 中华医学会骨科学分会．中国骨科大手术静脉血栓栓塞症预防指南［J］．中华骨科杂志，2009，29（6）：602－604.

[16] 中国健康促进基金会，血栓与血管专项基金专家委员会，中华医学会呼吸病学分会，等．医院内部静脉血栓栓塞症预防管理与建议［J］．中华医学杂志，2018，98（18）：1383－1388.

[17] 中华医学会心血管病学分会肺血管病学组，中国医师协会心血管内科医师分会．急性肺血栓栓塞症诊断治疗与中国专家共识［J］．中华内科杂志，2015，49（1）：74－81.

[18] 杨艳芳，冯英璞，张桂芳．介入治疗布加综合征的观察与护理［J］．临床医学，2013，33（3）：125－126.

[19] 闫妍，李海燕，王金萍．主动脉夹层病人护理安全管理新进展［J］．解放军护理杂志，2015，32（5）：36－39.

[20] 包俊敏．下肢动脉闭塞性疾病腔内治疗进展［J］．中国普外基础与临床杂志，2010，7（17）：645－648.

[21] 汪忠稿．血管外科手术并发症的预防及处理［M］．北京：科学技术文献出版社，2005：300.